TÚ PUEDES MANTENERTE SANO

El método Schneider de la salud

MEIR SCHNEIDER

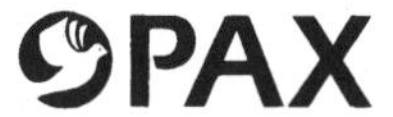

EL LIBRO MUERE CUANDO LO FOTOCOPIAN

Amigo lector:

La obra que usted tiene en sus manos es muy valiosa. Su autor vertió en ella conocimientos, experiencia y años de trabajo. El editor da una presentación digna de su contenido y pone su empeño y recursos para difundirla ampliamente, por medio de su red de comercialización.

Cuando usted fotocopia este libro o adquiere una copia "pirata" o fotocopia ilegal del mismo, el autor y editor no recuperan la inversión que han realizado.

La reproducción no autorizada de obras protegidas por el derecho de autor desalienta la creatividad y limita la difusión de la cultura, además de ser un delito.

Si usted necesita un ejemplar del libro y no le es posible conseguirlo, le rogamos hacérnoslo saber. No dude en comunicarse con nosotros.

EDITORIAL PAX MÉXICO

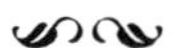

TÍTULO ORIGINAL DE LA OBRA: *The Handbook of Self-Healing.*
Publicada por Arkama, Penguin Books, Londres, Inglaterra.

COORDINACIÓN EDITORIAL: Matilde Schoenfeld
TRADUCCIÓN: Gilda Moreno Manzur
PORTADA: Víctor M. Santos Gally

Av. Cuauhtémoc 1430
Col. Santa Cruz Atoyac
México DF 03310
Tel.: 5605 7677
Fax: 5605 7600
editorialpax@editorialpax.com
www.editorialpax.com

Primera edición
ISBN 978-607-9472-11-5

Índice

PREFACIO

En este libro se ofrece un enfoque revolucionario a la medicina, en particular a la medicina de rehabilitación. Muchos libros se han escrito con respecto a las filosofías de la medicina alternativa; éste traduce dichas filosofías, así como las nuestras, a la práctica.

Se requirió mucho trabajo para demostrar con claridad de qué manera la conciencia, los pensamientos y el movimiento pueden ser utilizados con eficacia por casi todos. Para lograr tal claridad necesité una buena cantidad de apoyo y lo recibí de mi coautora, Maureen Larkin. Una de las mayores aportaciones de Maureen a mi vida fue esclarecer el modo en que la gente percibe esta práctica mía, tan poco usual. Ella me ayudó enormemente a mejorar mis habilidades de comunicación con el mundo exterior.

Mi esposa, Dror, ha sido mi más grande apoyo y mi sostén principal. Trabajó en cada detalle de este libro. Dror supo cómo presentar de manera inteligible todo un nuevo conjunto de conocimiento. Con su formación en el área de biología y su profundo entendimiento de mi método, logró aumentar nuestra precisión y claridad. Trabajó durante horas interminables, de las 11 de la mañana a las tres de la madrugada, verificando, leyendo pruebas y editando la obra.

Cada una de las ilustraciones incluidas se basa en una fotografía en la que se muestra a clientes y amigos realizando muchos de los ejercicios aquí descritos. Dror escogió cuáles de éstos requerían ilustrarse, programó y dirigió las sesiones fotográficas y posó. Un agradecimiento especial a nuestro fotógrafo, Terry Allen, quien mostró una rara capacidad para percibir el movimiento involucrado en cada ejercicio y reflejarlo en sus imágenes. Mi profundo agradecimiento a todos aquellos que se ofrecieron como voluntarios para posar: Rachel Riley-Cox, Diana Stork, Micah Leideker y, en especial, Jim Sharps.

Me alegro de haber terminado este libro porque el mundo lo necesita. Espero disfrutarlo con un grupo de amigos al avanzar, capítulo por capítulo, hacia una salud mejor.

Meir Schneider

Introducción

Este libro es para ti. Compraste un libro llamado *Sanación personal,* por lo que es muy probable que seas una persona activa y automotivada que desea aprender cómo cuidar su cuerpo y mantener su salud.

Hay muchas maneras de lograrlo y tal vez te intereses en varias de ellas. La nutrición, el ejercicio, el masaje, diferentes tipos de terapia corporal, todos estos campos te ofrecen un conocimiento valioso y esencial para una vida saludable. Este enfoque holístico —es decir, que se relaciona con la persona *completa*— a la salud se ha hecho cada vez más popular en los 20 años recientes, y ahora recibe el apoyo de un número creciente de médicos. El propósito de nuestro libro es añadir una nueva dimensión a nuestra serie de habilidades de cuidado de la salud, ya en expansión. Se trata de la dimensión de la conciencia cinestésica: la conciencia física y sensorial de nuestro cuerpo. A medida que tu conciencia cinestésica se desarrolla, podrás sentir más y más lo que sucede con tu cuerpo, tanto en el plano interno como en el externo.

Nosotros creemos que, en muchas personas, a la enfermedad se le permite desarrollarse porque se ha perdido la conciencia cinestésica. A menudo se inicia con un problema pequeño, aparentemente trivial. La vista cansada crónica puede convertirse en una pérdida real de la visión medible; la contracción de los músculos de la parte superior de la espalda y del cuello puede ocasionar migrañas que no responden a analgésico alguno; la rigidez en las articulaciones que no se utilizan puede convertirse en artritis; la respiración superficial y poco frecuente puede crear problemas circulatorios e incluso presión arterial alta.

Todos estos y muchos otros problemas pueden prevenirse. Todos son precedidos por señales de alarma muy claras y, si has aprendido a escuchar a tu cuerpo e interpretas sus mensajes de manera correcta, entenderás y actuarás al respecto, remediando la situación antes de que se agrave.

Es fácil perder la conciencia cinestésica cuando nuestra vida está plagada de todo tipo de energía sensorial externa que absorbemos, y nuestra mente está ocupada con las obligaciones cotidianas. Con tanto en qué pensar y tanto que hacer, tantas otras personas y asuntos a los cuales responder, no es de extrañar que nos olvidemos de nuestros seres físicos. A menudo la única manera en que el cuerpo puede recibir atención es al brindar un gran placer o un dolor agudo. La única forma de redescubrir la conciencia cinestésica es afirmar que *tú* eres tan merecedor de tu propia atención como lo es cualquier otra persona o asunto en tu vida. ¿Provoca esta idea que te sientas culpable o egocéntrico por siquiera considerarla? Pregúntate lo siguiente: ¿cuánto bien puedes hacer en el mundo que te rodea si tú no estás bien? ¿Cuánto más bien podrías hacer si dispusieras de todos tus recursos para trabajar con ellos? Como es evidente, tu mundo se beneficiaría si tú estuvieras sano tanto como lo harías tú mismo.

Las máquinas pueden controlar muchos de los procesos de tu cuerpo, pero hay aspectos acerca de éste que sólo tú puedes conocer en realidad. Una lectura de tu pulso y de tu presión arterial no necesariamente determinará si tu circulación no es buena; pero la fatiga, la falta de energía, la falta de concentración o las manos y pies fríos pondrán en claro que necesitas que tu circulación mejore. Ninguna máquina puede decirte en realidad si tus músculos y articulaciones están rígidos o relajados, si te sientes exhausto o reanimado, lleno de energía o débil, cuánto más relajado puedes estar, qué le ocasiona tu nerviosismo a tu sistema, y si funcionas por completo o no. Sólo tú puedes sentir todo esto. Se trata de claves vitales para tu salud. Cuando ni siquiera tú lo adviertes, tu salud corre peligro.

En este libro se presentan múltiples maneras —que llamamos ejercicios por no haber encontrado un término mejor— de entrar más en contacto con tu ser físico, usando tanto tu mente (conciencia) como tu cuerpo (conciencia cinestésica). Bien sea que tu objetivo consista en curar un trastorno ya existente o convertir una buena salud en una salud excelente, aquí gozarás de la oportunidad de aprender en gran medida sobre tu cuerpo. El proceso exige tiempo y paciencia, pero retribuye autoconocimiento y un nuevo goce de tu cuerpo.

Nuestro énfasis en la sanación personal radica en el movimiento, porque éste es la esencia de la vida. De hecho, la capacidad de movimiento es una de las características con las que los científicos definen un modo de vida animal. Un ejercicio es, dicho con sencillez, un movimiento o una serie de movimientos estructurados y repetidos.

Es fácil percatarse de por qué el movimiento, en la forma de algún tipo de ejercicio, es recomendado con tanto entusiasmo por los profesionales de casi cualquier campo del cuidado de la salud. Nos gustaría ampliar esta recomendación y no sólo decirte que el movimiento es bueno para ti, sino invitarte a explorar en detalle cuán bueno puede llegar a ser.

Movimiento es otra manera de decir *uso del cuerpo*. Tu cuerpo existe no sólo para ser mantenido, sino para que lo utilices y disfrutes. Más allá de ello, tu cuerpo contiene en su interior casi todas las herramientas que necesita para curarse. El movimiento es una de las más versátiles.

Si estás enfermo, tu primer paso debe ser consultar a un médico. Al hacerlo, recibirás información y, en muchos casos, se te prescribirán medicamentos. En nuestra opinión, los médicos más sabios y eficaces son aquellos que proporcionan la mayor cantidad posible de información y la menor de medicamentos. Los pacientes con mayor éxito son aquellos que siguen con cuidado el consejo de un médico con respecto a la vida sana y que evitan el uso de medicamentos hasta explorar todos los caminos, excepto en situaciones de emergencia, desde luego. Esto no se debe a que tomar medicamentos signifique que seas débil, autocomplaciente o hipocondriaco. Más bien, se debe a lo siguiente:

- La mayoría de los medicamentos causa efectos colaterales, algunos de los cuales pueden resultar peores que el trastorno que supuestamente corrigen.
- Los medicamentos suelen ocultar síntomas mientras permiten que la verdadera causa del problema se agrave.
- Puedes volverte dependiente de los medicamentos hasta el grado de que tus mecanismos naturales de curación pierden su capacidad de funcionar.

Por consiguiente, siempre es buena idea indagar qué otras medidas podrían funcionar en tu caso. Después de recibir los consejos y/o prescripciones de tu médico, el siguiente paso de tu tratamiento queda en tus manos... lo mismo que los siguientes.

Piensa por ti mismo; después de todo, se trata de tu cuerpo. Pregúntate qué puedes hacer por él, además de aliviar temporalmente su mal estado. Resulta obvio que lo que se necesita es algo más que la extinción de los síntomas. Es tiempo de cambiar la manera como interactúas con tu cuerpo. Es tiempo de que aprendas a nutrirlo.

Piensa en todos los demás aspectos de tu vida y en los elementos que nutres: tu carrera, tu hogar, tu automóvil, un jardín, una mascota, una relación. Desarrollar la salud y el bienestar en tu cuerpo puede causarte más satisfacción que cualquiera de estos aspectos.

Tu primer descubrimiento serán los enormes y aún desaprovechados recursos que tu cuerpo posee. En todo el libro trabajaremos con la respiración, tanto por sí sola como en conjunto con otros movimientos corporales. Nuestro objetivo será aumentar nuestra ingesta de oxígeno, pues se trata de la necesidad esencial por excelencia del cuerpo y que en muy pocos de nosotros se satisface por completo. Si bien nuestros pulmones tienen la capacidad de absorber cerca de 4,000 mililitros de aire, por lo regular respiramos menos de 500 mililitros. Apreciarás la diferencia cuando experimentes lo que se siente al respirar en forma total. Tenemos unos 700 músculos, diseñados para realizar todas las funciones posibles del cuerpo y, sin embargo, utilizamos muy pocos. Esos pocos llegan a contraerse y agotarse debido a la sobrecarga de trabajo, en tanto que los demás se debilitan y atrofian. No nos movemos lo suficiente como para ejercitar toda la capacidad de nuestras articulaciones; por consiguiente, éstas gradualmente pierden su movilidad. Atribuimos este último proceso al envejecimiento, pero hay una gran diferencia entre una persona que ha dedicado mucho tiempo de los últimos 70 años a una actividad física saludable y otra que no lo ha hecho. Quienes han convertido a alguna forma de movimiento en una parte de su vida diaria no pueden dejar de subrayar cuánto esto mejora la manera en que se sienten: en lo físico, lo emocional y lo mental. Por desgracia, la mayoría de nosotros no parece moverse lo bastante como para conservar la salud. El resultado es que, tan sólo en Estados Unidos, por ejemplo, cerca de 70 millones de personas sufren frecuentes dolores en la parte inferior de la espalda y problemas más graves relacionados con la columna vertebral; 40 millones padecen varias formas de artritis. No hay manera de contar cuántas se ven afectadas por fatiga, depresión, dolores de cabeza, trastornos digestivos y muchos otros problemas —incluyendo simples malestares— que pueden atribuirse a nuestra inercia crónica.

También existe el problema —igualmente grave— de aquellos que son activos en el aspecto físico, pero en maneras destructivas para su cuerpo. La medicina deportiva, que atiende las necesidades de los atletas que se lesionan durante la práctica de un deporte, es uno de los campos de atención de la salud de crecimiento más rápido. Muchas de estas lesiones podrían prevenirse si las personas fueran más sensibles a cómo su cuerpo necesita y quiere moverse. El movimiento vigoroso debe hacerse en un estado de relajación, en pro de la salud y el placer más que del reto o la competencia.

La medicina ha avanzado en forma asombrosa en el tratamiento de padecimientos infecciosos —que alguna vez fueron la principal causa de muerte— y en las técnicas quirúrgicas para corregir problemas estructurales y situaciones de urgencia. Sin embargo, casi todas las enfermedades que ahora nos preocupan son del tipo crónico, ocasionadas no por accidentes o microbios, sino por la manera en que vivimos. Se ha calculado que 85 por ciento de todos los males actuales se relaciona con el estilo de vida. Por tal razón, en muchos, muchos casos éstos responden bien a los cambios en dicho estilo de vida y hábitos relacionados con la salud. Para la gran mayoría de la gente, la clave para estar sano se encuentra en sus manos.

Por medio de la sanación personal animamos a las personas no sólo a trabajar en un mal o trastorno particulares, sino también a cambiar el estado general de su cuerpo: de tenso a relajado, de rígido a móvil, de no utilizado a utilizado por completo, de entumecido a vivo totalmente. ¿Cómo sabemos que la vida ha abandonado a un cuerpo? Cuando algo ha muerto, ya no respira, su sangre no circula, no puede moverse, no puede sentir, su conciencia desaparece. Cuanto más respiramos, nos movemos y sentimos, y más conciencia tenemos, más completamente vivos estaremos.

Cómo usar este libro

Este libro es para participantes activos. Leer acerca de los ejercicios no cambiará aspecto alguno; hacerlos, sí. De ti dependerá elegir cuáles intentar, aunque en *Sanación personal avanzada* presentamos sugerencias para trastornos específicos. Prueba unos cuantos que te atraigan en un principio; después podrás añadir otros y variarlos, alternarlos o combinarlos. Encuentra una secuencia que haga que tu cuerpo se sienta bien; calienta con movimientos más fáciles y avanza poco a poco hacia los ejercicios más difíciles. Algunos funcionarán en tu caso y otros, no. No hay movimiento que sea adecuado para todos y, desde luego, diferentes ejercicios serán útiles para ti en distintas ocasiones. Presta atención a cómo reaccionas a un ejercicio en diferentes momentos; esto puede indicar que estás progresando o que hay áreas específicas que necesitan tu atención.

Te animamos a considerar nuestros ejercicios sólo como sugerencias y no fórmulas, y a emplearlos como la base para inventar tus propias formas de movimiento. Una vez que empieces a moverte, es probable que descubras que el movimiento te resultará fácil y espontáneo en maneras nuevas y variadas. Cada uno de los movimientos que describimos aquí fue "descubierto" por alguien que simplemente prestaba atención a su cuerpo en ese momento y por azar se dio cuenta de qué efecto causaba ese movimiento particular justo entonces. Esto es algo que tú podrás hacer, tan bien como cualquier otra persona. Nadie es más inteligente con respecto a tu cuerpo de lo que tú eres (en potencia). Nos encantaría enterarnos de tus descubrimientos si quisieras compartirlos.

Es probable que tengas metas muy específicas en mente al comenzar tu proceso de sanación personal. Éste es un punto de arranque excelente, puesto que proporciona una motivación auténtica. También es muy importante interesarse por el cuerpo como un todo. Por medio de la nutrición de tu cuerpo, junto con el mejoramiento de tus "áreas objetivo", verás que te sientes enfermo con menos frecuencia, posees más energía y, en general, te sientes realizado. Tus metas originales, bien se trate de mejorar tu visión, vencer el dolor de espalda, recuperar la movilidad en las articulaciones, convertirte en un mejor corredor o músico, o cualquier cosa que tengas en mente, se convertirán en una parte de tu proceso de sanación, en vez de tu único objetivo. Es posible que, a medida que descubras lo que funciona mejor para tu cuerpo, modifiques tus objetivos.

El movimiento de sanación personal puede ser un complemento magnífico para otras prácticas físicas. Puede proporcionar la relajación de mente y cuerpo que induce a la meditación (y cualquiera que haya meditado sabe que, de hecho, es una práctica física), así como la flexibilidad y el calentamiento necesarios para formas de movimiento más fuertes, como yoga, danza, artes marciales o el correr. También puede darte todo un nuevo acercamiento a tu cuerpo, uno que te ayudará a prevenir que te lesiones o te fatigues durante una actividad vigorosa.

Practica estos movimientos en casa, antes de comenzar tus tareas cotidianas y después de terminarlas; antes del trabajo, la actuación o la competencia; durante tus descansos o después del esfuerzo realizado. Los efectos se incorporarán poco a poco a tu actividad cotidiana, hasta que la sanación personal se convierta en una manera de vivir y un estado mental. Al final podrás reconocer de inmediato qué es bueno para tu salud y qué no lo es. Aprender a cuidar tus ojos es un buen ejemplo de este principio: no termina al concluir una sesión de ejercicios para éstos, sino que se extiende a cada momento en el que los usas, es decir, durante la mayor parte del tiempo que estás despierto. Aprenderás a reconocer cuándo te tensionas innecesariamente, cuándo te mueves o reposas en una forma que lastima tus músculos o articulaciones, cuándo necesitas respirar, cuándo necesitas descansar y cuándo requieres moverte.

El proceso de volver a despertar la conciencia es gratificante y placentero, pero no del todo indoloro. A menudo vemos que nuestro cuerpo reacciona a las tensiones que le imponemos entumeciéndose. En el proceso de revitalización del cuerpo, redescubrimos el dolor que suprimimos. Este dolor es parte de la conciencia. Tal vez puedas trabajar durante 14 horas muy estresantes, ignorando las pulsaciones en tu frente, la sensación de ardor en tus ojos, el dolor de tu espalda y los fuertes deseos de llorar o gritar... hasta que te acuestas e intentas relajarte. Entonces sentirás lo que has reprimido. La relajación no crea problemas nuevos, tan sólo pone al descubierto los que ya existen y nos motiva a lidiar con ellos. El primer paso para resolver un problema es conocer qué es en realidad. Esto es conciencia. Aun cuando resulta difícil o desagradable, es nuestra herramienta de solución de problemas más eficaz.

Te recomiendo que integres un grupo de apoyo para practicar los ejercicios de sanación personal. Ser parte de un grupo anima al individuo a continuar la práctica que de otra manera tal vez abandonaría; también te proporcionará retroinformación objetiva acerca de tu progreso. Algunos de los ejercicios y la mayoría de las técnicas de trabajo corporal se realizan mejor con otra persona; con este movimiento podrías descubrir que no sólo mejorará tu estado de salud, sino que serás competente en el trabajo corporal *y* terminarás por obtener todo este trabajo relajante que necesitas. El tamaño ideal de un grupo es de cuatro a seis integrantes, de manera que puedes tener una variedad de personas con quienes trabajar sin dificultades. De ser posible, reúnanse durante dos o tres horas o más, una o dos veces a la semana. De no ser posible, háganlo cada dos semanas. Tu grupo de apoyo no será sólo uno con el cual trabajar; se convertirá en un grupo social de personas que comparten conceptos relativos a la salud y el bienestar, que pueden ayudarse entre sí a elegir el camino adecuado de recuperación de la enfermedad.

Cómo empezar

Cada persona tiene necesidades especiales. Quizá sufras una enfermedad de la cual deseas recuperarte o sufras "riegos ocupacionales" específicos de tu profesión. Tal vez has sido miope desde la escuela primaria y has decidido que llegó el momento de hacer algo al respecto. Todos compartimos la necesidad de comunicarnos mejor con nuestro cuerpo, de leer las señales y responder a ellas. Todos necesitamos enriquecer la función y vitalidad de nuestro cuerpo.

Si padeces una patología abordada en el libro Sanación personal avanzada, *como esclerosis múltiple, problemas cardíacos o artritis, te sugerimos que empieces con el capítulo en el cual se cubre tu problema particular.* Más adelante, regresa a este libro y trabaja en él, capítulo por capítulo, en el orden en que aparecen. Si no sufres un mal específico y sólo deseas disfrutar más la conciencia cinestésica, mayor movilidad, mejor uso de tus recursos y perfeccionamiento de tu salud, comienza con este libro y trabaja con él, unos meses en cada capítulo —dedica más tiempo a las áreas que percibas que requieren más atención—, hasta que sientas que has afinado, fortalecido y perfeccionado tu cuerpo. Desarrollarás la capacidad para elegir los ejercicios adecuados para diferentes ocasiones en el futuro.

Usa este libro como un amigo. Nuestro propósito es establecer un diálogo contigo —tu cuerpo y tu mente— por medio de él.

Recuerda: la medicina no puede ayudarte a revertir el proceso de degeneración, pero tu mente y tu cuerpo sí.

1

RESPIRACIÓN

LA CLAVE PARA LA AUTOEXPLORACIÓN

Este capítulo se dedica a aumentar tu capacidad para respirar. Tu respiración proporciona a tu cuerpo su requerimiento esencial, el oxígeno, y a tu mente y tu espíritu la herramienta más útil, la relajación dinámica. La respiración es la función vital por excelencia de toda criatura viviente. Mejorarla optimizará de manera automática todas tus otras funciones corporales. Por eso ubicamos este capítulo en primer lugar.

En un inicio muchas personas se sorprenden por el énfasis que ponemos en la respiración. Dan por hecho que si están vivas, con seguridad respiran; pronto descubren que hay varios grados de "estar vivo" y que alguien que apenas respira, de hecho, apenas vive. La falta de oxígeno suficiente debilita el cuerpo y retrasa todas sus funciones, incluso la cerebral. Las personas suponen que si su cuerpo necesita más oxígeno, automáticamente tomarán más, pero esto no siempre sucede así. A menudo el cuerpo sólo se adapta a contar con una cantidad de oxígeno menor de lo que en realidad necesita para poder funcionar de manera óptima y con la máxima vitalidad. Muchos respiran lo suficiente para sobrevivir o para funcionar al mínimo, pero no para funcionar bien. Como veremos, hay muchos factores que pueden impedirte respirar lo suficiente.

La necesidad de aumentar nuestra aspiración de oxígeno es un hecho reconocido por largo tiempo. La idea del ejercicio aeróbico se desarrolló para cubrir esta necesidad. Practicamos este tipo de ejercicio para hacer que nuestro corazón y pulmones trabajen más y lleven más oxígeno a los propios pulmones y al torrente sanguíneo. Las personas que practican ejercicios aeróbicos pueden pensar que, debido a que los han realizado durante una hora, respiran mejor todo el tiempo. Pero esto no siempre es así. Creemos que el cuerpo debe disfrutar de un abastecimiento abundante de oxígeno todo el tiempo, no sólo cuando los músculos, el corazón y los pulmones funcionan a su capacidad máxima. Por un lado, sería agotador mantener ese ritmo; en segundo lugar, el ejercicio aeróbico sencillamente no está disponible para todos todo el tiempo. Para quienes están atados a la vida citadina, que padecen alguna discapacidad o que están presionados por no contar con tiempo y espacio suficientes, este tipo de ejercicio puede ser un lujo. Todos debemos asignar prioridad a la práctica de algún ejercicio vigoroso —natación, caminata, baile o carreras— como parte de nuestra vida. Sin embargo, nuestro objetivo en este capítulo es mostrarte cómo puedes respirar en forma bastante completa, profunda y consistente para cubrir las necesidades de oxígeno de tu cuerpo, incluso en situaciones que no son ideales para respirar.

La respiración insuficiente acaba por afectar cada una de las células del cuerpo, debido a que todas requieren oxígeno para funcionar. El oxígeno es transportado a las células por el flujo sanguíneo. Cuando la concentración del oxígeno en la sangre disminuye, nuestras venas llevan la sangre desoxigenada al corazón y éste la bombea a los pulmones, donde es enriquecida de nuevo con oxígeno. Esta sangre cargada de oxígeno es devuelta al corazón, desde el cual es bombeada a las arterias y, en última instancia, a las células de la periferia del cuerpo. Un patrón de respiración lenta y profunda mejora tu circulación y, por consiguiente, tu sangre lleva oxígeno y nutrimento con mayor eficacia a las células de tu cuerpo.

Si el patrón de respiración superficial continúa, disminuye la circulación de todo el cuerpo. La circulación a sus áreas periféricas será limitada en especial, lo que ocasionará manos y pies fríos, fatiga y pérdida de concentración y claridad mentales, lo que puede ocurrir cuando no se abastece suficiente sangre al cerebro. La sangre transporta todos los nutrientes que nuestras células requieren y se lleva todos los materiales tóxicos producidos por el metabolismo celular. Cuando la circulación disminuye, las áreas que no reciben suficiente sangre quedan hambrientas y a la vez llenas de toxinas. Sin embargo, una respiración buena y profunda puede enviar sangre rica en oxígeno por todo tu cuerpo para alimentar y limpiar tus células.

Hay muchas razones por las que no podemos respirar lo suficiente como para satisfacer nuestras necesidades de oxígeno. La contaminación ambiental se ha convertido en un problema importante y podría ser que nuestro cuerpo de manera instintiva se rehúse a tomar mucho aire cargado de monóxido de carbono, productos químicos industriales, humo de cigarrillos o emanaciones de los muchos materiales semitóxicos que nos rodean.

No obstante, en muchos de nuestros problemas de salud actuales el estrés parece ser el principal culpable. El estrés, tal como usamos la palabra aquí y en todo el libro, significa un estado de ansiedad emocional que se refleja en tu cuerpo y que consistentemente afecta la manera en que éste funciona. Cada pensamiento y sentimiento que experimentas influyen en él hasta cierto grado. Todos conocemos la sensación de ligereza que viene con la alegría, el torrente de epinefrina (adrenalina) que provoca la ira, la resequedad en la boca y los temblores producidos por el miedo. Los anteriores son cambios físicos dramáticos generados por emociones dramáticas. Menos poderosas, pero influyentes por igual, son las pequeñas ansiedades cotidianas del trabajo, la vida familiar, el estudio y la tarea de sencillamente enfrentarse a un mundo cada vez más desafiante. Estas dificultades son parte intrínseca de nuestra vida, lo mismo que sus efectos en nuestro cuerpo. Uno de los más comunes es la tendencia a limitarnos a una respiración superficial, arrítmica y por completo inadecuada.

Cuando comenzamos a trabajar con la respiración como herramienta de curación, descubrimos que causa un efecto calmante, energizante y esclarecedor inmediato, tanto en la mente como en el cuerpo. Es, en términos absolutos, lo más útil que podemos hacer en cualquier situación estresante. Entonces, ¿por qué limitamos tan a menudo nuestra respiración cuando estamos ansiosos, si es tan claro que esto resulta contraproducente? La respuesta radica en el funcionamiento del sistema nervioso simpático.

LA RESPIRACIÓN Y EL SISTEMA NERVIOSO SIMPÁTICO

El sistema nervioso es el servicio de mensajería entre la mente y el cuerpo. El sistema nervioso humano es un mecanismo complejo, con varias divisiones funcionales mayores. La primera se encuentra entre el sistema nervioso central y el sistema nervioso periférico, el cual consiste del cerebro y una densa cuerda de nervios llamada médula espinal, que se extiende hasta la parte inferior de la espalda. El sistema nervioso central cuenta con nervios espinales, que salen entre las vértebras y de ahí continúan para bifurcarse, dividirse una y otra vez, y llegar a todas las partes del cuerpo, así como con 12 pares de nervios craneales, todos los cuales, excepto dos, dan servicio sólo a la cabeza.

El sistema nervioso periférico también está dividido en dos partes principales. La primera es el sistema nervioso somático, el cual controla todos los movimientos voluntarios o conscientes, como masticar y caminar. La segunda parte de este sistema es el sistema nervioso autónomo, el cual regula las funciones automáticas e involuntarias como la digestión y la circulación.

Para este momento pensamos que no te sorprenderá enterarte de que el sistema nervioso autónomo también contiene dos divisiones relevantes, llamadas simpático y parasimpático. Estos dos sistemas suelen desempeñar funciones opuestas. Por ejemplo, el parasimpático retrasa tu ritmo cardíaco, en tanto que el simpático lo aumenta; el parasimpático envía sangre a la superficie de la piel, en tanto que el simpático provoca que se retire de ella. Por lo regular, los dos sistemas se equilibran, y cada uno impide que el otro se exceda en la realización de alguna función. Pero el temor o el estrés activan el sistema nervioso simpático y hacen que anule al parasimpático y cambie el curso de la función corporal.

El sistema nervioso simpático es descrito como el mecanismo de "pelea o huida" del cuerpo. Una de sus funciones fundamentales es actuar como un sistema de alarma y defensa para el cuerpo en momentos de peligro físico. Cuando entra en estado de alerta, envía mensajes químicos por todo el cuerpo, los cuales hacen posible que uno escape o venza a un agresor, o que enfrente otros desafíos físicos extremos. Las pupilas se dilatan para admitir la entrada de más luz y, por ende, más información visual; el flujo sanguíneo se desvía de los órganos digestivos y es vertido a ciertos músculos, la liberación de epinefrina aumenta notoriamente para acelerar el ritmo cardíaco y la respiración se acelera y se vuelve superficial. Tu cuerpo, llevado por el instinto, sabe que la respiración te hará relajarte y el sistema simpático está programado para impedir justo esto.

En situaciones de auténtico riesgo físico este sistema funciona muy bien. Los problemas surgen porque el sistema nervioso simpático puede interpretar cualquier ansiedad mental como una señal de "peligro" y explotar en momentos inadecuados sin que te des siquiera cuenta de ello. Tal vez te preocupe dictar una conferencia o realizar un buen trabajo, pero cuando tu sistema simpático percibe tu miedo, reacciona como si quisiera poner varios kilómetros de distancia entre tu persona y un enorme y hambriento depredador. *Cualquier* forma de ansiedad puede provocar que el sistema nervioso simpático entre en un estado de emergencia, lo cual es muy difícil para el cuerpo. La sangre se ha inundado de epinefrina, los músculos se tensan, el corazón trabaja a marchas forzadas para enviar sangre a las extremidades y, sin embargo, no hay un llamado real a la acción. A menos que el cuerpo se utilice con vigor, esta tensión permanecerá en los músculos durante horas, produciendo nervios y agitación. Tu respiración adquirirá un ritmo más lento, pero es probable que siga siendo poco profunda en tanto persista la tensión.

El estrés prolongado refuerza los patrones de respiración insanos, de manera que la respiración superficial, poco frecuente y rápida se vuelve crónica. Una persona tensa suele respirar por la boca. Esto resulta problemático porque es la nariz, no la boca, la que se diseñó para la respiración regular. Las fosas nasales contienen cilios que filtran el aire que entra y mucosa que lo calienta y lo humedece, procesos que lo limpian y lo hacen más respirable al llegar a los pulmones. No obstante, respirar por los estrechos pasajes nasales requiere más tiempo que hacerlo por la boca. De hecho, esto es un beneficio porque permite que haya más tiempo para que el oxígeno se difunda por el torrente sanguíneo. El problema es que una persona tensa que necesita aire tiende a tragarlo en forma automática por la boca, por la sencilla razón de que eso es más rápido. El aire aspirado por la boca se siente pleno y satisfactor, pero no lo es. La respiración estresante a menudo consiste en pequeñas inhalaciones nerviosas que nunca permiten una exhalación completa. Un suspiro de alivio es una señal segura de que la tensión ha ocasionado que, en nivel inconsciente, aguantes la respiración... ¿por cuánto tiempo?

La exhalación es tan vital para la respiración como la inhalación. Si tu sistema respiratorio no se vacía totalmente del aire pobre en oxígeno, no puede llenarse por completo de aire rico en el vital elemento.

Los efectos de la respiración insuficiente son de largo alcance. Con el tiempo, incluso la estructura del cuerpo puede mostrar los efectos de la mala respiración. La respiración superficial crónica obstaculiza la expansión del pecho y el diafragma, oprimiendo los músculos que ahí se encuentran y llegando a provocar el estrechamiento de la cavidad pectoral, el encorvamiento de los hombros hacia adelante y la distorsión de la postura del cuello y la parte superior de la espalda.

Tal vez en un principio no sea obvio que los problemas de una persona se relacionan con la respiración. La mayoría de la gente no está consciente de cuán superficial es la suya hasta que intenta respirar profundo. Sin embargo, según nuestra experiencia, casi cualquier problema —físico, emocional o mental— irá acompañado de ansiedad, tensión y respiración limitada. También hemos encontrado que la manera más rápida y segura de relajar a alguien, de restaurar su bienestar y su energía y de que emprenda el proceso de sanación personal es lograr que respire en profundidad.

Como quizá ya sepas, no es posible hacer que una persona tensa —lo que te incluye a ti— respire profundo con sólo decirle: "Ahora, respira profundo". Eso resulta tan eficaz como decirle a una histérica: "¿Por qué no te relajas?". De hecho, ello puede agravar su tensión, al hacerles sentir presionadas para hacer algo que no son capaces de hacer. Alguien que se ha habituado desde tiempo atrás a la respiración superficial —esto es, casi todos nosotros— tiene que "desaprender" ese hábito y, en forma consciente, sustituirlo con uno nuevo. De todas las funciones corporales que esperamos que sean automáticas, la respiración es la primera. La forma como respiramos —profunda o superficial— es nuestro hábito más básico y es difícil para nosotros creer que pueda cambiarse. La única manera de saberlo en realidad es mediante la experiencia. Hacernos cargo de nuestra respiración es una idea revolucionaria y puede producir cambios revolucionarios por igual en tu cuerpo. Aprender a respirar en forma plena es lo más importante que harás por tu cuerpo, por lo que deberás enfocarlo gradualmente. La mejor vía es prepararlo para recibir respiración profunda.

1.1

Encuentra un sitio tranquilo donde nadie te interrumpa y donde tengas espacio para estirarte. Acuéstate boca arriba, con las rodillas dobladas. Si te ayuda a relajarte, pon cojines debajo de ellas para sostenerlas y una almohada debajo de tu cabeza. Descansa las manos sobre el abdomen para que sientas su movimiento al respirar. Ahora tómate el tiempo para observar cómo te sientes. Presta atención a cada parte separada de tu cuerpo, comenzando por tu cara y siguiendo hasta los dedos de tus pies; observa si puedes sentir cada dedo por separado. En esta etapa no intentes cambiar ni influir en cómo te sientes... sólo préstale atención.

Algunos movimientos suaves te ayudarán a preparar tu cuerpo para respirar más profundo. Durante los ejercicios siguientes, toma conciencia de tu respiración. Recuerda respirar, respirar con lentitud, y procura hacerlo por completo, adentro y afuera por la nariz, pero no intentes influir demasiado en tu respiración todavía.

1.2

Deja que tu cabeza gire lentamente de lado a lado; mientras lo haces, imagina que alguien más la mueve. ¿Se sienten tensos o se resisten al movimiento los músculos a los lados de tu cuello? De ser así, deja que tu cabeza gire hacia un lado y, con suavidad, golpea con las puntas de los dedos el lado alargado de tu cuello, desde la parte de atrás de las orejas hacia abajo, hasta el hombro y el pecho. Después de un minuto de hacer esto, detente y observa si sientes alguna diferencia entre los dos lados del cuello. Después gira la cabeza al otro lado y golpea con suavidad el otro lado del cuello. Gira la cabeza de lado a lado una vez más y observa si sientes distinto el movimiento ahora.

1.3

Con la cabeza aún en movimiento de lado a lado, coloca las puntas de los dedos sobre los ejes de tus quijadas y ábrelas y ciérralas lentamente. ¿Cómo se sienten? Si están tensas o te causa dolor tocarlas, dales golpecitos y masajes para ayudar a que se relajen. Deja los giros y bosteza profundo, varias veces si puedes. Además de estirarte y relajar los músculos de la cara, la garganta, el pecho y el diafragma y humedecer los ojos, bostezar puede ayudar a recibir un muy necesario oxígeno.

1.4

Observa los músculos de tu cara. Una de las funciones principales de los músculos faciales es expresar emoción y las tuyas inevitablemente dejarán su marca en tu rostro. Algunas veces, las emociones que tu cara ha intentado con tanto esfuerzo expresar permanecerán ahí en forma de tensión muscular, mucho después de que hayas dejado de estar consciente de ellas. Intenta sentir si hay tensión en tu cara; si la hay, procura deshacerte de ella. Imagina que todos los músculos alrededor de la quijada y de los ojos se aflojan, se suavizan y se vuelven más cálidos. Después dale masaje a tu cara con las puntas de los dedos; usa la presión suficiente para sentir los sitios sensibles o delicados, de haberlos. Presta atención especial a las áreas que contienen los senos nasales: las mejillas, las cejas y el puente de la nariz. La respiración superficial puede ocasionar congestión y el masaje en las áreas de los senos ayuda a deshacerla.

1.5

Enseguida, masajea toda la zona de tu pecho, usando las puntas de los dedos y los pulgares. Trabaja desde la clavícula hacia abajo, hasta las costillas y desde las axilas hacia adentro, al esternón. Es probable que encuentres muchos puntos sensibles que deberás tocar con suavidad. Dichos puntos indican contracción muscular crónica, tal vez causada por falta de respiración. Algunas veces, cuando se da masaje al pecho, las emociones reprimidas salen a la luz; si esto sucede, procura que los sentimientos fluyan por tu cuerpo y fuera de ti, imaginando que cada exhalación se lleva consigo algunos de los sentimientos negativos. Toca ligeramente los músculos localizados entre las costillas y a lo largo del esternón. Después frota tu abdomen con toda la mano o ahueca las palmas y estréchalas contra tu abdomen. Visualiza que tu sangre fluye a todas las áreas que tocaste, calentándolas y relajándolas.

1.6

Permanece en calma unos minutos y visualiza los cambios que deseas hacer en tu cuerpo. Con el término "visualiza" queremos decir imagina, en cualquier forma que te parezca más natural. Es útil involucrar en la visualización el mayor número posible de tus sentidos, por lo que intenta sentir y a la vez ver que tus músculos se alargan y se relajan, que tu sangre fluye con libertad por todo tu cuerpo, que el oxígeno puro llena tus pulmones sin esfuerzo, que tus pulmones se expanden a toda su capacidad, que los millones de diminutas cavidades de aire de los pulmones se llenan como globos conforme inhalas y se desinflan lentamente a medida que exhalas, y que todo tu cuerpo crece como la luz o como un globo de helio al expandirte el oxígeno. Siente la suavidad en tu respiración, la ligereza y una sensación de que ya no hay resistencia al movimiento de tu pecho, tu abdomen y tu espalda. Haz esta visualización acostado y después repítela sentado, de pie e incluso al caminar o hacer ejercicio.

Uno de los músculos que tienden a contraerse con carácter crónico como resultado del estrés es el esfínter anal. Descubrirás que relajar el ano promueve la relajación de otros músculos del cuerpo y permite una respiración más profunda. Consulta los ejercicios 3.10, del capítulo 3 de este libro sobre las articulaciones, y el 6.5, del capítulo 6 de este libro sobre el sistema nervioso.

Estiramiento de los músculos de la respiración

Después de calentar tus músculos respiratorios con masaje hay varios estiramientos que puedes hacer para aflojar la parte superior de tu cuerpo y facilitar la expansión de tu pecho, dando más espacio a los pulmones. Intentar respirar en profundidad cuando tu pecho y la parte superior de tu espalda están contraídos es como tratar de inflar un globo dentro de un tubo de ensayo: tus pulmones pueden expandirse sólo hasta donde tus músculos se lo permitan. Todos los puntos tensos o sensibles que descubriste al darte masaje señalan músculos rígidos y es probable que dicha rigidez sea habitual. Casi todas tus funciones corporales están controladas y son dictadas por nuestra mente subsconsciente, de modo que, al intentar relajar una tensión crónica, intentas, en un nivel consciente, contraatacar los mandatos de tu subconsciente. Ésta es una de las razones por las que resulta tan difícil cambiar los hábitos: en efecto, estás luchando con una parte de ti mismo. El cambio de los hábitos requiere tiempo, práctica y paciencia. Los ejercicios siguientes te ayudarán a relajar estos músculos, dejándolos calientes, flexibles y relajados.

1.7

Acostado boca arriba, con las rodillas dobladas y los pies planos sobre el piso, estira los brazos derechos a los lados, en ángulos rectos con respecto a tu cuerpo, con las palmas de las manos hacia arriba. Deja que tus hombros y brazos se relajen por completo. Imagina que una suave fuerza gravitacional los atrae hacia el piso. Observa si los dos lados de tu cuerpo se sienten iguales o diferentes. ¿Sientes más tenso un hombro? ¿Más pesado? ¿Más grande? ¿Sientes más liviana o más cálida una mano? Es probable que al estar tus manos en descanso, los dedos se doblen ligeramente hacia la palma. (¿Los estás apretando en forma inconsciente? Deja que se relajen.) Tu ejercicio consiste en abrir las manos con lentitud y extender los dedos hasta que la parte de atrás de cada uno de ellos toque el piso. Imagina que los dedos se estiran por completo a los lados opuestos de la habitación y que lentamente son atraídos hacia las paredes. Mantén los dedos extendidos, inhala con lentitud hasta contar 10 y después déjalos relajarse mientras exhalas hasta contar 14. Automáticamente, los dedos se doblarán de nuevo, no necesitarás apretar la mano. Repite este ejercicio varias veces y cada una de ellas imagina que las puntas de tus dedos se estiran más y más en cada dirección y, a medida que estiras los brazos, tu caja torácica se expande también.

1.8

Aún acostado boca arriba, estira los brazos más allá de tu cabeza, de manera que descansen sobre el piso lo más planos que sea posible. Relaja por completo el brazo derecho. Inhala. Al exhalar, toma tu puño derecho con la mano izquierda y tira con suavidad pero con firmeza del brazo derecho, estirando el hombro del mismo lado (ver figura 1.8). Permite que el brazo derecho permanezca pasivo, sin resistirse ni ayudar al tirón de la mano izquierda. Después de hacer esto varias veces, deja que tus brazos regresen a los lados de tu cuerpo y observa si sientes alguna diferencia entre ellos. Tal vez la sientas en el hombro, el cuello, el pecho o los brazos.

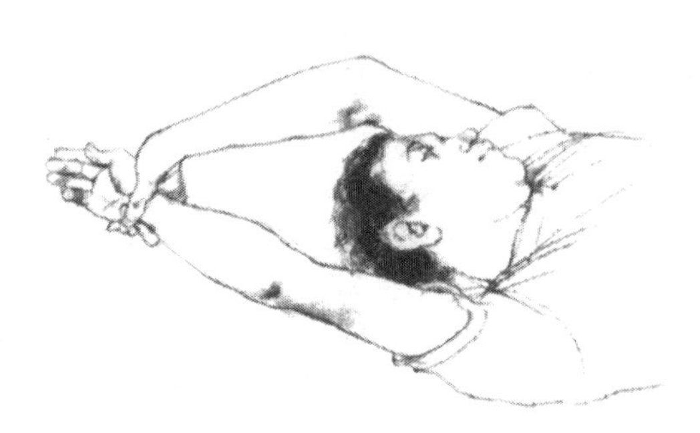

Figura 1.8

Repite este ejercicio: deja el brazo izquierdo pasivo y relajado, y tira con la mano derecha; de nuevo, observa cómo sientes los dos lados. Después estrecha tus manos con los dedos entrelazados y los brazos estirados hacia afuera y hazlos girar formando un círculo tan grande como te sea cómodo; siente cómo esta rotación relaja las articulaciones y los músculos del hombro.

1.9

Extiende tu brazo derecho a un lado y pasa el izquierdo por encima de tu cuerpo, de modo que tu mano izquierda apunte hacia la derecha. Sin levantar la parte superior de tu espalda del piso —alzando sólo el hombro y lo menos que puedas—, estira la mano izquierda hacia la derecha, lo más posible. Ahora alza la mano derecha para juntarla con la izquierda, entrelaza los dedos de ambas y, con la derecha, tira de la izquierda hacia el piso (ver figura 1.9). Siente cómo este movimiento estira el hombro izquierdo.

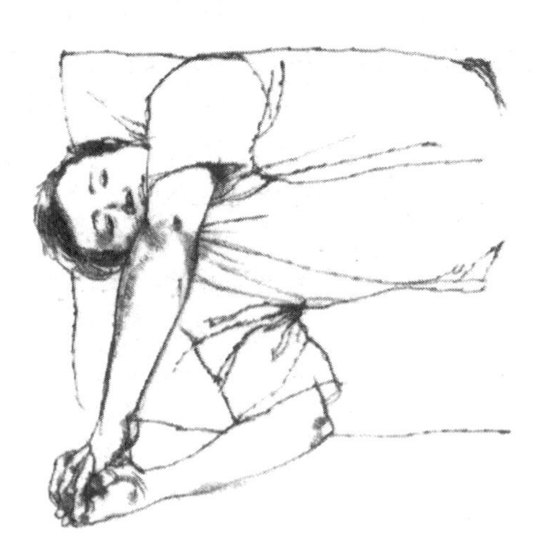

Figura 1.9

También puedes mover la mano derecha en forma rotatoria, para aumentar el alcance del movimiento.

Éste representa un gran estiramiento para los hombros y la parte superior de los brazos.

Al igual que en todos estos ejercicios, el presente estiramiento debe repetirse del otro lado. Al realizarlo, tal vez experimentes una sensación de compresión en el pecho, pero también una maravillosa apertura de la parte superior de la espalda.

1.10

Para estirar toda la parte superior del torso —hombros, brazos, pecho, cuello, partes alta y media de la espalda—, intenta realizar el estiramiento del molino de viento. Éste ayuda a aliviar la tensión causada por el estudio, la lectura o el trabajo en computadora, y parece liberar también la tensión emocional. Acuéstate boca arriba con la rodilla izquierda doblada y la pierna derecha estirada por completo sobre el piso; gira hacia la derecha, de modo que tu rodilla izquierda doblada cruce tu cuerpo y llegue a descansar sobre el piso a tu derecha. Mueve el pie izquierdo por encima de la rodilla derecha y con la mano derecha presiona hacia abajo sobre tu rodilla izquierda (ver figura 1.10 A). Es posible que tu hombro izquierdo se levante un poco del piso, pero intenta mantenerlo lo más cerca posible de éste, de modo que le des un buen giro y estiramiento a la parte superior de tu espina dorsal.

Alza tu brazo izquierdo y muévelo en círculos, los más grandes que puedas formar. Esto significa que mantengas tu mano izquierda en el piso lo más posible (ver figura 1.10 B). Imagina que trazas un círculo en el piso con un lápiz asido por tu mano izquierda. Si sientes un mayor estiramiento al mantener la mano levantada cuando está estirada al frente, hazlo así, pero detrás de ti tu mano deberá permanecer lo más cerca posible del piso. Procura que este movimiento sea cómodo para ti; no

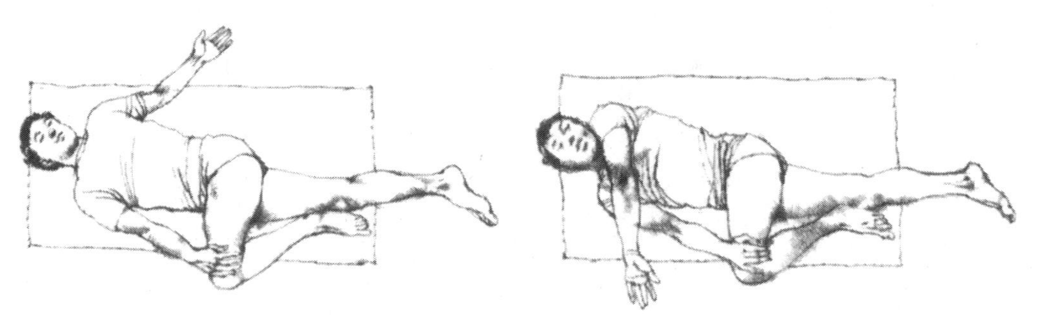

Figura 1.10A

Figura 1.10B

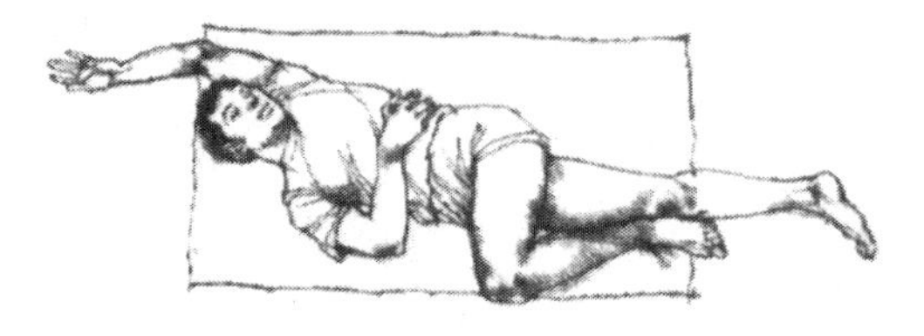

Figura 1.10C

te esfuerces por formar un círculo enorme, pero sí intenta estirar tu brazo lo suficiente como para sentirlo en realidad. Observa cómo este ejercicio mueve la caja torácica y la parte superior de la espalda. Pocos movimientos le dan tanta libertad a la parte superior del torso.

Ahora estira el brazo izquierdo lo más arriba posible de tu cabeza y toca el piso con la mano izquierda. Con la mano derecha sujeta la zona de la caja torácica y tira de ella hacia adelante y hacia el piso (ver figura 1.10 C). Después gira de nuevo el brazo izquierdo. Hazlo en la dirección de las manecillas del reloj y viceversa, y descansa boca arriba antes de dar la vuelta y repetir todo el ejercicio del otro lado. Una vez más, toma un tiempo entre ambos lados para percibir si hay alguna diferencia en la sensación y en la calidad de esta diferencia. Al sentir que tus músculos se estiran, imagina que respiras al interior del músculo estirado y lo expandes con el aliento.

1.11

Este ejercicio no debe realizarse a menos que la parte inferior de tu espalda esté razonablemente relajada. Si no estás seguro de ello, consulta a tu terapeuta o instructor de movimiento. Para cambiar, gira sobre tu abdomen. Recuerda: siempre que cambies de posición, hazlo con lentitud, suavidad y gracia y, en especial, evita forzar el cuello. Acuéstate plano sobre tu abdomen, coloca las manos, con las palmas hacia abajo, sobre cada lado de tu pecho y, lentamente, empújate hacia arriba hasta que toda la parte superior de tu cuerpo, desde la pelvis, se alce del piso y tus codos estén juntos. Mantén los hombros hacia abajo y el pecho estirado (ver figura 1.11). Esta postura es una asana de yoga llamada la Cobra. Mantenla mientras haces dos respiraciones largas y profundas; baja con lentitud hacia el piso y después álzate de nuevo. Comprueba si puedes realizar esto sin forzar los músculos de tus hombros,

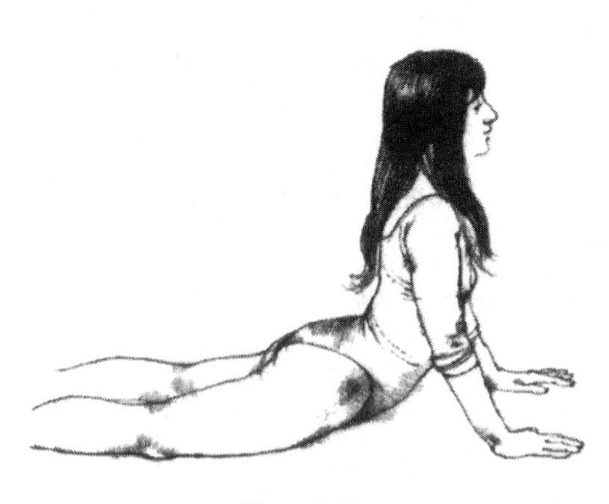

Figura 1.11

pecho, espalda o abdomen. Respira hondo para relajar tu pecho y abdomen de manera que sea menos probable que intenten resistirse a la elevación.

Ahora, gira lento a la derecha y después a la izquierda; siente cómo con esto cambia la posición de los músculos del pecho. Baja poco a poco hacia el piso y después álzate de nuevo. Deja que tus brazos te soporten y empuja tu peso hacia el piso. Coordina este ejercicio con tu respiración; cuenta con lentitud hasta 10 e inhala profundo mientras bajas y exhala en forma gradual mientras te alzas.

1.12

Acuéstate boca abajo, lleva ambas rodillas hacia tu pecho y abrázalas tan cerca de éste como puedas. Respira hondo hacia la parte baja de tu espalda. Después de 10 respiraciones profundas, suelta tus rodillas y, aún acostado, estírate. Es probable que descubras que ya respiras mejor. Debido a que comprimiste tu pecho, tu cerebro ahora exigirá que respires más hacia la parte baja expandida de tu espalda.

1.13

De pie frente a una pared, estira los brazos arriba de la cabeza y "escala" la pared, una mano sobre la otra, hasta que quedes de puntillas con los brazos tan estirados como sea posible (ver figura 1.13).

Respira cada vez que subas la mano y siente cómo tu lado elevado se estira, alarga y expande. Intenta hacer por lo menos 20 de estos movimientos de alpinista. Quizá descubras que tus brazos pueden estirarse mucho más de lo que imaginabas, y que pueden continuar haciéndolo aunque creas que has llegado a tu límite. La razón es que no sólo los brazos sino los hombros, la parte superior de la espalda y el pecho se relajarán y alargarán mientras sigas estirándote.

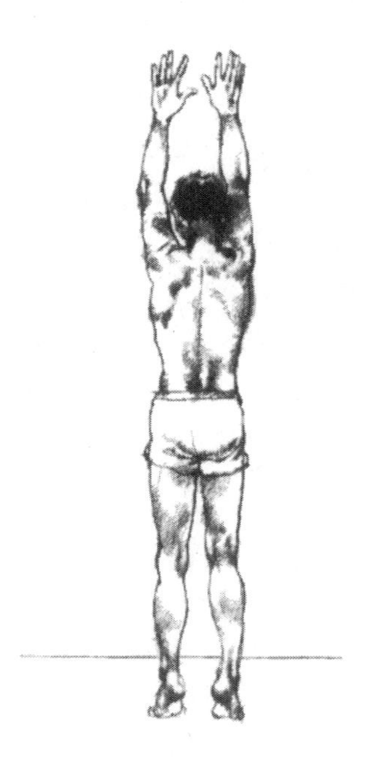

Figura 1.13

1.14

Ponte de pie con los pies ligeramente separados y los brazos estirados por encima de la cabeza. Inhala hondo y mantén la respiración mientras doblas varias veces todo tu cuerpo hacia arriba y hacia abajo, desde la cintura. Exhala poco a poco, inhala profundo, dóblate, estírate y mantén la respiración un poco más cada vez que lo haces.

Si estos movimientos te parecen difíciles o te provocan una sensación extraña, quizá se deba a que no estás acostumbrado a enfocar tu atención en zonas separadas de la parte superior de tu cuerpo. Muchos de nosotros nos movemos como si la parte de arriba del torso hubiera sido tallada en una sola pieza de madera, en vez de estar compuesta por cientos de músculos, capaces de realizar variedades infinitas de movimientos. Pero, aun si has sentido tu cuerpo rígido, adolorido o torpe, has comenzado el trabajo de relajar tu torso. Has dado el primer paso hacia el aumento de tu circulación y la profundización de tu respiración, dos aspectos que al final ayudarán a que todo tu cuerpo funcione mejor.

Con los músculos calientes y estirados, estás preparado para enfocarte en la respiración misma. Varios lineamientos sencillos para una respiración sana se aplican a todas las situaciones. El primero es respirar hondo. Esta instrucción —"¡Respira profundo!"— acompaña a todos los ejercicios que enseñamos. Muchos confunden la idea de respirar hondo con hacerlo vigorosamente, pero en absoluto es lo mismo. De hecho, esforzarse demasiado sólo creará resistencia a la respiración honda, sobrecargará al corazón y los pulmones y, en especial, a los músculos. Lo que es peor, hará que asociemos este tipo de respiración con la fatiga. Permítete respirar de manera profunda pero cómoda, dejando que el aire fluya con lentitud a tu interior. Permítete contar hasta 10 para llenar tus pulmones por completo y no intentes hacerlo en exceso. Su capacidad para expandirse aumentará con naturalidad conforme practiques estos ejercicios. Asimismo, aspirar poco a poco automáticamente genera la demanda de más oxígeno.

El segundo principio es siempre respirar por la nariz, tanto al inhalar como al exhalar. Algunas disciplinas útiles sugieren que se inhale por la nariz y se exhale por la boca, pero nosotros hemos encontrado que nuestra manera es mucho más eficaz para relajar el cuerpo. Como mencionamos, respirar por la nariz calienta, humedece y filtra el aire entrante. Sin este tratamiento el aire puede irritar los pulmones. La lentitud de la respiración por la nariz ejerce un efecto relajante sobre el cuerpo, a la inversa de la respiración por la boca, la cual suele asociarse con la ansiedad. Es más difícil relajarse por completo mientras respiras por la boca. La congestión de los senos es provocada por el aire que pasa por los conductos nasales; sin esta limpieza constante, los senos pueden obstruirse en forma crónica.

En tercer lugar, la respiración debe ser lenta. La respiración lenta permite un intercambio total entre el oxígeno inhalado y el bióxido de carbono, producto de desperdicio que los pulmones deben expulsar. Algo de aun mayor importancia es que una respiración lenta desencadena el accionar del sistema nervioso parasimpático, con su efecto tranquilizador y estabilizador sobre todo el cuerpo, como veremos en el capítulo sobre el sistema nervioso (6 de este libro). Respirar en forma lenta es una de las técnicas utilizadas por los practicantes de yoga para obtener control sobre su ritmo cardíaco y temperatura corporal.

Para resumir, tu respiración debe ser lenta, profunda pero no vigorosa, y tan plena como sea posible. Respira por la nariz, tanto hacia adentro como hacia afuera, y exhala tan hondo como inhales.

1.15

Acuéstate cómodo boca arriba, con las rodillas dobladas y la cabeza sobre una almohada firme. Cierra los ojos y visualiza la oscuridad o cualquier color oscuro que te parezca confortable. Aspira y exhala de manera lenta, profunda y larga 30 veces. Si pierdes concentración al intentar llegar a 30, cuenta las respiraciones en grupos de cinco. Inhala cada vez hasta contar cuatro, sostén el aire un momento y después exhala hasta contar seis, para asegurarte de que exhalaste todo el aire posible. Gradualmente, aumenta el largo de tus inhalaciones y exhalaciones, hasta que en el primer caso cuentes hasta 10 y en el segundo, hasta 14. Recuerda: no intentes forzar el ingreso del aire a tus pulmones; más bien, imagina que una fuerza magnética en el interior de éstos absorbe aire con suavidad hacia adentro.

Al inhalar, las pequeñas bolsas de aire localizadas en tus pulmones, llamadas alvéolos, se expanden. Al entrar el aire rico en oxígeno a éstos, los vasos sanguíneos de los alvéolos lo reciben y cambian su monóxido de carbono por el oxígeno que necesitan. Así, el aire en los pulmones contendrá menos oxígeno y más bióxido de carbono. Lo único verdaderamente útil que podemos hacer con este bióxido es expulsarlo tanto como sea posible y realmacenar el oxígeno. Visualiza que cada vez que inhalas tu cuerpo entero se expande y que cada vez que exhalas, tu cuerpo entero se desinfla un poco. Imagina que cada parte de ti —músculos, huesos, órganos, incluso el cabello— es tan elástica y expansible como tus alvéolos y tan hambrienta como ellos de oxígeno. Concéntrate en cada parte de tu cuerpo a la vez e imagina que se alarga, se aligera, se calienta y se reanima al llenarse de oxígeno. Ahora visualiza que tu sangre circula por todas las partes de tu cuerpo, y calienta, nutre y limpia tus células. Estos procesos de expansión y de aumento en la circulación de hecho suceden mientras tu respiración se hace más honda. Visualizar te ayuda a estar más consciente de ellos y también te ayuda a facilitarlos, dado que tu sistema nervioso central está tan influenciado por tus pensamientos como por tu entorno.

Generación de la demanda de oxígeno

En su libro *What to Do About Your Brain-Injured Child* (Qué hacer con tu hijo con daño cerebral) (Doubleday, Garden City, NY, 1974), Glenn Doman describe su trabajo con niños que sufren lesiones cerebrales y otros problemas neuromusculares. El autor descubrió que estos niños, sin excepción, padecían insuficiencia respiratoria y que para poder lograr algún avance con ellos tenía que hacer más profunda su respiración. Puesto que la mayoría sufría un retraso grave, no podían aprender a practicar ejercicios de respiración. La única manera de lograr que respiraran más hondo era privarlos de oxígeno durante periodos muy breves. La privación de oxígeno automáticamente provocaba que sus mecanismos respiratorios trabajaran más y el aumento de este funcionamiento continuaba por un tiempo después de que dicha medida terminaba.

1.16

Toma varias respiraciones largas y profundas para relajar tu cuerpo. Inhala con lentitud mientras, en silencio, cuentas hasta siete. Una vez que llegues a este número, exhala poco a poco conforme cuentas hasta 10. Inhala de nuevo y esta vez cuenta hasta ocho; exhala y cuenta hasta 12. Tus exhalaciones siempre deberán ser más largas que tus inhalaciones. Una exhalación lenta y completa permitirá que haya espacio para el aire rico en oxígeno y creará una privación temporal de oxígeno que asegurará que tu cuerpo aprenda a ansiarlo y exigirlo.

Ahora añade lo siguiente: inhala y, mientras mantienes la respiración, mueve tus músculos abdominales hacia arriba y hacia abajo seis veces; exhala y no inhales de nuevo hasta que hayas movido otra vez los músculos abdominales hacia arriba y hacia abajo seis veces. (Es probable que encuentres que tu abdomen es mucho más fuerte de lo que hubieras pensado.) Ahora respira con normalidad y profundidad 10 veces, y observa si ahora te parece más fácil y más natural respirar a plenitud. Has desarrollado "apetito" del oxígeno. Repite todo el proceso dos veces más y practica hacer que tus inhalaciones y exhalaciones duren todo el conteo. Cuanto más lento permitas que tus pulmones se llenen y se vacíen, más trabajarán para hacerlo.

1.17 Respiración alternada

Se trata de una técnica ancestral utilizada en el yoga. Además de enfocar tu atención en tu respiración, te ayuda a asegurarte de que estás utilizando ambas fosas nasales al respirar. Así como tendemos a emplear una mano para casi todo lo que hacemos —a menos que hagamos un esfuerzo consciente para usar ambas—, podemos desarrollar la tendencia a actuar "de un solo lado" en cualquier actividad. Esto puede significar caminar cargando el peso más sobre un pie, masticar sólo con un lado de la dentadura o respirar más que nada por una fosa nasal (o todo lo anterior). Esto último puede causar congestión crónica del conducto nasal menos utilizado. Podría ser que este patrón de respiración se desarrolló en primer lugar debido a un conducto nasal bloqueado, pero la técnica de respiración alternada ayudará a resolver el problema. Algunos afirman que hay un ciclo natural de alternancia de uso entre las fosas nasales, en el que cada una se cierra para mantenimiento cada 20 minutos, y permite que la mayor parte del aire se desvíe a la otra.

Oprime con el dedo índice tu fosa derecha para cerrarla. Inhala con lentitud por la fosa izquierda hasta que cuentes 10 o más y sientas que ambos pulmones se han llenado a toda su capacidad. Mientras mantienes la respiración durante un momento, retira tu dedo de la fosa derecha, cierra ahora la izquierda y exhala por la fosa derecha, de nuevo hasta contar 10 o más. Deja que el aire salga con la mayor lentitud posible, manteniendo bien cerrada la fosa izquierda. Inhala por la fosa derecha, mantén el aire un momento, cierra la fosa derecha y exhala lento por la izquierda. Y así sucesivamente. En pocas palabras, toma aire por una fosa, expúlsalo por la otra y después inhala por aquella por la que acabas de exhalar. Aun si uno de los lados de tu nariz parece atascado por completo, quizá puedas tomar aire suficiente para llenar tus pulmones —si respiras con la lentitud suficiente— y después de varias repeticiones de este ejercicio la congestión disminuya.

Nota: este ejercicio puede no bastar para ayudar a curar una congestión. Consulta también la sección sobre dolores de cabeza debidos a los senos (capítulo 7, *Sanación personal avanzada*).

Expansión del pecho y el abdomen

1.18

Acuéstate boca arriba. Al inhalar, empuja tu pecho hacia afuera lo más que puedas y a la vez sume el abdomen. Al exhalar con lentitud, deja que tanto tu pecho como tu abdomen se relajen y aplanen. Inhala de nuevo y esta vez tira de tu pecho hacia adentro y empuja tu abdomen hacia afuera; relájate al exhalar.

Cuando te sientas cómodo por completo con estos dos movimientos —y tal vez se requieran varios intentos antes de que puedas controlar por completo tus movimientos pectorales y abdominales—, invierte todo el proceso. Al inhalar, deja que tu abdomen y tu pecho se expandan. Después, al exhalar, empuja tu pecho hacia afuera y tira de tu abdomen hacia adentro. Inhala para expandir ambos y luego exhala llevando tu pecho hacia adentro y empujando el abdomen hacia afuera. Cuando hayas dominado estos ejercicios, no sólo tendrás la capacidad de respirar más profundo, sino también músculos inusualmente fuertes y flexibles al frente de tu cuerpo.

Consulta también en el ejercicio 3.4 un estiramiento para el pecho y el abdomen (capítulo 3 de este libro).

1.19 Respiración de "jarra"

El siguiente, más que un ejercicio, es una visualización. Su propósito principal es mostrarte que puedes controlar y dirigir el flujo de tu respiración. Imagina que eres una jarra vacía y que tu respiración fluye hacia ti como agua al inhalar. Recuerda que, cuando viertes agua al interior de una jarra, lo primero que se llena es el fondo. Al inhalar con lentitud, imagina que tu respiración te llena de la misma forma, fluyendo primero al interior de tu abdomen y parte baja de la espalda y expandiéndolos después al interior de la zona del diafragma y, por último, a los pulmones, las partes media y superior de la espalda y el pecho. Al exhalar, recuerda que el agua que se vierte de una jarra deja primero la parte de arriba de ésta. Permite que se vacíe primero tu pecho, después la parte superior y media de la espalda, luego la zona del diafragma y, por último, el abdomen y la espalda baja.

Al igual que todos los ejercicios de respiración, éste debe hacerse en forma lenta. Practícalo hasta que en verdad sientas que puedes dirigir tu respiración para que fluya hacia donde tú quieres. Después intenta visualizar que tu inhalación llena todo tu cuerpo, comenzando por las plantas de tus pies y expandiéndose hasta la parte de arriba de tu cabeza. Cuando exhales, intenta imaginar que el aliento deja primero tu cráneo y después, en forma sucesiva, cada parte de tu cuerpo.

Practica también el ejercicio 6.2 del capítulo sobre el sistema nervioso (6 de este libro).

Respiración y movimiento

La respiración apropiada te ayudará a realizar los demás ejercicios con mayor eficacia. El movimiento coordinado con la respiración enfoca tu atención en tu cuerpo, para aumentar tu conciencia cinestésica e impedir que tu movimiento sea forzado o mecánico.

1.20

Comienza con movimientos lentos y sencillos, como girar la cabeza de lado a lado estando acostado boca arriba. Al girar la cabeza hacia el hombro izquierdo, inhala; al girarla hacia el hombro derecho, exhala. Después de repetir esto varias veces, permítete inhalar con lentitud mientras mueves la cabeza de izquierda a derecha y de nuevo a la izquierda, y después repite el mismo movimiento mientras exhalas. Dobla las rodillas y lentamente bájalas, dobladas y juntas, al piso; inhala mientras las bajas hacia la derecha y exhala al bajarlas hacia la izquierda. Alza y baja los brazos en forma alternada; lleva el brazo derecho hacia arriba mientras bajas el izquierdo. Coordina tu respiración con el movimiento de modo que inhales cuando el brazo izquierdo suba y exhales cuando el derecho suba. Esto puede hacerse sin movimientos vigorosos.

1.21

En los ejercicios de mayor dificultad, es más eficaz coordinar tu respiración para que inhales en la parte más fácil del movimiento y exhales en la más difícil. La razón es que tu cuerpo asocia la exhalación con la relajación o con "soltarse", por lo que exhalar mientras haces un movimiento vigoroso automáticamente eliminará parte del esfuerzo que de otra manera invertirías.

Intenta el ejercicio de la Cobra (1.11). Inhala hondo primero, después exhala mientras te empujas hacia arriba e inhala al bajar con lentitud. El mismo ejercicio será más difícil si no coordinas la exhalación con el esfuerzo. Prueba a empujarte hacia arriba al inhalar, a sentir la diferencia. Ahora gira sobre tu lado, inhala y después exhala conforme levantas una pierna en línea recta tan alto como puedas. Mantén la pierna elevada durante varios segundos mientras inhalas y después bájala poco a poco, exhalando al hacerlo. Intenta esto con cualquier movimiento que requiera esfuerzo de tu parte y encontrarás que se facilita.

Respiración y afirmaciones

En momentos de angustia emocional, la respiración puede convertirse en un poderoso tranquilizante que calma, equilibra y centra tu mente. Tu cuerpo refleja tus emociones y viceversa. Si puedes crear un sentimiento de calma en tu cuerpo, con un pulso estable y una respiración profunda y lenta, a menudo esto te ayudará a calmar también tus emociones. Con certeza trae oxígeno al cerebro para ayudar a la mente a funcionar con un poco más de claridad y una mente tranquila es el mejor amigo para un espíritu perturbado.

1.22

La respiración puede combinarse con afirmaciones para producir un efecto calmante casi hipnótico, similar al uso del mantra en la meditación trascendental. Una afirmación es, sencillamente, una manifestación positiva acerca de una condición en la que trabajamos para crear en nuestra vida. Una manera potente de combinar la afirmación con la respiración es imaginar, y manifestártelo a ti mismo, que, al inhalar traes a tu cuerpo y tu espíritu los sentimientos que deseas tener y que al exhalar expulsas los sentimientos de los cuales deseas liberarte. Por ejemplo, si te sientes nervioso por una representación artística, al inhalar comunícate: "Aspiro seguridad" y al exhalar: "Exhalo la falta de confianza en mí mismo". Si te resulta difícil concentrarte, afirma al inhalar: "Aspiro claridad" y al exhalar: "Exhalo confusión". Si estás plagado por un estrés general, intenta exhalar tu ansiedad e inhalar paz.

Algo que hay que tomar en cuenta es no intentar forzar en ti una emoción que esté demasiado alejada de tu estado mental actual. Si te sientes muy deprimido, tu mente y tu cuerpo tal vez no puedan inhalar alegría, pero es probable que te permitan inhalar contento o tranquilidad mental.

Comienza tu práctica de afirmaciones con manifestaciones positivas que te parezcan realistas y tu mente será receptiva a ellas. Cuanto más practiques las afirmaciones, más poder tendrás para hacerlas realidad.

Ejercicios de respiración con amigos

Si deseas ayudar a alguien a respirar mejor, o si realizas ejercicios de respiración en grupo o con clientes, las siguientes son varias técnicas que pueden efectuarse en conjunto para aumentar la respiración.

1.23

Haz que tu pareja se acueste boca arriba, con los brazos a los lados y las rodillas dobladas. Coloca la palma de una mano bajo la parte de atrás de su cabeza, y la palma de tu otra mano plana sobre su esternón. Pídele que relaje su cuello por completo e inhale hondo mientras tú, con lentitud, alzas su cabeza hasta que su barbilla toque su pecho y, al mismo tiempo, oprimes su pecho con toda tu mano (ver figura 1.23). Oprimir con toda tu mano impedirá que empujes demasiado fuerte; si oprimes sólo con la parte inferior de la mano podrías ejercer una presión incómoda. Pídele que exhale mientras tú lentamente bajas de nuevo su cabeza.

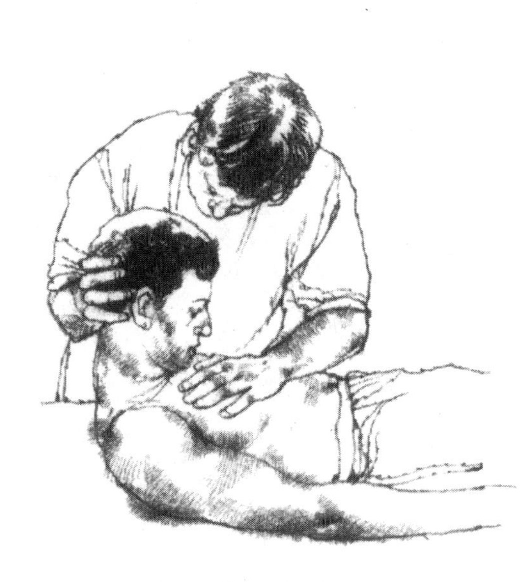

Figura 1.23

Repite esto varias veces, cada vez con mayor lentitud, de modo que la extensión de sus inhalaciones y exhalaciones aumente de manera gradual. Después haz que se siente y observe qué percibe al respirar.

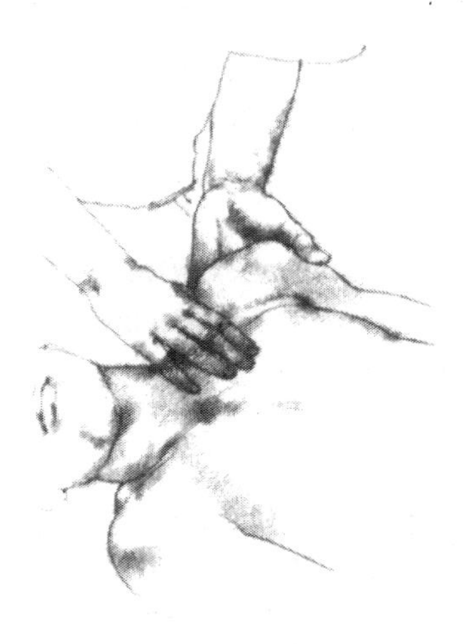

Figura 1.24A

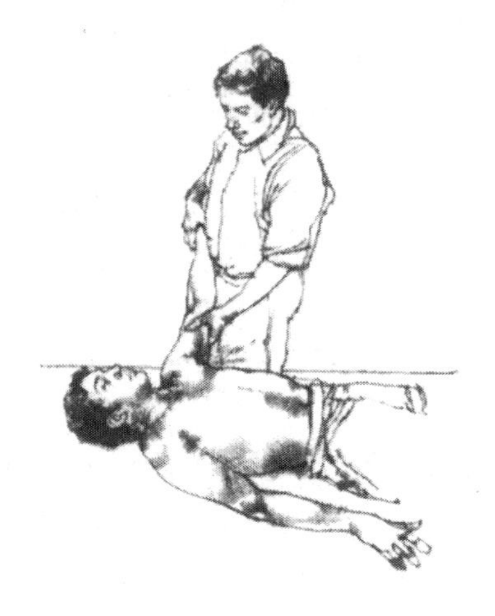

Figura 1.24B

1.24

Haz que tu pareja se acueste de nuevo. Desliza una mano bajo su omóplato mientras tu otra mano presiona con firmeza los músculos pectorales, donde el brazo se une con el pecho. Mientras oprimes, levanta su omóplato lo más posible y hazlo girar en ambas direcciones unas 20 veces en cada una (ver figura 1.24 A). Después sostén ese brazo por la muñeca y, con suavidad pero con firmeza, tira de él hacia ti, primero en forma diagonal y después recta desde el hombro (ver figura 1.24 B).

Sostén su muñeca con una mano y con la otra tira de cada dedo por separado. Pídele que observe si el lado que estiraste se siente diferente del otro. Después repite este proceso del otro lado.

1.25

El siguiente ejercicio es bastante demandante y es recomendable sólo para personas que saben que su espalda está en muy buenas condiciones, pues podría causar un esfuerzo o una lesión si alguno de los involucrados tiene una espalda débil.

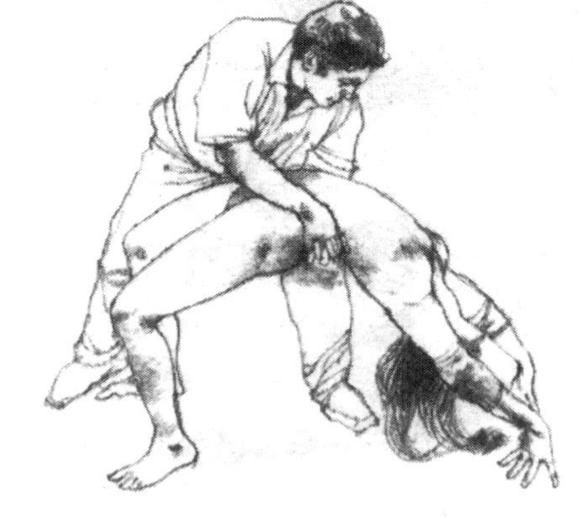

Figura 1.25

Haz que tu pareja se incorpore. De pie a su lado, con un brazo estirado cruzando su espalda baja, el otro cruzando su abdomen y tus manos entrelazadas, pídele que estire sus brazos arriba de su cabeza y después se doble hacia atrás lo más que pueda. Tú deberás soportar su peso por completo (ver figura 1.25).

Ahora pídele que lleve sus manos hacia sus caderas y, en esta posición, intente alzar y bajar la parte superior de su cuerpo. Sus manos, sus pies y el brazo tuyo que la sostiene son sus puntos para hacer palanca. Éste es el ejercicio más difícil que hemos descrito hasta ahora, pero proporciona un grado sorprendente de liberación a la espalda y al pecho. Las vértebras que sostienen la parte alta de la espalda, conocidas como las vértebras torácicas, están unidas a las costillas y por lo regular necesitan más movilidad de la que nuestro movimiento les permite. Este ejercicio les brinda la oportunidad de moverse en realidad, lo cual beneficia los pulmones.

El masaje es tal vez la manera más suave y placentera de estimular la respiración. El masaje del pecho, el cuello, los hombros y la parte superior de la espalda siempre resulta útil, pero acaso te sorprenda descubrir que dar masaje a zonas que parecen no relacionarse en absoluto con la respiración puede aportar los mejores resultados. Si logras encontrar el área donde una persona mantiene su tensión más profunda y liberarla, de inmediato habrá un aumento en la respiración. Esa zona puede estar en cualquier parte del cuerpo: la espalda baja, la pelvis, las piernas o los músculos alrededor de los ojos. Donde sea que se localice, sabrás que la has encontrado cuando escuches o veas que la respiración se hace más profunda. En el capítulo 7 de este libro encontrarás ideas sobre técnicas de masaje.

Cualquiera de las técnicas que describimos en este capítulo pueden usarse en situaciones grupales. La respiración es la mejor introducción al movimiento, a la meditación y también al estudio. Los ejercicios de respiración serían una manera excelente de comenzar cualquier clase o conferencia, puesto que el aumento del oxígeno en el cerebro ayuda a tener concentración y también mejora la memoria. Una investigación realizada con pacientes de edad avanzada que vivían en una residencia probó que aumentar los niveles de oxígeno en sus habitaciones mejoraba sus funciones memorísticas hasta en 70 por ciento. Cualquier cosa que quieras hacer, podrás hacerla mejor con una respiración lenta, profunda y plena.

2

Circulación

La herramienta del cuerpo para rejuvenecer y sanar

La circulación es, junto con la respiración, una de las funciones corporales vitales por excelencia. Sin alguna de las dos no sobreviviríamos más de unos minutos. (Ha habido excepciones milagrosas a esta regla, pero en general es aplicable.) La sangre arterial, que proviene del corazón, transporta a cada célula del cuerpo todo lo que ésta necesita: oxígeno de los pulmones, nutrientes del sistema digestivo y secreciones hormonales de las glándulas. Si alguna parte del cuerpo no recibe suficiente circulación sanguínea, en lo que se refiere a ella, estarías famélico. La sangre venosa, que regresa al corazón y los pulmones, se lleva de las células la mayor parte de los productos de desecho de los procesos vitales de las células. El sistema linfático también ayuda a la limpieza del cuerpo; ayuda a las venas a drenar los fluidos de las células periféricas de vuelta a la sangre y elimina microorganismos y otras sustancias extrañas. Sin esta acción de limpieza, las células se vuelven tóxicas y, con el tiempo, sucede lo mismo con todo el cuerpo. Creemos que muchos tipos de cáncer pueden originarse en esta acumulación de toxinas. La buena circulación es tan vital para nosotros como lo son el aire y el agua. Pero, puesto que la circulación, lo mismo que la respiración, es una de las funciones automáticas del cuerpo, tendemos a darla por sentado, sin percatarnos de en qué medida resulta afectada por lo que hacemos o no hacemos. Sin embargo, incluso nuestras funciones automáticas —como la respiración, la digestión y la circulación sanguínea— necesitan el sustento y el mantenimiento de un estilo de vida y una actitud saludables.

Cuando pensamos en mejorar la circulación, por lo regular viene a nuestra mente el ejercicio vigoroso, diseñado para lograr que el corazón lata y la sangre se acelere. Llamamos "aeróbico" a este tipo de ejercicio porque nos hace consumir más oxígeno e imaginamos a personas que se impulsan y sudan. Pero aquí cabe hacer una aclaración que repetiremos a lo largo de este libro: para lograr que un cuerpo sea sano se necesita mucho más que forzarlo a trabajar arduo. Hay mucha gente que realiza ejercicios aeróbicos todos los días y aún padece de manos y pies fríos, fatiga y muchos otros síntomas de mala circulación. Es posible tomar toda una clase de danza usando sólo unos cuantos músculos tensos en exceso; también es posible trotar varios kilómetros sin nunca respirar con la profundidad suficiente. El aumento en el ritmo cardíaco no garantiza un mejor flujo sanguíneo; eleva la salida de sangre desde el corazón, pero no garantiza que ésta llegue a cada una de las partes de tu cuerpo que la necesitan. Si, durante el ejercicio aeróbico, los músculos demandan más sangre y el corazón envía más, pero al mismo tiempo tus músculos están tan contraídos que tus vasos sanguíneos no pueden recibir por completo la mayor cantidad de sangre que sale, ¿cuál es el resultado? Tu corazón trabaja demasiado y para nada. Sólo si los músculos que no se requieren para producir el movimiento están relajados resulta beneficioso un ejercicio como ése. A la inversa, es posible desarrollar un flujo sanguíneo fuerte y estable que llegue a cada una de las partes de tu cuerpo sin forzar un solo músculo. No intentamos desanimar a la gente de realizar ejercicio vigoroso, en absoluto: un cuerpo relajado y sano disfruta el movimiento vigoroso. Lo que afirmamos es que, debido a que este tipo de ejercicio puede beneficiar en verdad tu circulación, hay muchos factores por considerar.

Si tú, al igual que muchas otras personas, estás estresado, vives una vida en su mayor parte sedentaria y sufres de tensión o dolor físico, debes considerar entrar en forma gradual al mundo del ejercicio. Un cuerpo tenso se lesiona más fácilmente que uno relajado, sobre todo si se le sujeta a demandas poco usuales. El campo de la medicina deportiva, en rápido crecimiento, no atiende tanto a atletas profesionales como a "atletas de fin de semana", quienes intentan forzar a músculos impreparados a realizar ejercicios heroicos una vez a la semana. En el movimiento, los músculos deben contraerse y relajarse. Si estás inactivo, la mayoría de tus músculos no se contrae mucho. Eso no significa que estés relajado. Es muy posible que tu cuerpo esté, en cierto sentido, "congelado". Si, además, padeces estrés, varios músculos se contraerán en forma crónica y formarán nudos apretados y duros. Si algunos de tus músculos no pueden relajarse y otros no están dispuestos a contraerse, el movimiento puede resultar difícil y las tensiones, esguinces y lesiones de espalda y de articulaciones son resultados predecibles.

Y, sin embargo, la persona que describimos necesita ejercicios aeróbicos, de profundización de la respiración y de estimulación de la circulación tanto como cualquier otra. El asunto es: ¿cómo hacerlo sin desperdiciar esfuerzos o arriesgarse a una lesión? Nuestro objetivo es lograr que la sangre fluya a los vasos capilares más pequeños en la periferia más alejada (esto es, la más alejada de tu corazón) de tu cuerpo. Para lograrlo será útil que entiendas cómo funciona tu sistema circulatorio.

La única función de tu corazón es mantener constante el flujo sanguíneo en todo tu cuerpo. El latido de tu corazón es el sonido de su contracción para empujar la sangre hacia las arterias. El corazón es un poco más grande que tu puño y es una estructura hueca con paredes fuertes y gruesas. Se localiza entre la segunda y la quinta costillas, justo entre los pulmones, cada uno de los cuales tiene un corte en la parte de arriba (llamado impresión cardíaca) en los cuales se acomoda el corazón. Se encuentra dentro de un saco membranoso denominado pericardio, lleno de un fluido acuoso que ayuda a reducir la fricción del bombeo continuo del corazón.

El corazón tiene cuatro secciones o cámaras: las aurículas derecha e izquierda y los ventrículos derecho e izquierdo. La aurícula derecha recibe la sangre desoxigenada de tu cuerpo desde tres venas grandes y la pasa al ventrículo derecho. De ahí va a los pulmones, donde intercambia bióxido de carbono por una nueva provisión de oxígeno. De los pulmones fluye hacia la aurícula izquierda y después es bombeada por el ventrículo izquierdo hacia la aorta, un gran tubo arterial que alimenta a todas las demás arterias. El camino que tu sangre recorre es el siguiente: arterias grandes, arteriolas, vasos capilares, vénulas, venas más grandes y, por último, la aurícula derecha a través de las tres venas grandes que alimentan el corazón. Es dentro de los vasos capilares —los vasos sanguíneos más pequeños y de paredes más delgadas— que los fluidos se intercambian entre la sangre y otros cuerpos celulares.

La acción del corazón es involuntaria, lo que significa que éste no requiere una orden directa y consciente del cerebro para continuar latiendo. Si el corazón no recibiera otros mensajes del resto del cuerpo, palpitaría, por su cuenta, a una tasa de cerca de 40 latidos por minuto. Sin embargo, por lo regular el corazón responde a mensajes enviados de varias partes del cuerpo, aminorando la velocidad si la presión sanguínea sube demasiado, aumentando su ritmo si la presión baja en exceso o si se detecta muy poco oxígeno o demasiado bióxido de carbono en la sangre. Hasta cierto grado, el sistema nervioso autónomo, analizado en el capítulo sobre el sistema nervioso en este libro, dirige la acción del corazón. Cuando este sistema ejerce su influencia generalmente tranquilizante, el ritmo cardíaco baja; cuando el estimulante sistema nervioso simpático toma el mando, el ritmo cardíaco se acelera. Las hormonas también afectan el ritmo cardíaco.

El tamaño del corazón cambia de acuerdo con la cantidad de sangre que recibe de las venas y con cuánta se requiere enviar a las arterias. Tal cantidad puede variar desde dos litros por minutos, hasta 25 litros cuando se trata del corazón de un atleta varón con un alto nivel de entrenamiento durante el ejercicio. Cinco litros es la cantidad normal en una persona sana en descanso. Si la circulación es fuerte, el corazón tendrá que expandirse durante la entrada de la sangre y contraerse más durante la expulsión de la misma. Si la circulación es débil, el movimiento del corazón disminuye. Como cualquier otro músculo, el corazón se beneficia del ejercicio abundante y saludable, siempre y cuando no se le haga trabajar más allá de su capacidad. Al igual que con otros músculos, debe ejercitarse en forma estable y regular. Esto facilitará que responda a un aumento repentino de la circulación o de su propia actividad. Durante el ejercicio vigoroso, a algunas personas les parece mejor tomar descansos frecuentes para refrescarse, relajarse y permitir que su ritmo cardíaco regrese a la normalidad y su cuerpo disfrute los beneficios del aumento de la circulación antes de volver a realizar esfuerzos vigorosos. En el caso de otras personas, entre ellas Meir, el ejercicio aeróbico se sostiene durante un tiempo más largo, sin descansos, moviéndose en una forma variable a un ritmo más moderado. Sea cual sea el modelo de ejercicio aeróbico que sigas, no deberás acelerar a la ligera, sacrificando la conciencia de la sensación corporal por un rendimiento "mejor", por ejemplo, ignorando las sensaciones iniciales de fatiga o malestar y lanzándote a un ejercicio vigoroso. Necesitas vigilar en forma continua los cambios en tu cuerpo antes, durante y después del ejercicio. A Meir le gusta sentarse en la cima de un cerro después de correr, respirar en profundidad y observar los cambios que correr le ha aportado. Recomienda que tomes unos minutos después de ejercitarte para percatarte de los cambios en las palpitaciones de tu corazón y tu respiración, identificar alguna parte del cuerpo adolorida que pueda requerir masajes o estiramientos y áreas rígidas que deban relajarse con movimientos suaves.

Las causas de la mala circulación varían según la persona. Desde luego, su condición física puede influir en la determinación de cuán eficiente será su flujo sanguíneo. Hay personas que pueden romper toda las reglas de la buena salud —consumir los alimentos inadecuados, hacer poco o ningún ejercicio, exhibir toda la gama de conductas tipo A—, ser muy competitivas e impacientes, tener prisa siempre e intentar hacer varias cosas a la vez y, de todas maneras, tener un corazón fuerte y una buena circulación, sencillamente porque se les dotó con la poderosa constitución que necesitan para sobrevivir a este abuso. También hay personas que siguen todos los dictados de la buena salud, pero, aunque muestran alguna mejoría, padecen problemas circulatorios debido a debilidades hereditarias. Es muy interesante analizar y hablar sobre estas personas, pero, según nuestra experiencia, no representan la mayoría. Casi todos aquellos que hemos visto con problemas circulatorios los tienen por la manera en que tratan a su cuerpo. O son por completo inactivos o se mantienen activos en maneras que dañan su cuerpo en vez de ayudarlo.

La respiración está ligada de cerca a la circulación. Como explicamos en el capítulo sobre respiración, un patrón de respiración superficial es una de las causas principales de la mala circulación.

La emoción también influye en la respiración. La depresión, la ansiedad y la tristeza casi siempre reducen nuestra respiración, lo que a su vez reduce la circulación. Por tanto, la mejor manera de comenzar a mejorar tu circulación es, desde luego, mejorar tu respiración. La respiración profunda no sólo proporciona el oxígeno que tu sangre necesita, sino que el movimiento de la respiración también proporciona un masaje estimulante al corazón, al expandirse y contraerse los pulmones contra el pericardio. ¡El corazón agradece el masaje tanto como cualquier otro músculo! Si no has leído aún el capítulo sobre respiración, nuestra primera sugerencia es que regreses a él y comiences los ejercicios ahí descritos. Será útil que los hagas de nuevo de manera continua mientras lees el libro, debido a que ellos te ayudarán a beneficiarte plenamente de todos los demás ejercicios que describiremos.

El siguiente paso por el camino de la menor resistencia al mejoramiento de la circulación es el masaje, que prácticamente garantiza que mejorará tanto la respiración como el flujo sanguíneo. Con sólo acostarte sobre una mesa y rendirte ante el toque de alguien más —de preferencia el de un masajista calificado o un miembro de tu grupo de apoyo de sanación personal—, permitirás que haya más circulación sanguínea a cada parte de tu cuerpo. Mientras damos masaje, a menudo nos hemos dado cuenta de que un área que necesita de manera particular provisión de sangre se calienta y enrojece más que las áreas circundantes cuando se le da masaje, como si el contacto hubiera traído sangre a esa área cual imán. Durante el masaje, aumentas el flujo de la sangre sin elevar el ritmo cardíaco, lo cual resulta útil en especial para quienes sufren mucho estrés o hipertensión. Ni siquiera necesitas a una pareja para el masaje —hay muchas áreas de tu cuerpo en las que el automasaje es muy útil—, pero para la relajación total lo mejor es simplemente acostarte y dejar que alguien te enderece. El capítulo sobre masaje de este libro se dedica en su totalidad a las técnicas del automasaje y el masaje en parejas, los cuales mejoran la circulación. También en este capítulo describiremos algunas técnicas de masaje específicamente relacionadas con el aumento de la circulación.

El tercer paso hacia el mejoramiento de la circulación sanguínea es el movimiento. Incluso si no te interesa aprender o practicar los ejercicios, recuerda la palabra clave: "Muévete". La mayoría de los "ejercicios" sugeridos en este capítulo combinan los tres elementos de respiración, masaje y movimiento. Sin embargo, toma en cuenta que todos están diseñados para producir algún movimiento, bien sea el interno de órganos y vasos sanguíneos, o el externo de los músculos. El movimiento externo sirve el doble propósito de fortalecer los propios músculos y de aumentar el vital movimiento interno de la sangre, los ganglios linfáticos y el funcionamiento digestivo y nervioso.

El pecho

En este capítulo tratamos una función que se controla de manera automática en gran medida y de la cual no estamos conscientes la mayor parte del tiempo. Al igual que en todo trabajo de sanación personal, la conciencia es la clave para crear el cambio. Por tanto, primero conoceremos íntimamente, en un nivel cinestésico, nuestra base de circulación, el hogar de nuestro corazón: nuestro pecho. El pecho, también conocido en anatomía como la cavidad torácica, está apuntalado al frente y a los lados por las costillas, y en la espalda por las 12 vértebras torácicas, que se unen a las costillas para formar la fuerte estructura protectora conocida como la caja torácica. Si bien las vértebras del cuello y la parte baja de la espalda están diseñadas para moverse y girar con facilidad, tus vértebras torácicas lo están para proteger tu corazón, pulmones e hígado, así como para permitir que tus pulmones tengan el máximo espacio para expandirse; por consiguiente, se sostienen con más rigidez en su lugar, tanto que tus pulmones podrían verse en problemas si corrieran el peligro de ser picados por una costilla giratoria. Debido a que la zona del pecho no es una parte del torso naturalmente flexible, tendemos a no movernos mucho en esta área, en particular si llevamos una vida inactiva que no incluye estiramientos o movimientos giratorios, laterales o hacia atrás de la parte superior del cuerpo. Sentarse doblado o hundido sobre un cúmulo de papeles en un escritorio no ayuda mucho a relajar el torso.

Liberar el pecho y la parte superior de la espalda de esta rigidez, bien sea heredada o adquirida, es muy importante para la salud de tu corazón.

En la parte inferior de la caja torácica se encuentra el músculo del diafragma, que separa los pulmones del abdomen. Este músculo empuja hacia abajo cuando aspiras, dejando más espacio para que tus pulmones se expandan con aire. Las costillas están bordeadas por dos conjuntos de músculos llamados intercostales. Los intercostales externos alzan las costillas para expandir la caja torácica mientras aspiras, en tanto que los intercostales internos bajan las costillas para comprimir ligeramente la caja torácica, forzando a que salga más aire al exhalar. Los músculos de la parte superior del pecho, que se conectan con los músculos de los hombros, costados y brazos, se llaman músculos pectorales. Creemos que la respiración y la circulación tendrían que ser funciones relacionadas, tan sólo porque el corazón y los pulmones están rodeados y son afectados por muchos de los mismos conjuntos de músculos.

Resulta interesante que los músculos del pecho (y también de los brazos) sean en extremo sensibles al tacto, incluso cuando no están lesionados o sufren algún otro tipo de dolor. Muchos de nuestros clientes, cuando se les toca en estas áreas, se sorprenden al descubrir el grado de dolor en ellas. Los intercostales, en particular, llegan a ser tan sensibles como resultado de su tensión que incluso un toque ligero puede ser doloroso o producir cosquillas. Otro aspecto muy importante de esta región es el grado en el cual las emociones parecen estar "almacenadas" ahí. Aún no es posible expresar de manera científica cómo ocurre este proceso, o incluso si es así. Sentimos que la depresión o la tristeza pueden provocar una respiración superficial, que tiende a contraer los músculos del pecho. Muchos masajistas han observado que el masaje del pecho, y a menudo de los brazos, puede producir un gran arranque de expresión y liberación emocionales, y que una persona con músculos del pecho muy tensos y sensibles con frecuencia ha llevado una carga de emoción no expresada que el masaje puede aliviar en gran medida. No es coincidencia que el corazón haya sido nombrado el asiento de la emoción. Es posible especular que gran parte de los padecimientos cardíacos puede tener también una base emocional.

Los músculos del pecho afectan de manera directa la expansión de los pulmones durante la respiración. Los músculos externos del pecho afectan la postura, el tamaño y la forma del pecho, y determinan si éste puede ser completamente móvil, capaz de expandirse a su capacidad total, o bien, estar inmóvil y "encogido". Cuando la cavidad del pecho se comprime, hay menos espacio para que el corazón y los pulmones se expandan a su capacidad natural. Un estado de contracción crónica y sin alivio de los músculos del pecho puede ser peligroso. Esta sección se dedica al estiramiento y expansión de estos músculos y a promover el movimiento de la parte superior del torso. Si tienes dudas acerca de su importancia, te ofrecemos una interesante estadística. Los profesionales con la tasa más baja de problemas cardíacos son los conductores de orquestas sinfónicas. También tienen una expectativa de vida mucho más larga que el promedio. Si más de nosotros tuviéramos la oportunidad de agitar los brazos con una alegre expresión emocional, estamos convencidos de que las enfermedades del corazón se reducirían.

Recomendamos que cualquier persona que sufra problemas circulatorios o cardíacos graves consulte a su médico antes de proceder a realizar estos ejercicios. Cuando estas áreas se estiran demasiado, es extremadamente importante evitar tensarlas más. Si tu médico piensa que alguno de estos ejercicios puede ser demasiado intenso, por favor realiza sólo aquellos que apruebe para ti.

¿Percibes si tu pecho está tenso? Algunas personas descubren la tensión en el pecho sólo cuando sufren su primer ataque cardíaco, pues ésta es un área que algunas veces retrasa el envío de verdaderas señales de dolor hasta que puede ser demasiado tarde: una región donde la conciencia corporal puede en verdad mostrar la diferencia entre la vida y la muerte. Otras personas tal vez descubran la tensión en su pecho cuando intentan por primera vez respirar profundamente y descubren que algo se los impide. Ese algo a menudo son los músculos pectorales que se rehúsan a permitir la expansión total de los pulmones.

2.1

Intenta respirar profundo. Si te resulta fácil, presta atención a cómo sientes los músculos de tu pecho al inhalar. Disfruta la sensación suave y elástica de su expansión y la sensación vigorosa al llenarse tus pulmones de oxígeno. Observa ahora cómo tu respiración afecta tus hombros, brazos, espalda y abdomen. Si no sientes que respiras en profundidad, procura sentir qué te lo impide. ¿Dónde ocurre la retención o el bloqueo? ¿Intentar expandir tus pulmones te hace tomar conciencia de la tensión o el dolor en alguna otra área?

Toma conciencia de que tu mayor obstáculo para relajarte puede ser un hábito permanente de tensar tu abdomen para contenerlo. Tal vez de hecho estimules la formación de un vientre abultado al apretar los músculos de esta manera y con certeza esto limita tu respiración. Suelta.

2.2

Toma otra respiración profunda y, al inhalar, deja descansar tu palma sobre el esternón y sacude tu pecho con vigor. ¿Te tensas en alguna parte para inhibir este movimiento? Exhala y sacude de nuevo tu pecho al inhalar; intenta soltar cualquier contención de los hombros, la columna o la cavidad torácica. Repite este ejercicio 10 veces, hasta que sientas que estás más relajado. Éste es un buen ejercicio para liberar la tensión nerviosa.

2.3

Inhala profundo de nuevo; frota y calienta ahora los músculos de tu pecho con una mano, en un movimiento giratorio, mientras frotas y calientas la parte de arriba del abdomen con la otra.

2.4

Mírate al espejo para ver cómo tu postura afecta tu pecho. ¿Se proyecta hacia adelante? De ser así, es probable que haya gran rigidez en la parte superior de tu espalda y en tu abdomen. ¿Está hundido tu pecho y tus hombros encorvados hacia adelante? De ser así, es probable que tus hombros y tu cuello estén tensos, y tu abdomen, débil. Obsérvate y piensa cómo te gustaría cambiar esa imagen; después, obsérvate al terminar cada ejercicio para ver si notas alguna diferencia.

2.5

Comprueba si puedes sentir tu pulso. Si estás dedicado a mejorar tu salud cardiovascular, sería buena idea que compraras un estetoscopio en una tienda de artículos médicos, para que puedas escuchar los latidos de tu corazón. Si no tienes estetoscopio, tal vez puedas sentir tu pulso con sólo poner la mano sobre tu corazón, o sentir con los dedos (no uses el pulgar) las pulsaciones en tu muñeca o garganta (ver figura 2.5).

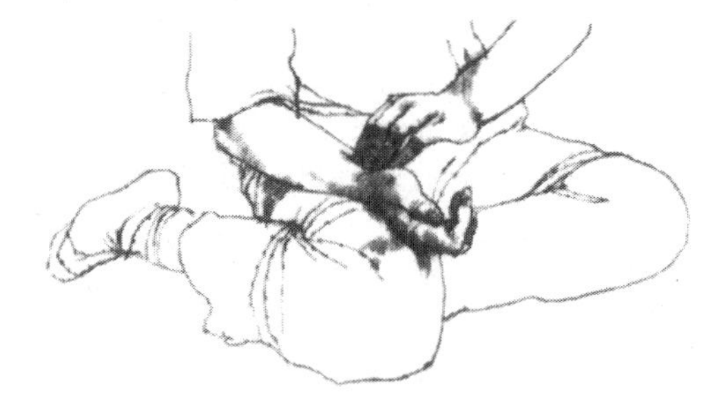

Figura 2.5

Con la ayuda de un reloj, de pared o de bolsillo, cuenta el número de pulsaciones por minuto. Deja tu mano en el punto de pulsación y siente ésta a medida que visualizas que los latidos aminoran. Muchos de nosotros padecemos estrés y en esos momentos el sistema nervioso simpático acelera el ritmo del corazón. Un latido demasiado rápido suele asociarse con problemas cardíacos. El sistema nervioso opuesto, conocido como parasimpático, tiene la función de disminuir el ritmo cardíaco. Cuando visualizas que dicho ritmo aminora, ayudas al sistema nervioso parasimpático en su labor y ayudas a prevenir que el simpático se exceda.

2.6

Acuéstate boca arriba, con los brazos y las piernas estirados con comodidad. Inhala en profundidad y, antes de exhalar, mientras tus pulmones están aún llenos de aire, sube y baja tu pecho varias veces. Exhala y observa cómo sientes tu pecho. Recuerda que toda sensación tiene un significado y que cualquier cambio en ella representa un cambio real en el funcionamiento de nuestro cuerpo. A menudo, cuando tocas, mueves o respiras hacia una parte de tu cuerpo, sentirás más caliente esa área; esto se debe a un aumento de la conciencia sensorial y algunas veces a un aumento real de la temperatura de la piel causado por un mayor flujo sanguíneo. Es posible que sientas que el área ha aumentado de tamaño; esto se debe a un alargamiento real y mensurable de las fibras musculares al relajarse. Prestar atención a estos cambios te ayudará, al final, a generarlos de manera voluntaria.

2.7

Inhala, mantén el aire y mueve todo tu abdomen hacia arriba y hacia abajo, expandiéndolo hacia arriba tanto como sea posible y tirando de él hacia abajo, hacia tu espalda, lo más posible. Se trata de un ejercicio magnífico para fortalecer los músculos abdominales, que tienen la tendencia desafortunada de aflojarse en los adultos. Repite esto varias veces y haz lo mismo con tu espalda baja: empújala contra el piso al expandirla y tira de ella hacia el abdomen al contraerla.

2.8

Inhala de nuevo, mantén el aire en tus pulmones como antes y esta vez intenta expandir el diafragma. El movimiento no será exactamente para arriba y para abajo como antes; más bien, tira del diafragma hacia abajo, hacia el abdomen, al aspirar y muévelo hacia arriba al exhalar. El movimiento del diafragma puede sentirse espasmódico al principio. Muévelo cuatro o cinco veces antes de exhalar y después repite esta parte del ejercicio hasta que se sienta más suave y fácil.

2.9

Hasta ahora, has movido cada parte sólo después de inhalar, mientras los pulmones están inflados. Ahora, haz lo mismo después de exhalar. El patrón del ejercicio será el siguiente. Inhala. Mueve el pecho hacia arriba y hacia abajo varias veces antes de exhalar. Exhala. Mueve el pecho hacia arriba y hacia abajo varias veces antes de inhalar. Haz lo mismo con el abdomen, la espalda baja y el diafragma. ¿Te das cuenta de dónde radican tus dificultades al hacer esto? ¿Es más difícil retener el aire o soltarlo lentamente? Dedica más tiempo a las partes más difíciles del ejercicio.

Consulta el ejercicio 6.2 del capítulo sobre el sistema nervioso de este libro, que es importante para tu pecho y tu corazón. Intenta una vez más respirar profundo. ¿Sientes alguna diferencia al respirar ahora? Estás tomando conciencia de las sensaciones internas de tu pecho.

2.10

Ahora, para abrir por completo tu respiración, familiarízate con las sensaciones externas de los músculos de tu pecho. Aún acostado boca arriba, toca tu esternón con las puntas de tus dedos. El esternón está pegado a los primeros siete pares de costillas por tiras de cartílago; se extiende desde la clavícula hasta cerca de tu corazón. Al presionar en el tercio inferior del esternón se le da también masaje al corazón y es la base de la resucitación cardiopulmonar. Aplica una presión firme, comienza con la base del esternón y trabaja hacia arriba, dando masaje a lo largo del cuello con movimientos circulares de las puntas de los dedos. Observa si hay áreas adoloridas, masajéalas con un poco más de suavidad y respira hacia ellas, visualizando que se expanden con la respiración... lo cual es cierto.

Cuando llegues a la parte superior del esternón, da masaje hacia afuera, hacia los hombros, en el espacio entre la clavícula y la primera costilla. Puede resultarte más fácil hacer esto sentado. Dar golpecitos es un masaje con la misma eficacia para llevar sangre al área que tocas, de modo que utiliza ambas técnicas. Tu contacto, bien sea que des masaje o golpecitos, debe ser siempre lo bastante firme para estimular y detectar puntos adoloridos, pero no tan intenso como para provocar dolor.

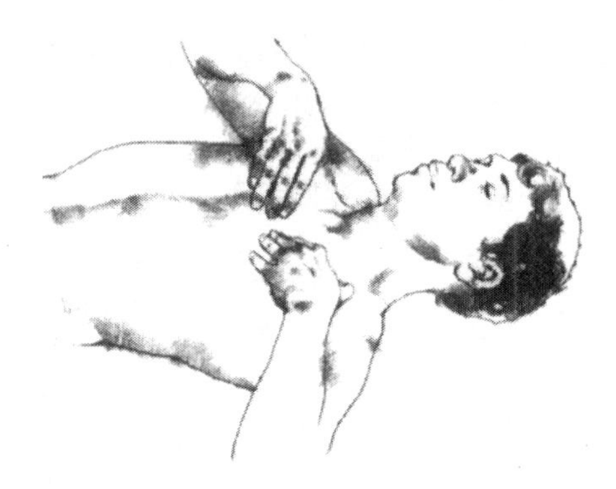

Figura 2.10

Tocar tu pecho puede resultar un verdadero viaje de descubrimiento para ti, en especial puesto que muy pocos de nosotros tenemos el hábito de tocar esta área. Observa si puedes sentir cada costilla y masajea los espacios entre cada una y la siguiente, donde se encuentran los intercostales tensos. Golpea con suavidad con el puño los músculos pectorales donde se estiran del esternón a los sobacos. Con una mano, tira con suavidad del pectoral hacia el costado, en tanto que la otra mano da golpecitos sobre el músculo y lo sacude (ver figura 2.10); haz lo mismo con los músculos serratos anteriores, justo abajo del sobaco. Realiza lo mismo con la mano que tira en varias posiciones distintas, de modo que se estire cada parte del músculo.

Dobla los codos y masajea con los pulgares los lados entre las costillas, justo abajo del sobaco. Las mujeres no deben masajear el pecho, sino la parte bajo éste o a un lado del mismo. Cierra con suavidad los puños y golpea los músculos de tu pecho, con la fuerza suficiente para que puedas sentir alguna liberación por el impacto. Por lo regular podrás crear un poco más de impacto si golpeas el lado izquierdo del pecho con el puño derecho y viceversa. Recuerda respirar en profundidad y en forma continua al soltar el pecho.

Creación de movimiento en el pecho y los hombros

2.11

De pie, gira con lentitud la parte superior de tu cuerpo, de lado a lado, de la cintura para arriba, dejando que tus brazos se mezan con el movimiento mientras giras (ver figura 2.11). Sentirás que casi flotan, como si el aire los sostuviera. Al balancearte hacia la derecha, permite que tu pie izquierdo siga el movimiento al levantar el talón del piso y girar el tobillo. Al balancearte hacia la izquierda, haz que tu pie derecho siga el movimiento.

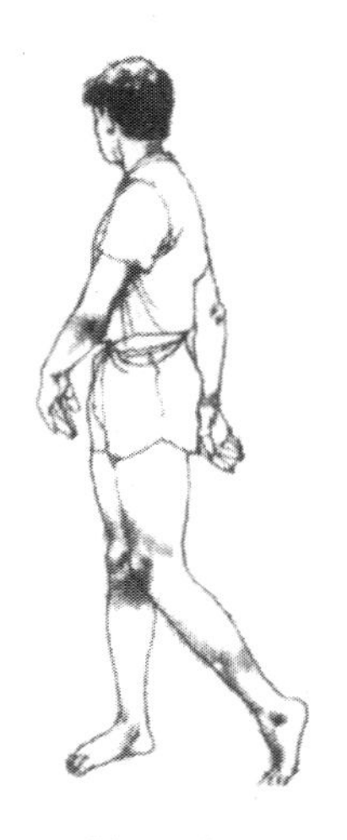

Figura 2.11

2.12

Sube lentamente un brazo a un lado, hasta el nivel del hombro; al subirlo, siente como si todos los músculos participaran al hacerlo; después deja que caiga a tu lado. Ahora, súbelo de nuevo; imagina que alguien más lo sube, tirando de él. Estíralo lo más que puedas hacia arriba y hacia afuera y después déjalo caer de nuevo. ¿Puedes dejarlo caer o intentas controlar su caída? Esto te dará pistas sobre el nivel de tensión que mantienes en tus brazos, el cual afecta de manera directa la tensión en tu pecho.

2.13

Aprieta las manos detrás de tus caderas y mueve el pecho hacia atrás y hacia adelante. ¿Usas el pecho o los hombros para hacerlo? La mayoría de las personas tiende a mover los hombros, dejando que el pecho se mueva con ellos. Ve si puedes de hecho sentir que tu pecho dirige el movimiento y los hombros le siguen.

2.14

Extiende los brazos por encima de tu cabeza, aprieta las manos y mece los brazos en un movimiento giratorio; mantén la espalda derecha, pero no congelada (ver figura 2.14 A). Toma conciencia de cómo mueves tu pecho con esto. Cuando subas los brazos, deja que tu pecho se eleve y se expanda hacia arriba; cuando pongas tus brazos a los lados, siente cómo los músculos pectorales se estiran para permitir el movimiento.

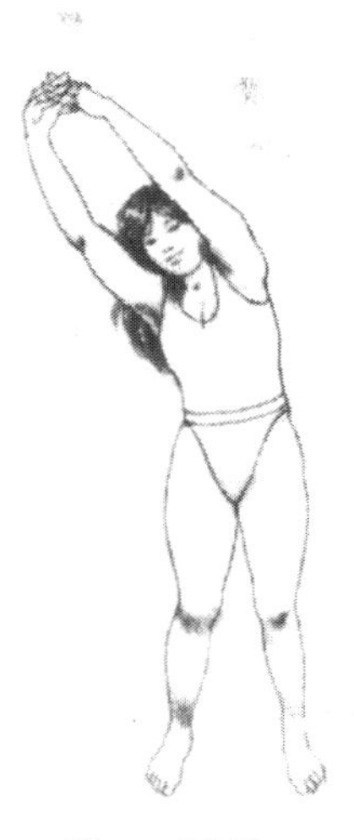

Figura 2.14A

Ahora, alza los brazos por encima de tu cabeza, sujeta cada codo con la mano opuesta, tira de tus brazos atrás de tu cabeza (ver figura 2.14 B) y mueve la parte superior de tu cuerpo en forma giratoria, doblándote ligeramente desde la cintura mientras te mueves hacia adelante y hacia atrás; visualiza que tus manos sobre tus codos en realidad tiran de tu cuerpo en cualquier dirección que deseas que vayan. Siente cómo estos tirones estiran los músculos entre las costillas, creando más espacio para permitir que los pulmones se expandan.

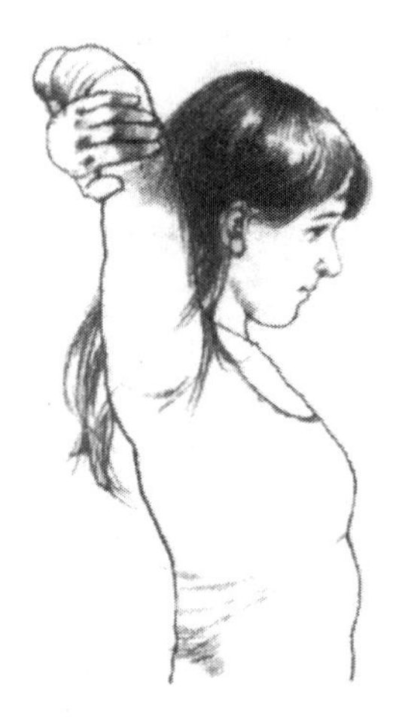

Figura 2.14B

2.15

El siguiente ejercicio es uno de los más útiles para el corazón. De pie frente a una pared, extiende los brazos de modo que las palmas de tus manos queden extendidas contra la pared. Mueve tus pies de vuelta hasta que apoyes parte de tu peso sobre la pared, con el cuerpo en ángulo con la misma y los hombros firmes. Mueve el pecho

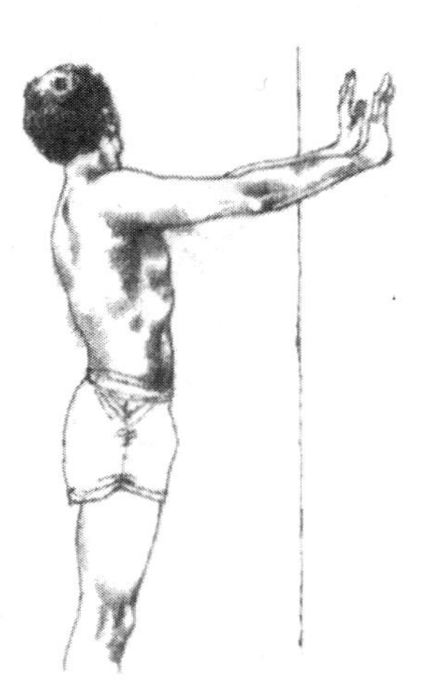

Figura 2.15A

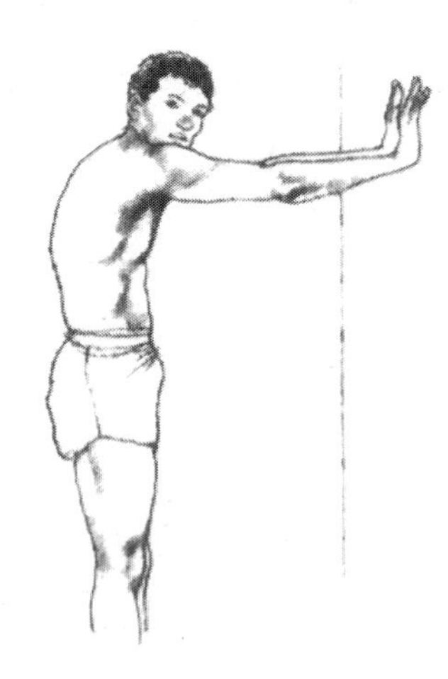

Figura 2.15B

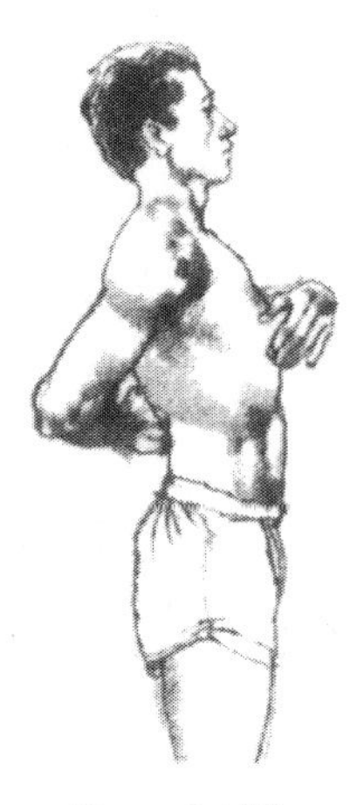

Figura 2.15C

hacia atrás y hacia adelante, sin doblar los codos. No dejes que tus hombros o tu abdomen hagan el trabajo: deben seguir el movimiento, pero el pecho lo dirigirá. Durante este ejercicio, tu espalda asumirá tres posturas distintas. Toma tiempo para sentir cada una por separado. Cuando tu pecho se mueva hacia adelante, la parte superior de tu espalda estará en una posición cóncava; permanece en ella unos momentos y mueve la cabeza con lentitud, de lado a lado, tres veces (ver figura 2.15 A).

Regresa a la postura inicial, con la espalda derecha, y repite el movimiento de la cabeza. Cuando tires del pecho hacia atrás, la espalda superior asumirá una posición convexa; repite el movimiento de cabeza en esta postura también (ver figura 2.15 B). Después de hacerlo varias veces, quita tus manos de la pared y párate derecho; coloca un pulgar sobre el esternón y el otro en la parte de arriba de la columna, y mueve el pecho de atrás hacia adelante (ver figura 2.15 C). Ahora, regresa las palmas a la pared y visualiza los puntos que acabas de tocar con los pulgares que tiran de ti hacia atrás y hacia adelante. Toma conciencia de las sensaciones en la parte superior de tu espalda, así como en tu pecho. Siente cómo esto mueve la parte superior de tu espalda y tu pecho. Este movimiento relaja la tensión de los hombros y la parte alta de la espalda, tanto como lo hace con la del pecho. Ahora, inhala al mover el pecho hacia adelante, exhala al sostenerlo ahí e inhala de nuevo al moverlo hacia atrás; siente cómo la combinación de la respiración y el movimiento expande por completo los músculos del pecho. En nuestra opinión, los movimientos como éste, que mueven el esternón, también proporcionan masaje al propio corazón. Realiza este ejercicio 30 veces al día hasta que tu cuerpo y la parte superior de tu espalda estén lo bastante relajados como para hacerlo con facilidad y fluidez.

2.16

De pie o sentado, mueve un brazo, desde el hombro, formando un círculo muy grande, mientras con la otra mano das golpecitos sobre los músculos del pecho (ver figura 2.16). Haz esto por lo menos 50 veces en ambas direcciones, deteniéndote para descansar si tu brazo se cansa. Realiza lo mismo con el otro brazo.

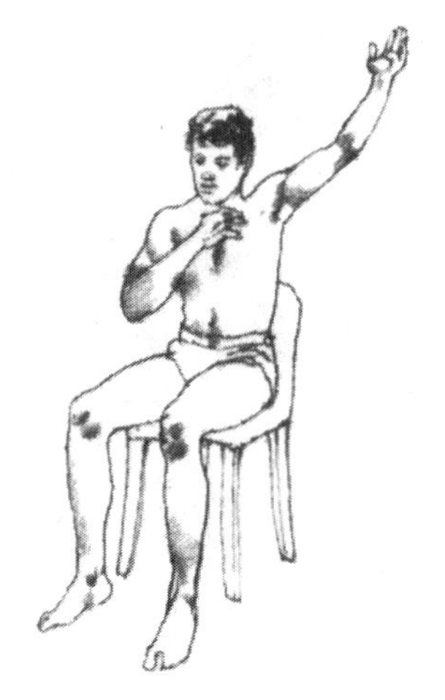

Figura 2.16

2.17

De pie, balancea un brazo arriba y atrás de tu cabeza; al balancearlo hacia abajo de nuevo, mece el otro hacia arriba. Intenta no tensar demasiado los hombros al alternar el movimiento con ambos brazos; imagina que las puntas de los dedos generan el movimiento sin esfuerzo. Este ejercicio ayuda a aliviar la presión arterial alta al llevar sangre a tus manos y facilitar así el trabajo de tu corazón.

Durante todos estos ejercicios, debes permanecer constantemente consciente de cómo sientes tu pecho. Si comienza a sentirse tenso, detén el movimiento y concéntrate en relajarte y profundizar tu respiración. Si sientes tu pecho apretado o tu respiración es superficial, no disfrutarás todos los beneficios del movimiento. Con el diafragma y el abdomen sucede lo mismo, pues la tensión en estas áreas interfiere con la completa expansión de los pulmones y el flujo fácil de la circulación.

Los músculos abdominales tensos pueden dificultar también el funcionamiento del sistema digestivo. Los músculos abdominales se conocen como "músculos rojos" puesto que, bajo condiciones ideales, están bañados por una rica y constante provisión de sangre. A diferencia de los músculos de nuestra espalda o extremidades, el área abdominal se encuentra en una actividad casi constante, al ocurrir alguna etapa de la digestión. La digestión, la descomposición de los alimentos, tiene tres aspectos principales: descomponer los alimentos, enviar las partes útiles de los mismos a las áreas que pueden utilizarlos y enviar los que no sirven o sus partes dañinas fuera de nuestro cuerpo. La sangre desempeña un papel crucial en cada uno de estos procesos, de manera que la digestión no puede proceder con eficacia si la circulación se ve obstaculizada por músculos contraídos. Unos músculos abdominales fuertes y relajados propician la circulación abdominal y, por tanto, mejoran la digestión. Los espasmos (contracciones involuntarias), calambres y tensión de estos músculos afectan en forma adversa la digestión.

Estar sentado

El adulto occidental común (y, muy a menudo, en fechas recientes también el niño) tiene una vida cotidiana que puede implicar pasar muchas horas sentado ante un escritorio, tal vez varias más ante una mesa, una hora o más en un automóvil y ¿cuántas frente a la pantalla del televisor o la computadora? Todas estas horas sentado aprieta el pecho, distorsiona la postura y limita la circulación. ¿Es de extrañar que las enfermedades cardíacas sean la principal causa de muerte prematura en Occidente? Entonces, si nunca haces otra cosa por tu corazón, por lo menos puedes caminar. No queremos decir que trotes, ni que "camines con vigor", ni algo extenuante o amenazante. Lo único que queremos decir es que te pongas los zapatos (aunque caminar descalzo es aun mejor, de ser posible), salgas de casa y no regreses hasta que sientas que de hecho has practicado un poco de ejercicio. Esto es movimiento en su nivel básico, movimiento por el hecho de saber que todavía puedes hacerlo. Una persona que nunca se mueve se debilita y tensa hasta un punto en que la idea de moverse, como es natural, no le resulta atractiva. Esto es muy peligroso, puesto que el movimiento es esencial para la circulación. Una de las maneras en que tu sangre regresa a tu corazón desde el resto de tu cuerpo es vía las contracciones musculares que ayudan a empujarla para ese recorrido. Sólo el movimiento produce estos tipos de contracciones. Si no tienes el hábito del ejercicio, comienza el trabajo de reactivación de tu cuerpo con caminatas pausadas. De ahí, puedes expandir tu repertorio de movimientos al infinito.

Sin embargo, no queremos sugerir que sólo el tiempo que dedicas al ejercicio debe ser valioso, y el que pasas sentado se cancela como pérdida total. Puesto que, de manera inevitable, pasamos tanto tiempo sentados, es tan importante mantener una buena circulación mientras se está sentado como levantarse y moverse. La idea tras nuestros ejercicios es ayudar al cuerpo a funcionar lo mejor posible de acuerdo con todas las circunstancias. Un estilo de vida sedentario, por sí mismo, no es el problema principal. La rigidez de las articulaciones y los músculos que no se utilizan como es debido y los problemas causados por la mala postura —como hundir la espalda baja, encorvar los hombros hacia adelante y sacar el cuello, todo lo cual deprime la cavidad torácica— son problemas graves y pueden reducirse al mínimo incluso si no puedes hacer lo mismo con el tiempo que debes pasar sentado.

Sentarse en una silla es un reto mayor de lo que la mayoría de nosotros cree. Se ha comprobado que los pobladores de los países que por tradición acostumbran sentarse en el suelo, como Japón e India, padecen menos problemas de espalda. Es buena idea que te sientes en el suelo en vez de una silla siempre que puedas (desde luego, a menos que esto te resulte muy incómodo, en cuyo caso sugerimos que practiques los ejercicios del capítulo sobre columna vertebral de este libro). Para muchas personas, sentarse con las piernas cruzadas o en posición de loto (en la que cada pie descansa sobre el muslo opuesto) sobre el piso les confiere una mejor sensación de apoyo que el sentarse en la mayoría de las sillas. Cambiar de posición con la mayor frecuencia posible ayudará a prevenir músculos y articulaciones rígidos.

2.18

Acostúmbrate a la idea de relajarte mientras estás sentado. Siéntate cómodamente en un sofá o silla con brazos y descansa los codos en ellos. (Si estás en un sofá, pon almohadas bajo el brazo que no tiene soporte.) Respira profundo, relaja los hombros y siéntelos caer tan bajo como puedas. Deja que tus antebrazos y codos hundan todo su peso hacia los brazos de la silla y siente como si tus brazos cayeran alejándose de tus hombros. Voltea la cabeza de lado a lado y después muévela en un giro lento; abre y cierra con lentitud las quijadas y relaja tu columna. Sobre todo, deja que los hombros caigan. Si los mantienes altos y apretados, comprimen la cavidad torácica y ejercen presión sobre el corazón y los pulmones, presionan el cuello, interfieren con el flujo de la sangre a la cabeza, e imposibilitan una relajación real de los brazos.

Cuando te sientes a trabajar, toma unos minutos para orientar tu cuerpo hacia esa posición. Pon los pies planos sobre el piso; no cruces las rodillas por largos periodos. La necesidad de cruzarlas proviene de la tensión de la pelvis y la debilidad de la espalda baja. Tal vez sientas mayor comodidad, pero hace girar tu columna a una posición distorsionada, lo que interfiere con la médula espinal y reduce en forma drástica la circulación de tus piernas. Emplea los ejercicios del capítulo sobre columna vertebral de este libro para reducir la tensión y aumentar la fuerza en la espalda.

Relaja la pelvis y los muslos y asegúrate de que tu espalda tenga todo el soporte posible, lo que puede significar acercar más tu silla a tu mesa o escritorio. Deja descansar las manos sobre el escritorio y relaja hombros, codos y muñecas. Respira en profundidad y siente la sangre fluir hacia los dedos de tus manos y pies. Respira hacia cada mano y cada pie por separado, cinco respiraciones largas y hondas cada vez. Deja caer los hombros, suelta el abdomen si lo estás conteniendo y deja que tu espalda acepte por completo el sostén del respaldo de la silla. Con los codos descansando sobre el escritorio, traza círculos con las manos sobre éste. Relaja por completo brazos y hombros y visualiza que las puntas de tus dedos mueven tus manos. Apoya los codos en la mesa y gira los antebrazos; visualiza de nuevo que las puntas de tus dedos dirigen el movimiento. Todo lo que se encuentra arriba y abajo del codo está en reposo. Tus muñecas están relajadas. Extiende las piernas frente a ti, gira los tobillos, relaja caderas y piernas y visualiza que todos los movimientos provienen de los dedos de tus pies. Tal vez te sorprenda descubrir cuánta tensión has mantenido con sólo estar sentado derecho en la silla. Estos ejercicios de relajación te demuestran que ello no es necesario.

2.19

Deja que tus manos descansen sobre el escritorio frente a ti y que tus pies descansen planos sobre el piso; visualiza que la sangre fluye a las puntas de los dedos de tus manos y tus pies. Toma cinco respiraciones hondas y lentas —una por cada dedo de la mano— mientras imaginas que la sangre fluye a tus manos, y otras cinco —una por cada dedo del pie— e imagina que la sangre fluye a tus pies. Después imagina que la respiración misma fluye a tus manos y a tus pies. Sea esto posible en el aspecto físico o no, la visualización te dará una sensación de energía en el área que has imaginado. Tu sistema nervioso central trata un pensamiento y una acción prácticamente de la misma manera, por lo que el pensamiento puede ser muy poderoso. Así como el pensamiento puede provocar aceleración del pulso, náuseas y otras reacciones físicas, imaginar un trastorno del cuerpo puede ayudar a crear esa condición en la realidad.

Incluso después de aprender a sentarte de manera que te sientas cómodo y relajado, y a mantener la máxima circulación mientras estás sentado, debes aún acordarte de incorporar algún movimiento a un día sedentario. Piensa en lo bien que se siente uno cuando sale y se estira después de conducir un automóvil durante un par de horas. Unos cuantos minutos para pararte, estirarte y mover los músculos consigue maravillas para la circulación. Subir y bajar escaleras durante unos dos minutos, o incluso caminar afuera si tienes tiempo; un par de minutos de ejercicios para la espalda, como giros de la cadera (ejercicios 4.5 a 4.7 de este libro) o el arco vertebral (ejercicio 4.2 de este libro); unos minutos de estiramiento en el piso (ejercicio 4.13 de este libro) —lo que parezca conveniente de acuerdo con tu ambiente de trabajo— repetidos a intervalos durante todo el día marcan un mundo de diferencia en el funcionamiento eficaz y cómodo de tu cuerpo y tu mente.

Es importante en especial que te levantes y te muevas un poco cuando te encuentres bajo estrés. La razón para ello es que tu sistema nervioso, cuando percibe ansiedad, reacciona en una forma bastante primitiva al inundar tus músculos de elementos químicos que se supone que provocan que el movimiento sea más fácil y rápido, o te ayudan a ganar en un pleito físico. Si te amenaza un depredador sediento de sangre, esta reacción te ayudará a correr para alejarte de él o a devolver el golpe. Si estás siendo amenazado por la oficina de recaudación fiscal, es probable que no tengas la oportunidad de responder a estos impulsos químicos corriendo, golpeando o haciendo algún otro movimiento útil en realidad. Los químicos permanecen en tu torrente sanguíneo, concentrados en tus músculos, haciéndote sentir en extremo incómodo, como puedes haberte dado cuenta en el temblor que sigue a la ira o al miedo. Por eso para muchas personas la actividad física resulta un alivio durante el tiempo de una emoción estresante, aunque puede demostrarse lanzando objetos o golpeando a alguien. Sin embargo, tal vez no quieras realizar ninguna de estas dos cosas en tu sitio de trabajo, y es probable que no lo necesites si te acuerdas de utilizar el movimiento continuo para deshacerte del estrés antes de que se acumule hasta un punto peligroso.

Llevar sangre hasta la periferia

Tus extremidades —manos, pies y cabeza— serán por lo regular los primeros lugares que manifiesten falta de circulación. Si tus manos o pies están fríos de manera crónica, o si a menudo te sientes fatigado, confundido o distante, es probable que necesites mejorar tu flujo sanguíneo. Los ejercicios para manos y pies atraen sangre a estas áreas. También beneficiarán al resto de tu cuerpo, puesto que si la sangre llega a las extremidades, también habrá de haber llegado a cada punto del camino. Por consiguiente, los ejercicios de las manos nutren también el pecho, los hombros, la parte superior de la espalda y los brazos al llevar sangre a las manos; los ejercicios de los pies transportan la sangre por la espalda baja, el tracto gastrointestinal, la pelvis y las piernas.

LAS MANOS

Si tus manos tienden a estar frías —aun si al tocarlas se sienten calientes pero por dentro están frías—, los ejercicios siguientes te serán de utilidad.

Nota: si bien todos los ejercicios para las manos se describen para hacerse acostados, también pueden realizarse sentados. Si optas por lo segundo, puedes sostener tu antebrazo sobre tu muslo o apoyar los codos sobre una mesa y sostener un antebrazo con la mano opuesta mientras ejercitas el brazo sostenido.

2.20

Acostado boca arriba, extiende los brazos a uno de los lados, con las palmas de las manos contra el piso y relaja por completo los brazos; después, abre y cierra con lentitud ambas manos. Concentra tu atención en los múltiples pequeños músculos de las manos al hacerlo y no permitas que la parte de arriba de tus brazos u hombros trabaje en lugar de las manos. Si sientes que los músculos de tus brazos se esfuerzan mucho, da de golpecitos en los músculos de un brazo, en forma ligera, con las puntas de los dedos de la otra mano, para relajar los músculos de ese brazo mientras la mano está en movimiento. De manera inevitable, algunos de los músculos de tus brazos tendrán que trabajar, sin importar cuánto te esfuerces por concentrar el movimiento en las manos. Intenta sentir cuáles son dichos músculos. Respira profundo e imagina que la respiración y tu sangre fluyen en libertad por los músculos de tus brazos hacia las puntas de tus dedos. Abre las manos hasta que los dedos queden derechos y después deja que se encojan de nuevo.

2.21

Voltea los brazos de modo que tus palmas queden contra el piso y golpea ligeramente éste con las puntas de los dedos al levantar las manos de la muñeca y dejarlas caer 20 o 30 veces. Una vez más, intenta usar sólo los músculos de las muñecas y las manos para hacerlo. Si sientes que los músculos de tus brazos y hombros se tensan, relájalos al visualizar que las puntas de los dedos por sí solas realizan el movimiento. Observa cómo tu pecho, tu abdomen y tu espalda reaccionan a él. Deja que todo tu cuerpo se hunda en el piso y quede por completo inmóvil, con excepción de las manos.

Ahora, gira las muñecas, primero una a la vez y luego juntas; como siempre, imagina que ninguno de los músculos situados arriba de las muñecas trabajan en absoluto. Desde luego, esto no es cierto ni podrá serlo jamás. Casi todo movimiento corporal requiere que un grupo de músculos se mueva para actuar y que otro grupo lo sostenga y otro más se resista el movimiento para impedir que sea excesivo; por ejemplo, si te estiras hacia el frente, varios músculos tirarán de ti en forma leve hacia atrás para impedir que caigas boca abajo. Sin embargo, según nuestra experiencia, la mayoría de las personas se cansa al utilizar músculos que sencillamente no se necesitan, así como de tensionarlos en forma más intensa de lo que en realidad se requiere. Por eso te animamos a generar e imaginar un movimiento más independiente y económico de los músculos.

2.22

En la misma posición, gira cada dedo por separado, comenzando con el pulgar. Imagina que el movimiento se inicia en la punta de cada dedo y relaja el resto de la mano; siente que la base de cada dedo sigue el movimiento de la punta del mismo; la muñeca debe estar en reposo total. Haz esto con las palmas hacia abajo y después hacia arriba. ¿Se siente una de estas formas más cómoda que la otra? Según casi todas las personas, la pronación (con las palmas para abajo) o la supinación (con las palmas para arriba) son mucho más cómodas, debido a patrones diferentes de tensión en brazos y hombros. Realizar este ejercicio en ambas posiciones puede ayudar a aliviar algunas de estas tensiones.

2.23

Con la mano floja y relajada y la parte superior del brazo sobre el piso, haz girar los antebrazos, desde los codos. Procura que este giro sea lo más grande posible; las puntas de tus dedos deberán rozar el piso y tu hombro al moverse. Imagina que las puntas de tus dedos dirigen este movimiento, en tanto que el resto del antebrazo las sigue en forma pasiva.

2.24

Masajea el pecho como describimos antes (ejercicio 2.10 de este libro); ahora concéntrate en las sensaciones de las puntas de tus dedos. Deja que éstas realicen todo el trabajo. Quizá descubras que toda la parte superior de tu cuerpo intenta trabajar arduamente, pero no lo permitas. Imagina que tus dedos se mueven con una vida por completo independiente al explorar los músculos del pecho. Si te interesa el masaje, bien sea de ti mismo o de los demás, éste es un excelente ejercicio para desarrollar sensibilidad y relajación en las manos.

Piensa en todo lo que haces con las manos, acaso más que con cualquier otra parte de tu cuerpo. Ahora imagina cómo se ve afectado éste si tensas las manos, los antebrazos, la parte superior de tus brazos, los hombros, el pecho, la parte alta de la espalda y el cuello cada vez que empleas las manos. Imagina que esta tensión se crea cada vez que escribes, cocinas, conduces o tocas algo... y recuerda cómo el flujo sanguíneo se bloquea cuando los músculos están tensos. ¿Es más fácil ahora entender por qué tienes las manos frías? Estos ejercicios, al relajar todas las vías musculares, aseguran una mejor circulación hacia tus manos.

Los pies

Los pies se encuentran más lejos del corazón que cualquier otra parte del cuerpo y, por tanto, son los que padecen más de mala circulación. Las lesiones en los tobillos o los pies suelen tomar más tiempo para cicatrizar que otras, por la misma razón. La tensión pélvica y en las calderas suele ser la causa de una menor circulación en los pies, debido a que muchas de las venas y arterias más grandes del cuerpo corren a través de la pelvis. Si esta área se contrae, la circulación hacia y desde toda la parte inferior del cuerpo aminora su velocidad. Si sufres de pies helados, intenta primero los siguientes ejercicios para las caderas y después los diseñados en específico para los pies.

2.25

Acuéstate boca arriba y tira de tus rodillas lo más cerca posible de tu pecho; sostén una con cada mano. Sepáralas tanto como puedas y gíralas (ver figura 2.25).

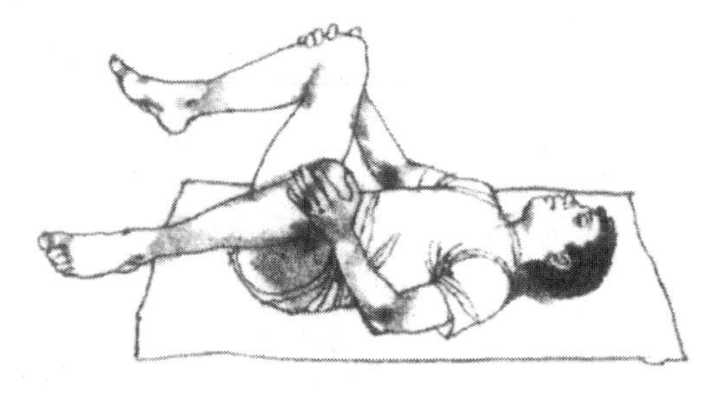

Figura 2.25

Genera el máximo movimiento en las caderas al mover una rodilla en el sentido de las manecillas del reloj y la otra en la dirección contraria (muchos lo hacemos así de manera instintiva). Gira las rodillas con lentitud, formando círculos lo más grandes que te sea posible; imagina que toda tu espalda, hasta el hueso caudal, se hunde pesadamente en el piso. Relaja las piernas hasta sentirlas pasivas por completo; permite que tus manos, como guías, efectúen todo el trabajo. Después de unos 20 giros, cambia la dirección y observa si sientes algo diferente al hacerlo.

Visualiza las articulaciones de tus caderas, donde se unen la pelvis y el muslo. Éstas son algunas de las articulaciones de uso más intenso del cuerpo. Si estás tenso cuando caminas, te paras o te sientas, acabarás por sentir los efectos de esta tensión en las caderas. Mantener las articulaciones de la cadera lubricadas y los músculos que las rodean flexibles, facilitará mucho más tu movimiento activo y aumentará el flujo de la sangre a la ingle, las piernas y los pies.

2.26

Con una pierna estirada y plana sobre el piso, tira de una rodilla hasta tu pecho y sostenla con ambas manos (ver figura 2.26). Si esto implica demasiado esfuerzo para tu espalda, dobla la rodilla de la pierna estirada hasta que sientas más cómoda la espalda. Gira la rodilla, tanto en el sentido de las manecillas del reloj como a la inversa. Ésta es una de las maneras más rápidas de aliviar el dolor en la espalda baja. Ahora estira ambas piernas sobre el piso y observa si sientes alguna diferencia en la que has estado girando. Muchas personas sienten la pierna más larga, debido al ligero y suave estiramiento de los músculos, y muchas informan de una sensación que describen como "calor", "cosquilleo" o, sencillamente, "más vida". A menudo sienten que ese lado de la espalda se ha enderezado y que una mayor parte de la misma toca el piso. Ésta es una señal segura de un aumento del flujo sanguíneo a las piernas.

2.27

Tira de ambas rodillas hacia tu pecho, estrechándolas juntas con los brazos cruzados encima de ellas. Respira hondo y siente cómo se expande la parte baja de tu espalda. Como antes, relaja tu espalda hacia el piso y tus piernas en tus brazos.

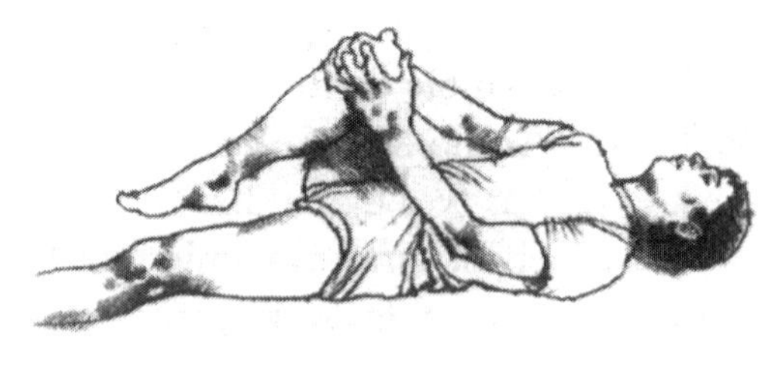

Figura 2.26

Ahora sostén tus rodillas con las manos y utiliza éstas para hacer girar las rodillas, juntas. En tanto que los otros dos movimientos se han concentrado en la articulación, donde el hueso del muslo se une con la pelvis, éste se concentra en la región sacra, un área de gran tensión y dolor para muchas personas. Puede ser difícil que la gente con problemas en la parte baja de la espalda realicen este movimiento, de modo que no te esfuerces demasiado, pero si te sientes cómodo puedes girar las rodillas hasta 100 veces en cada dirección.

2.28

Acostado boca arriba, con las rodillas dobladas, los pies planos y las piernas juntas, baja con lentitud ambas rodillas hacia la derecha, hasta que la rodilla derecha descanse sobre el piso (ver figura 2.28).

Súbelas de nuevo y luego bájalas hacia la izquierda, hasta que la rodilla izquierda descanse sobre el piso. Alterna a la derecha y la izquierda por lo menos 20 veces, visualizando que las rodillas dirigen el movimiento, como si las manos de alguien más las guiaran. Suelta toda la tensión de tus muslos, cadera y espalda, y respira profundo y lento. El principal estiramiento se hace en el lado de la cadera y los músculos externos de los muslos. ¿Sientes restricción del movimiento? ¿La sientes en tus caderas, muslos o en las propias rodillas? Detente y toma unos minutos para masajear el área que parezca rígida o inflexible, o golpéala ligeramente con el puño suelto (¡no golpees las rodillas!). Después realiza el ejercicio de nuevo y observa si sientes que te resulta más fácil.

2.29

Acuéstate boca arriba con las rodillas dobladas y los pies planos. Separa los pies hasta que estén a la distancia de las caderas. En esta posición, baja ambas rodillas al piso, alternando el movimiento a la derecha y a la izquierda. Esta vez quizá sientas el estiramiento en la ingle. Si sientes tensión en la parte externa de las caderas, puedes soltarla con ligeros golpe-

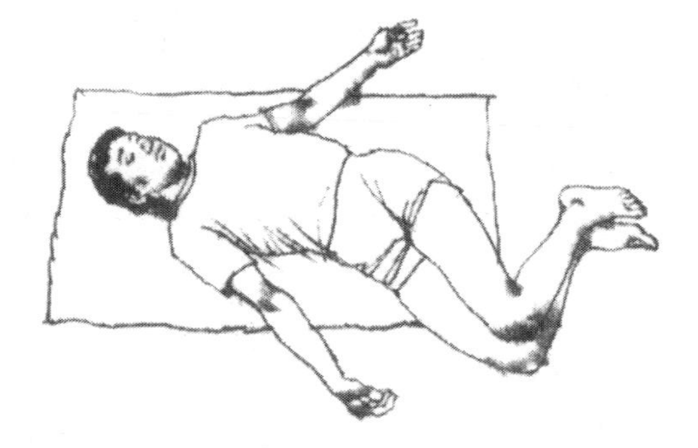

Figura 2.28

citos en la cadera con el puño mientras la cadera se mueve (ver figura 2.29).

Repite este movimiento por lo menos 30 veces de cada lado; acuérdate de respirar y relajar tu torso por completo. Si tus caderas y pelvis están tensas, como lo están las de la mayoría de las personas, experimentarás gran dificultad para mejorar la circulación de la sangre a tus pies. En ese momento, puedes consultar la sección "Caderas" en el capítulo sobre articulaciones de este libro.

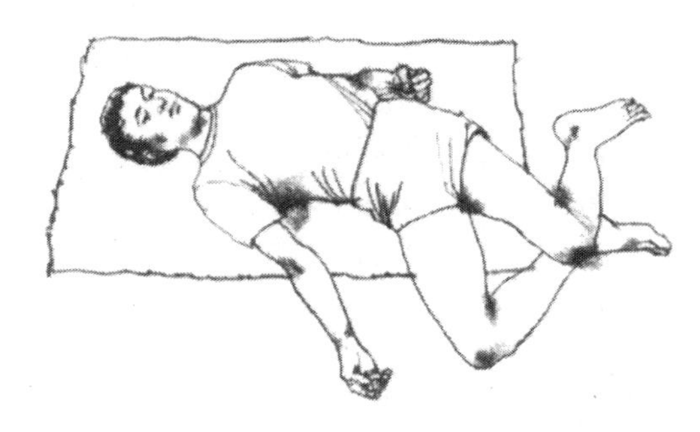

Figura 2.29

2.30

Aún acostado en el piso, con las rodillas dobladas y los pies planos, estira una pierna hasta que quede plana por completo y permita que las plantas de tus pies se levanten del piso al estirarse la pierna. Después, poco a poco, dóblala de nuevo y, al hacerlo, endereza la otra pierna, manteniendo ambos pies sobre el piso. Continúa de manera alternada doblando y enderezando las piernas, doblando una mientras la otra se endereza y viceversa, como lo haces al montar bicicleta. Visualiza que tus pies dirigen este movimiento; no tenses el abdomen o la pelvis al producirlo.

Cuando te sientas cómodo con el movimiento, comienza a concentrarte en tus pies. Toma conciencia de cómo se sienten al moverse contra el piso. Primero imagina que reciben un masaje del piso y que la ligera presión estimula cada parte del pie a medida que éste se mueve. Después imagina que tus pies le dan un masaje al piso. Observa si sientes diferentes texturas en el piso al mover los pies y deja que los talones, las plantas y las puntas de los dedos de tus pies exploren estas texturas. Ahora, de manera gradual, aumenta tu velocidad, sin tensar las caderas, y repite el movimiento 100 veces, hasta que tus pies y tus piernas se sientan sueltos y vivos. Puedes optar por realizar este ejercicio en una postura semireclinada (ver figura 2.30), sosteniendo tu cabeza con almohadas.

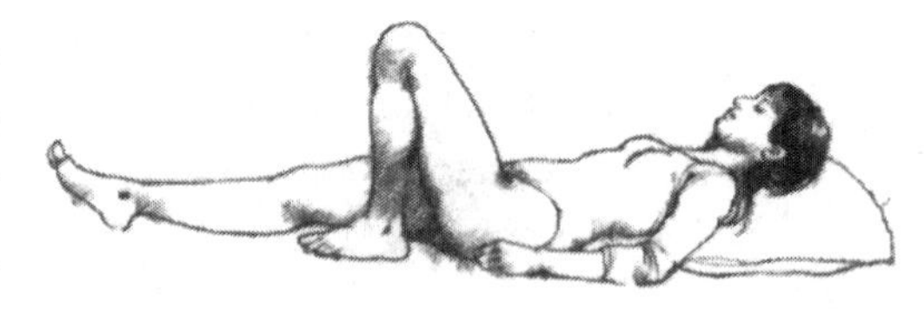

Figura 2.30

2.31

Efectúa el ejercicio anterior con las rodillas hacia afuera, cada una de su propio lado y las plantas de los pies una frente a otra, de manera que sólo la parte externa de cada pierna descanse sobre el piso (ver figura 2.31). De nuevo, dobla cada pierna lo más posible, pero no te esfuerces demasiado.

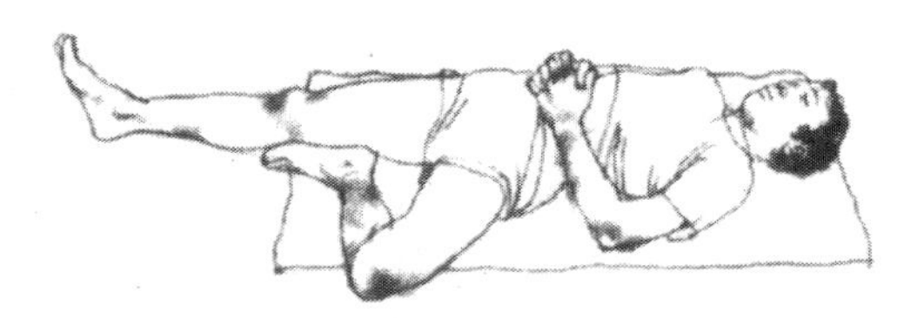

Figura 2.31

2.32

Acostado con las piernas estiradas y planas, gira los tobillos, formando círculos pequeños con los dedos de tus pies. Imagina que los dedos dirigen este movimiento y procura no tensar los tobillos mismos. Siente cómo este movimiento utiliza los músculos hacia arriba y hacia abajo a todo lo largo de tu pierna. Muchas personas caminan con gran rigidez, con los pies rígidos como tablas de madera, los tobillos congelados y toda la pierna en movimiento como si fuera de una pieza, en vez de una colección de huesos, articulaciones, músculos y tendones. Cuando caminas de esta manera, todo el impacto de cada paso se descarga directamente sobre la cadera, en vez de ser absorbido por las diversas articulaciones y músculos en el trayecto. Relajar los tobillos es el primer paso en el mejoramiento de la manera como caminas. Esto también permite una mayor circulación de la sangre hacia los propios pies.

2.33

Dobla las rodillas de modo que tus pies queden planos sobre el piso y mueve éstos en círculos. Ello flexibiliza las articulaciones de las rodillas y estimula los pies. De manera gradual, mueve los pies con mayor rapidez y oprímelos duro contra el piso para crear una fricción calentadora.

2.34

Endereza una pierna y masajéala con el pie contrario, desde el tobillo hasta donde alcances del muslo (ver figura 2.34 A).

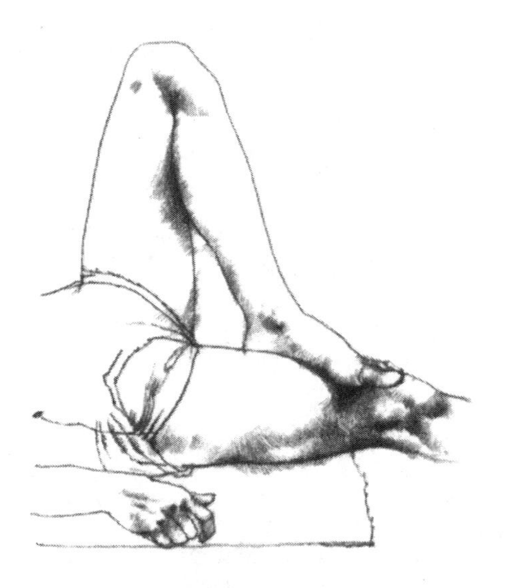

Figura 2.34A

Intenta dar un auténtico masaje a tu pierna. Tal vez te sorprenda descubrir cuán sensible y diestro es en realidad tu pie. Observa si tu pie puede sentir los sitios tensos o duros de tu pierna: usa la punta y el talón para frotar duro y los dedos de los pies para palpar varias áreas. Después cambia y masajea la otra pierna con el otro pie.

Puedes completar tu "masaje de pies" al frotar las plantas de éstos entre sí y luego hacer lo mismo con los dedos. Será más fácil que lo hagas sentado. Sujeta tus tobillos (ver figura 2.34 B) y frota las plantas de los pies con rapidez (ver figura 2.34 C).

¡No te excedas! Si ves que tu espalda, caderas o abdomen se tensan al hacer esto, regresa a los ejercicios de caderas presentados en esta sección y recuerda siempre respirar profundo y relajar cualquier parte del cuerpo que no utilices de manera activa.

Tal vez no logres que tus pies se calienten y brillen después de sólo una sesión de estos ejercicios, aunque muchos sí lo han conseguido. Sin embargo, con la práctica estos ejercicios aumentarán la circulación hacia tus pies y la manera en que mueves la parte inferior de tu cuerpo.

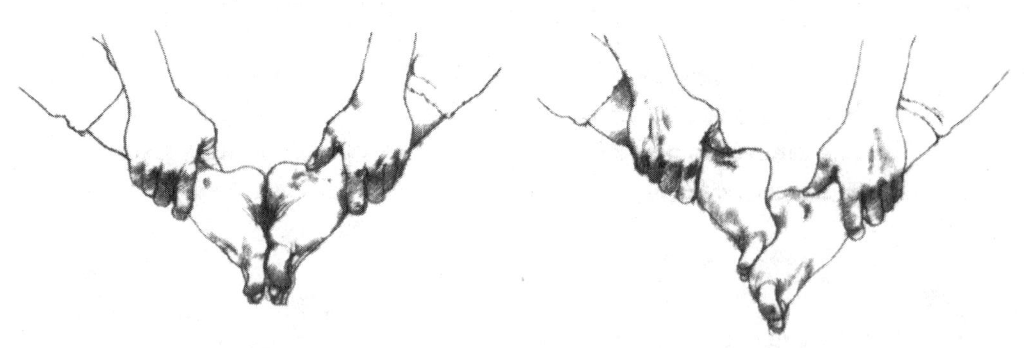

Figura 2.34B

Figura 2.34C

Meditación

La meditación significa algo diferente para cada persona que la practica, aunque hay una comprensión básica del proceso meditativo que es compartida por todos los que lo experimentan y que sólo puede lograrse al practicarlo. La meditación es una experiencia única que combina la concentración perfecta con la relajación completa, una búsqueda interna con un sentido de volverse parte de todo lo que existe. Su mayor valor para nuestra salud física es su capacidad para redirigir nuestros pensamientos. Los pensamientos pueden ser nuestra mayor fuente de estrés si no se controlan. Gran parte del dolor emocional causado por nuestros pensamientos, con su resultante tensión física, puede ser por completo innecesaria. Puedes pasar varios días preocupado por asuntos que tal vez nunca lleguen a pasar o molesto por situaciones que has malentendido por completo. Tal vez desperdicies tu energía al enojarte por condiciones que no puedes cambiar. Quizá te concentres en forma obsesiva en un aspecto negativo de una situación, cerrando la posibilidad de que haya uno positivo. Aun si tus percepciones son por completo precisas y hay razones verdaderas para sentir dolor, tal vez permitas que tu dolor crezca hasta un punto en el que puede dañarte. Sin importar cuánto te esfuerces por controlar tus pensamientos, quizá parezca casi imposible.

Aquí puede resultar útil la meditación. La meditación puede calmar el pensamiento al esparcirlo. En la meditación te concentras durante un cierto periodo en algo diferente de tus problemas, bien se trate de la respiración, un mantra, una afirmación o Dios. Cuando regresas a tus pensamientos después de estas breves vacaciones alejado de ellos, a menudo te parecerán bastante diferentes. La meditación rompe el ciclo de la racionalización, obsesión o culpa interminables. Te lleva a un mundo más grande que tu persona y te proporciona una perspectiva en la que tus problemas parecen más pequeños y, por tanto, más manejables.

Un proceso que solemos usar en nuestras sesiones y seminarios es la meditación guiada.

El líder del grupo sugiere afirmaciones, visualizaciones o, simplemente, imágenes, en tanto que los participantes se concentran con tranquilidad en ellas si les parecen útiles o en su propia visualización, en caso contrario. Queremos ofrecer una meditación guiada para la salud de tu corazón. Si lo deseas, grábala para que puedas escuchar tu propia voz que comunica estas sugerencias a tu cuerpo a medida que te relajas y respiras.

2.35

Siéntate con las piernas cruzadas o acuéstate boca arriba, relaja el cuerpo, respira hondo y concéntrate en tu corazón. Tu corazón es la vida de tu ser físico y emocional. ¿Cómo se siente? Percibe sus latidos, pon tu mano sobre él, siente los puntos de tu pulso, siente tu pecho, tu diafragma, tu abdomen, tu espalda y tus hombros moverse con tu respiración; siente cómo el ritmo de tu respiración afecta el ritmo de tu corazón. Imagina el movimiento de tu corazón conforme envía sangre rica en oxígeno a viajar por tu cuerpo. Imagina que el corazón se mueve con suavidad dentro del saco del pericardio, masajeado por el movimiento de los líquidos dentro del saco y los movimientos de los músculos de los pulmones y el pecho. Imagina que tu corazón crece y se encoge, se expande y se contrae. Reflexiona sobre la fuerza del corazón que le permite continuar su movimiento a lo largo de toda nuestra vida.

Visualiza el movimiento de la sangre por todo tu cuerpo: fluye desde la aorta hasta las arterias más pequeñas, que se ramifican y se ramifican una vez más, llegando al final a los vasos capilares dentro de los tejidos, transportando nutrientes, oxígeno, calor y energía a la periferia más alejada de tu cuerpo. Imagina que la sangre viaja de nuevo hacia tu corazón, regresando a él para recoger oxígeno fresco. Respira hondo y lento; visualiza que tu aspiración envía la sangre a las arterias y que tu exhalación devuelve la sangre al corazón. Visualiza que cada parte de tu cuerpo se expande, se relaja y brilla al recibir sangre, y después impulsa a la sangre, a través de las venas, hacia el corazón. Imagina que el movimiento de tu corazón y vasos sanguíneos es tan fácil como la corriente de agua en un arroyo.

Con una nueva conciencia de tu respiración y flujo sanguíneo, ahora estás preparado para un rango más completo y activo de movimientos.

3

Articulaciones

Cuanto más te muevas, con mayor facilidad te moverás

Hay gente que casi nunca piensa en sus articulaciones, y gente que no piensa en otra cosa. La primera categoría está formada por aquellos que nunca han experimentado problema alguno con sus articulaciones. La segunda comprende a todo aquel que sufre de problemas de este tipo. Este capítulo es para ambos grupos de personas.

Si nunca has tenido problemas con las articulaciones, nos gustaría enseñarte cómo seguir así y demostrar que la flexibilidad articular es vital para tu salud en general. Vale la pena trabajar en las articulaciones, aun cuando nunca hayas sufrido dolor. Te sorprenderá descubrir cuánto pueden aumentar la flexibilidad y movilidad de tu cuerpo, y lo bien que puede hacerte sentir esta facilidad de movimiento. Los ejercicios de este capítulo te ayudarán a incrementar la flexibilidad articular, que es sumamente importante para todos. Casi todos nosotros utilizamos sólo una parte de nuestra capacidad de movimiento articular, del mismo modo que no empleamos nuestro potencial de mover nuestros músculos. Nuestra amplitud de movimiento en general es limitada, reducida a movimientos repetitivos y cortos; esta amplitud limitada termina por endurecer los músculos y las articulaciones por igual. Esforzarte por liberar tus articulaciones te brindará otra experiencia: ver cómo el hecho de trabajar en un sistema corporal mejora la función corporal en su conjunto, fortalece los músculos y mejora la circulación, la respiración y el funcionamiento nervioso.

La artritis —nombre que engloba a más de 100 tipos de trastornos articulares— casi nunca es una enfermedad letal, pero puede ocasionar un dolor tan fuerte que interfiera con la calidad de vida. Una de cada siete personas en el mundo padece alguna forma de artritis. Muchos hablan de la "artritis" como si fuera una enfermedad específica, pero no lo es. La palabra "artritis" significa, en forma literal, "inflamación de una articulación", pero no hay inflamación alguna de por medio en casi ninguna de las afecciones que la gente considera como artritis. Sin embargo, para simplificar utilizaremos la palabra "artritis" para referirnos a cualquier trastorno que afecte la salud y el funcionamiento de las articulaciones.

Con el fin de entender cómo funcionan dichas articulaciones, necesitamos saber cómo están construidas.

Una articulación es un lugar de unión, el espacio en el que partes móviles del cuerpo se conectan entre sí. Las articulaciones son bisagras y, al igual que las bisagras, tienen que permitir un movimiento suave y deslizante. Si dos extremos óseos —digamos, por ejemplo, el extremo inferior del húmero (el hueso de la parte superior del brazo) y el extremo superior del cúbito (un hueso del antebrazo)— se rozaran uno con otro de manera constante cada vez que movieras el brazo, a la larga terminarían por desgastarse, proceso en extremo doloroso y destructivo.

Las articulaciones tienen un hermoso diseño que impide que esto suceda. En su mayoría, las articulaciones son de un tipo llamado sinovial, en las cuales los extremos óseos están recubiertos, o revestidos, con una cubierta protectora de cartílago. El cartílago puede compararse con una esponja saturada de líquido. Es suave, fuerte y elástico, y puede absorber y expulsar líquido.

La articulación está circundada por una cápsula articular fibrosa que ayuda a que los huesos permanezcan unidos y, al mismo tiempo, permite el movimiento. El recubrimiento interno de la cápsula es la membrana sinovial, que secreta líquido sinovial, mismo que lubrica y nutre al cartílago y ofrece un acojinamiento a la articulación. Su presión interna permite que las articulaciones soporten las muy a menudo inmensas fuerzas compresivas que conllevan algunas actividades. Si te mueves más, incrementas la circulación del líquido sinovial en el espacio articular, o, en otras palabras, cuanto más te muevas, mejor te moverás.

Los ligamentos, una forma de tejido conjuntivo, mantienen los huesos unidos en la articulación, en tanto que los músculos están sujetos a los huesos apenas por encima o justo abajo de la articulación por tendones, que son, en realidad, los extremos largos y afilados de los mismos músculos. Algunas veces hay pequeños sacos llenos de líquido llamados bolsas, acomodados entre capas de músculos, o entre músculos y tendones, cerca de una articulación, para proporcionar mayor amortiguamiento y lubricación para el movimiento.

Un problema con una articulación puede surgir por daño o mal funcionamiento de cualquiera de las muchas partes de la misma: el cartílago, la membrana sinovial, el líquido articular y los tejidos conectivos y músculos que la sostienen en su lugar.

La osteoartritis, o enfermedad articular degenerativa, es con mucho el tipo más frecuente de problema articular, en vista de que afecta a casi todos nosotros en algún momento de nuestra vida. Sería casi imposible encontrar un esqueleto de un adulto mayor que no mostrara alguna señal de deterioro del cartílago. Por lo menos 30% de la población total, y por lo menos 60% de la gente de más de 60 años, padece osteoartritis perceptible. El problema ocurre más a menudo en caderas, rodillas, dedos y columna vertebral, pero puede afectar cualquier articulación o cualquier combinación de articulaciones. A diferencia de la artritis reumatoide, que es una afección sistémica detectable mediante estudios de sangre, la osteoartritis es una enfermedad localizada, aun cuando pueda observarse en más de una zona a la vez.

Es importante recordar que no todos los que padecen degeneración de cartílago o disco sufren molestias por eso; no siempre causa dolor en las zonas donde se encuentra. Muchos pacientes con dolor de espalda han aceptado someterse a una cirugía después de que sus radiografías mostraron señales de deterioro de la columna vertebral; sin embargo, a menudo los resultados los han desilusionado, ya que su dolor en realidad no se debía a la artritis. Si tienes un problema de espalda, es muy importante explorar cualquier posible causa y remedio antes de aceptar someterte a una cirugía; aun si tus radiografías muestran degeneración de la columna vertebral, tal vez ésta no sea la fuente de tu dolor, que más bien puede ser consecuencia de un espasmo muscular y resolverse mediante el alivio de éste. Una intervención quirúrgica, en ese caso, quizá no ayude en absoluto. Lo mismo sucede con los espolones óseos en otras articulaciones: una persona puede tener una degeneración o espolones sin dolor, y viceversa. Un área en la que el cartílago se ha degenerado de ninguna manera está destinada al dolor y la rigidez para el resto de su vida.

Debido a que la osteoartritis es descrita con frecuencia como artritis de "desgaste y desgarre", mucha gente, de manera errónea, supone que esta afección es consecuencia del uso excesivo de la articulación. Éste no es el caso. El "desgaste y desgarre" surge como resultado de usar una pequeña parte de la articulación, y no la articulación completa hasta alcanzar toda su amplitud de movimiento. En realidad, casi la única vez en la que el uso excesivo es la causa es cuando una articulación ha sufrido una lesión grave y luego se le somete a un uso demasiado enérgico, como sucede en muchísimas lesiones deportivas. Una serie repetida de impactos o golpes fuertes a la articulación también puede causar daño y, de nuevo, éste es un problema que en su mayor parte atañe a atletas, bailarines y carpinteros, así como a otros trabajadores. El uso apropiado y frecuente de las articulaciones en realidad favorece la salud del cartílago.

La repetición tensa y esforzada de la misma acción o movimiento, implícita en el trabajo de mucha gente, también puede irritar los músculos, los tendones y el tejido conjuntivo que rodea a una articulación, así como producir síntomas similares a los de la artritis, pero sin dañar en realidad al cartílago.

Las articulaciones activas tienen, en todo caso, un cartílago más sano que las inactivas. Un ejemplo maravilloso de esto lo constituye el pianista Artur Rubinstein, quien dio conciertos hasta una edad muy avanzada. Contrajo artritis en muchas partes del cuerpo, pero no en las manos, que habían estado en movimiento constante durante casi toda su vida. ¿Por qué sus manos se salvaron al enfermar de artritis? Como pianista, había utilizado cada uno de sus dedos y articulaciones con frecuencia, fluidez y flexibilidad. Tocar bien dependía del desempeño de cada dedo; cada uno debía ser fuerte y flexible, capaz de realizar movimientos rápidos, precisos y sutiles. La misma actividad de tocar el piano fomenta justo estas habilidades en los dedos, pero, a la vez, puede propiciar rigidez en la espalda, los hombros, el cuello, la cadera y las rodillas. Rubinstein le dio a los dedos exactamente lo que necesitaban para impedir el desarrollo de la artritis: abundantes movimientos equilibrados, fluidos y de bajo impacto. El resto de su cuerpo, carente de esta misma atención, fue víctima de la enfermedad. Usar las articulaciones no es el problema, utilizarlas en forma incorrecta sí lo es.

Los médicos por tradición creen que el cartílago, una vez destruido, no puede repararse solo. Sin embargo, algunos ahora están convencidos de que el cartílago, al igual que casi todos los demás tejidos corporales, por lo general puede repararse por su cuenta y lo hace, y que la artritis ocurre sólo cuando algo impide este proceso normal de reparación. Se han realizado muchas investigaciones sobre la posible causa de esta falla. Creemos que la respuesta, en gran medida, radica en la forma en que utilizamos o abusamos de nuestro cuerpo, y que el movimiento es clave para la curación. En lo que coinciden casi todos los médicos hoy día es en que algunas formas de ejercicio pueden ser benéficas para los problemas articulares.

¿Por qué habría el movimiento de favorecer tanto la salud de las articulaciones y, en particular, de los cartílagos? Hay muchas razones. Una de ellas tiene que ver con el líquido sinovial. Este líquido es para el cartílago lo que la sangre representa para el resto del cuerpo. No hay un suministro directo de sangre al cartílago: a diferencia de otros tejidos corporales, tiene que recibir su oxígeno y nutrientes del líquido en el interior del espacio articular, hacia el cual expulsa sus desechos. Esto puede hacerlo sólo durante el movimiento, cuando la presión de los dos huesos, uno contra otro, de hecho obliga a que el líquido entre y salga del cartílago. Si se usa la articulación —es decir, si hay movimiento— el líquido fluye hacia adentro y hacia afuera del cartílago, así que parece evidente que se necesita más movimiento, no menos, para impedir su degeneración.

De nuevo, tenemos que subrayar que hablamos de movimiento apropiado, movimiento equilibrado, lo más relajado posible, y que respete la parte del cuerpo que se usa. El movimiento que se realiza con tensión, el que utiliza el cuerpo de un modo desequilibrado, el que somete a más presión un lado del cuerpo que el otro, el que le impone demandas indebidas a algunos músculos en tanto permite que otros se atrofien... todos estos movimientos pueden causar un efecto tan malo en las articulaciones como en los músculos. Dicho movimiento puede provocar que numerosos músculos se pongan rígidos, lo que limita su capacidad de alcanzar toda su amplitud de movimiento y, como hemos visto, esto reducirá la circulación del líquido sinovial. También puede distorsionar la postura, de modo que la presión no se distribuya de manera uniforme en cada parte de la articulación. Si sólo una parte de ésta tiene que absorber todo el impacto de un movimiento, el efecto será el mismo que cuando se le impone a la articulación un golpeteo repetido como ocurre en las lesiones deportivas, lo que crea un auténtico desgaste y desgarre del cartílago. En combinación con periodos prolongados de inmovilidad, estos patrones destructivos de movimiento contribuyen a su degeneración.

Con frecuencia aparece una afección artrítica sólo en una rodilla, cadera o mano. Una paciente a quien se le dice que su artritis se debe a la edad quizá se pregunte cómo hizo la rodilla derecha artrítica para envejecer más que la izquierda, que no sufre afección alguna. El problema en la osteoartritis no es la edad: es el abuso. Si cuidas bien tu cuerpo, en realidad puede mejorar con la edad. Si no lo haces, sencillamente sufre muchos más años de descuido y, por supuesto, estará peor a los 70 que a los 30. La mujer de 70 años con una rodilla artrítica y la otra en buenas condiciones tiene una rodilla a la que ha maltratado y otra con la que no ha hecho lo mismo. Por lo regular este maltrato se debe a la forma de caminar y a patrones de postura que ejercen presiones desequilibradas sobre su cuerpo. Es probable que camine cargando más peso sobre un pie, lo que ocasiona que los músculos de la pierna se entiesen y, por tanto, reduzcan el potencial de movimiento del tobillo, la cadera y el muslo. O quizás acostumbre sentarse con las piernas cruzadas a la altura de las rodillas, lo que crea un efecto similar. Tal vez su trabajo le exija estar de pie durante varias horas seguidas y las pase recargada sobre una pierna, con la otra colgando a medias (son muy pocas las personas que en verdad se paran de un modo que distribuya su peso equilibrado sobre ambos pies). Con ello se desalinearía el espacio vacío en el que encaja la cadera, lo que provocaría que la presión sobre la misma no se distribuyera de manera uniforme. Tal vez haya llevado un estilo de vida sedentario que provocó rigidez en las caderas, lo que podría afectar su modo de caminar y pararse. Sus patrones de movimiento pueden haberse originado en una debilidad hereditaria o en alguna lesión, pero se reforzarán día tras día por la forma en que mueve el cuerpo.

Prestar atención a cómo y cuánto nos movemos puede, en primer lugar, prevenir la aparición de padecimientos artríticos y cambiar esa forma de movernos, contribuir en gran medida a aliviarlos y evitar que empeoren.

Para conocer otras formas de enfermedad articular y ejercicios útiles, consulta el capítulo sobre artritis (9 de *Sanación personal avanzada*).

Cómo favorecer la flexibilidad de las articulaciones

Cuando una parte del cuerpo empieza a funcionar mal, por lo general ello se debe a circunstancias que interfirieron con su funcionamiento. La manera de restaurar la función perdida es propiciar las circunstancias que la apoyen. Con frecuencia esto significa hacer justo lo contrario de lo que hemos hecho hasta ahora. Un comportamiento diferente conduce a estados diferentes. Éste es uno de los principios elementales de la sanación personal.

Los ejercicios de sanación personal requieren una participación equitativa de cuerpo y mente. Primero debes cobrar conciencia de tus tensiones y luego darte la oportunidad de aliviarlas. Muchas de nuestras tensiones pasan inadvertidas: podemos endurecer el abdomen, llevar los hombros por arriba en torno a las orejas, tensar los muslos, olvidarnos de hacer respiraciones profundas durante horas, apretar los puños y rechinar los dientes, y nunca tomar conciencia de que lo hacemos. En parte, la razón es que la tensión es una sensación tan desagradable que nuestra mente consciente aprende a bloquearla y descubrimos su presencia sólo cuando ha causado un daño real a nuestro cuerpo. Una parte importante de aprender a relajarse es reconocer la tensión que sentimos, para así poder trabajar en específico en aliviarla.

Mucha de nuestra tensión muscular proviene de espasmos en los músculos más grandes y fuertes, como el trapecio, que cubre los hombros y la parte alta de la espalda, los glúteos y los cuadríceps en la parte delantera de los muslos. Estos músculos fueron creados para usarse y cuando la raza humana practicaba más actividad física no se quejaban de nada. Nuestros glúteos, por ejemplo, no estaban destinados a servir de cojines para permanecer sentados durante horas interminables. Por desgracia, el único uso que le dan a estos músculos muchas personas en la actualidad es el de sostenerlos rígidos en una posición fija durante horas seguidas. Protestan ante este trato de un modo enérgico con un espasmo —una contracción profunda y crónica— en el que permanecen. Debido a que estos músculos son muy fuertes, y están conectados a muchos otros, su tensión ejerce un poderoso tirón sobre los músculos circundantes. Esto, a su vez, afecta la capacidad de la articulación para moverse con libertad. Un trapecio contraído puede inmovilizar un hombro de un modo tan absoluto que limite también el movimiento del codo y la muñeca. El remedio es darle al trapecio toda la amplitud de movimiento que ansía.

Casi cualquier persona que haya trabajado alguna vez con problemas de articulaciones admite que los ejercicios suaves que llevan a una articulación a alcanzar toda su amplitud de movimiento son los que más ayudan. Por ejemplo, la muñeca puede flexionarse, extenderse y girar parcialmente, y tiene un movimiento limitado hacia la derecha y la izquierda. Hacer que tus articulaciones realicen todos estos movimientos favorece la salud del cartílago de la articulación, fortalece los músculos y tendones de la muñeca y ayuda a dispersar el líquido acumulado que suele acompañar a los problemas articulares. Sin embargo, esto sólo podrás realizarlo con eficacia si intervienen también los músculos destinados a ayudar en estos movimientos. Casi todos los que los intentan ponen rígidos los hombros y trabajan arduamente con cada músculo de los brazos, en vez de mover los pocos músculos del antebrazo y la muñeca, que son los que en verdad se necesitan para estos movimientos. El ejercicio se vuelve menos concentrado y menos eficaz; no puede fortalecerse la muñeca al entiesar la parte superior del brazo. Tal vez parezca difícil aceptar que muy a menudo elegimos la manera menos funcional de realizar un movimiento, pero, por desgracia, así es.

La idea de utilizar sólo el músculo o músculos apropiados para cada movimiento se repite varias veces en este libro, ya que es fundamental para nuestra terapia de movimiento. Es un tributo al maravilloso diseño del cuerpo humano reconocer que ciertos músculos son ideales para ciertas tareas, y otros para tareas por completo diferentes, del mismo modo como concebimos herramientas para fines muy específicos. El principio del movimiento muscular aislado es, en realidad, un principio de la relajación porque permite que músculos que no se necesitan descansen, en tanto los pocos que se necesitan realizan el trabajo. Algunas disciplinas de movimiento han llevado este concepto un paso adelante y lo han incluido en el reino del micromovimiento. El micromovimiento no utiliza grupos de músculos, como el movimiento regular, ni músculos individuales, como el movimiento isométrico, sino grupos específicos de fibras del interior del músculo. En este capítulo encontraremos ejercicios de micromovimiento. Mientras tanto, nos gustaría que conservaras esta imagen en mente al realizar cada uno de ellos: que tus movimientos deberán ser lo más cercanos posible al micromovimiento. Centra detenidamente tu atención en la zona específica en la que trabajas y deja que el resto de tu cuerpo descanse. Esto te brindará la máxima flexibilidad.

En las páginas siguientes describiremos movimientos que favorecen la flexibilidad de varias articulaciones. Las articulaciones tienen estructuras y funcionamiento muy diferentes, por lo que pueden requerir tipos por completo distintos de movimiento. Tal vez te interese en particular trabajar con sólo una serie de articulaciones o con sólo una parte de tu cuerpo, en especial si has padecido problemas de artritis. No obstante, recomendamos con firmeza que pruebes todos los ejercicios, en vista de que la flexibilidad y la facilidad de movimiento de cualquier parte del cuerpo sin duda mejorarán el funcionamiento de todo éste en conjunto.

Caderas

Las articulaciones de las caderas y los hombros poseen una estructura similar. Se llaman articulaciones esféricas, ya que tanto el fémur (el hueso del muslo) como el húmero (el hueso de la parte superior del brazo) tienen una bola grande de hueso en la parte superior que se aloja con comodidad en la pelvis y el hueso escapular, respectivamente. Este tipo de articulación permite todas las categorías de movimiento: mover la extremidad hacia los lados, alejarla del cuerpo o acercarla; moverla hacia atrás y hacia adelante, y girarla.

No todas las articulaciones pueden hacerlo. La rodilla, por ejemplo, es una articulación tipo bisagra, que sólo puede estirarse y doblarse.

Con tan maravillosa amplitud potencial de movimiento, uno podría preguntarse por qué las caderas están casi siempre rígidas, lo que en realidad permite muy poco movimiento. Parte de esto se debe a que cuando somos adultos casi nunca aprovechamos el potencial de movimiento de su articulación. En la niñez, pateamos, nos ponemos en cuclillas y a horcajadas mucho más que en la edad adulta. Sentarnos —una de nuestras actividades favoritas cuando somos adultos— impone todavía más presión sobre la pelvis que cuando estamos de pie, en especial si nos sentamos durante periodos prolongados en la misma posición.

Si tienes que estar sentado durante largo tiempo, intenta variar el ángulo en el que lo haces. Una silla común pone tus caderas y rodillas en el mismo nivel. Por otra parte, un cojín en la silla mantiene las rodillas más bajas que las caderas, en tanto que sentarte en una silla común con los pies sobre un pequeño taburete hará que tus rodillas estén más altas que las caderas. Mantener las rodillas en el mismo nivel o más abajo que las caderas a la larga provoca que la parte baja de la espalda se haga cóncava, mientras que mantener las rodillas más altas que las caderas la hará más convexa. Cuanto más variada sea tu posición cuando estés sentado, menos tiesos se pondrán los músculos de tu espalda baja; si varías tu postura, también variará la cantidad y ubicación de la presión que se ejerce sobre las articulaciones de las caderas. Asegúrate de que dicha presión se distribuya de manera uniforme a los lados de tu cuerpo. Siéntate sobre ambos glúteos, con los dos en el piso. Si te inclinas con más fuerza sobre una parte de la cadera, someterás a esa articulación a más presión. Sentarte en el piso permite una mayor variedad de posiciones, lo que puede ayudar a explicar por qué la gente que pertenece a sociedades con esta costumbre, por ejemplo en el Lejano Oriente, sufren menos problemas de espalda que los occidentales. Recomendamos hacerlo cuando sea posible si te resulta cómodo.

La articulación de la cadera la estabilizan músculos muy fuertes y con frecuencia muy contraídos. Si los glúteos, los músculos abdominales, los músculos psoas (que conectan las partes media y baja de la columna vertebral con el hueso del muslo) y los de la parte baja de la espalda están en contracción permanente, la cadera no gozará de libertad para realizar toda su amplitud de movimiento. Su estabilidad disminuirá, excepto dentro de una amplitud limitada de movimiento. Con el fin de aflojar la cadera, necesitamos aflojar los músculos que la sostienen.

Los músculos del glúteo, en especial el mayor y el menor, son algunos de los más potentes del cuerpo. Intervienen para sostenernos derechos cuando estamos de pie o caminamos. Justo por ser tan fuertes, reaccionan con fuerza ante la tensión. En momentos de estrés, aquellos músculos que participan tanto para defendernos como para escapar del peligro se contraen al prepararse para actuar. Si no los utilizamos en realidad, pueden permanecer contraídos mucho tiempo. Gran parte del dolor de la parte baja de la espalda relacionado con el estrés de hecho se inicia con este endurecimiento de los músculos de las nalgas, que tiran hacia abajo sobre los músculos de la parte baja de la espalda. Sobra decir que también afecta la movilidad de la cadera.

Los glúteos mayor y mediano son sólo la última capa de los músculos de las nalgas. Por debajo de ellos se encuentra el glúteo menor y los rotatorios laterales profundos, los cuales, como lo sugiere su nombre, ayudan a la rotación de la cadera. Cuando los glúteos se contraen, impiden que los músculos que están debajo de ellos efectúen su trabajo.

3.1

Para aflojar la rigidez de los glúteos, puedes sentarte en una silla o en el piso con las piernas cruzadas. Desplaza todo tu peso a una sola nalga y mueve el torso alternadamente en torno a esa articulación de la cadera, a la vez que desplazas la presión de tu peso a cada parte de la nalga. Muévete hacia adelante, hacia atrás y a cada lado con un movimiento lo más exagerado posible, al tiempo que mantienes todo tu peso sobre esa cadera.

Haz 20 o 30 círculos completos en cada dirección, luego siéntate y observa si notas alguna diferencia entre las dos caderas. ¿Te sientas de un modo más completo, plano o cómodo del lado con el que trabajaste? ¿Sientes alguna diferencia en la manera como la espalda te sostiene de ese lado? Ahora repite el ejercicio del otro lado y observa si sientes alguna diferencia al realizarlo con esta cadera. ¿Está más relajada que la otra, o más rígida?

3.2

Una variación del ejercicio 3.1 es la siguiente: siéntate en el piso, con la espalda contra la pared o un sofá, lleva la rodilla derecha hacia el pecho y muévete como describimos antes, en torno a la cadera izquierda. Esto permite menos movimiento de la columna vertebral, pero intensifica la presión sobre los glúteos. Haz lo mismo del otro lado.

3.3

El efecto de los ejercicios 3.1 y 3.2 puede intensificarse si colocas una pelota de tenis debajo de tu nalga y giras de modo que diferentes partes de ésta se presionen contra la pelota. Puedes mover la pelota para que toque varios puntos rígidos. No te tenses contra la presión de la pelota; más bien, intenta relajarte sobre ella. Si sientes un dolor agudo o punzadas, tal vez estés presionando la pelota contra un nervio, en cuyo caso debes moverla hasta que presione una parte más firme y menos sensible del músculo.

3.4

Otra manera de aliviar la tensión de un músculo fuerte es ponerlo más rígido todavía, luego relajarlo, ponerlo rígido de nuevo y volver a relajarlo. Para hacer esto con las nalgas, acuéstate boca abajo en el piso, coloca las palmas de las manos sobre el piso frente a ti, y levanta ambas piernas con las rodillas dobladas y levantadas un poco del piso, con los dedos de los pies apuntando hacia las caderas, lo más alto que puedas. Ahora, empújate hacia arriba con los brazos hasta que tu torso (hasta la pelvis) se despegue del piso; con este movimiento tus piernas bajarán para tocar el piso (ver figura 3.4 A). Continúa levantando las piernas de manera alternada (ver figura 3.4 B), luego el cuerpo y luego las piernas, hasta que te mezas como en una cuna y utilices el impulso de un movimiento para entrar en el siguiente.

Esto relaja la tensión en las nalgas al tiempo que estira y relaja los músculos abdominales, incluyendo los psoas. (Nota: a este ejercicio también se le llama "sexo-yoga". Incrementa la circulación a la pelvis y puede ayudar a superar la impotencia.)

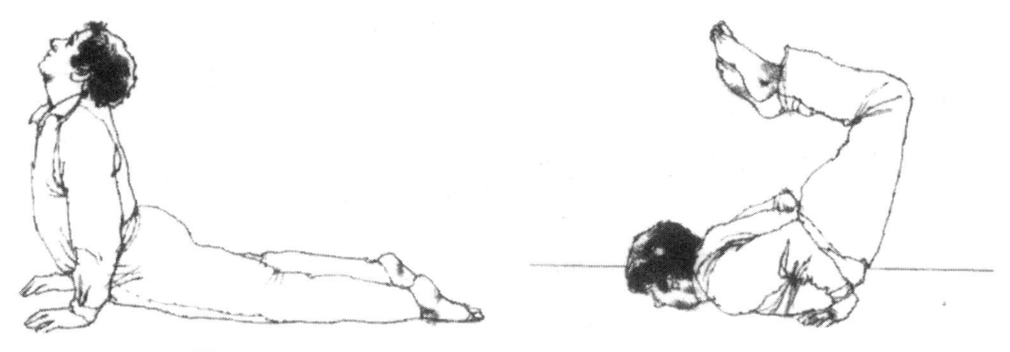

Figura 3.4A

Figura 3.4B

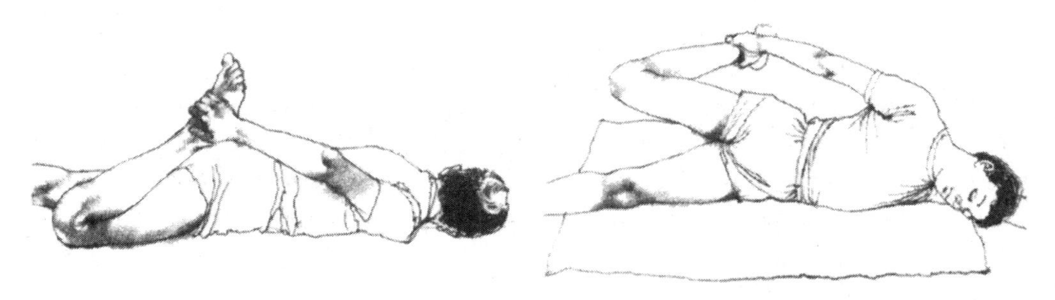

Figura 3.5A Figura 3.5B

Después de practicarlo varias veces, acuéstate boca arriba, dobla una rodilla y llévala hacia tu pecho, sostenla con la mano y gírala. Repite con la otra rodilla.

3.5

Acostado boca abajo, intenta alcanzar y asir un tobillo con la mano y tira de él hacia la nalga (ver figura 3.5 A). Sostenlo durante varios segundos, luego suéltalo y da ligeras palmadas, comprime y golpea con el puño la parte superior de la nalga, en la cúspide de la cresta pélvica. Repite con el otro tobillo.

Gira sobre un lado y tira de la rodilla hacia el pecho; después —sosteniendo el tobillo— lleva el pie lo más atrás que puedas sin que te resulte incómodo (ver figura 3.5 B). Repite esto varias veces con cada pierna.

3.6

Acuéstate boca arriba con las rodillas dobladas y con toda la planta de los pies en el piso; levanta la pelvis lo más que puedas, presionando los hombros y la parte alta de tu espalda contra el piso para sostener el peso (ver la figura 4.8 del capítulo sobre columna vertebral en este libro). Sostén esta posición y cuenta hasta siete, luego baja con lentitud las caderas al piso. Repite varias veces.

3.7

Para relajar la parte baja de la espalda y los músculos de las piernas, ponte de pie con la espalda contra la pared tocando ésta hasta media espalda, con los pies separados a lo ancho de las caderas y a unos 30 centímetros de la pared. Empieza a mover toda la pelvis formando un círculo grande; inclínate ligeramente sobre la parte de la espalda que está recargada en la pared. Esto le quita la carga de sostenerte a la parte baja de la espalda y a los músculos externos de los muslos, los cuales por lo regular tienden a trabajar arduo para ayudarte a estar de pie. Si realizas este ejercicio de modo correcto, los únicos músculos que trabajarán serán los que están haciendo girar la cadera. Deslízate un poco hacia abajo sobre la pared, hasta que tus pies queden a unos 90 centímetros de ésta, tus rodillas estén medio dobladas y sólo tus hombros se recarguen contra la pared; repite los giros de la pelvis. A continuación, voltéate de frente a la pared, extiende los brazos, recarga las palmas sobre ella e inclínate hacia adelante de modo que parte de tu peso esté apoyado por tus palmas; en esta posición, gira la pelvis como antes. Esto te ofrecerá una amplitud de movimiento más grande y permitirá que tus músculos abdominales y los de la parte baja de tu espalda se estiren un poco. Ahora estás listo para concentrarte en la articulación de la cadera.

3.8

El siguiente ejercicio se realiza de pie, con una pierna levantada y apoyada de manera total y cómoda sobre una silla, la superficie de una mesa, el brazo de un sofá, una repisa, la parte superior de un mostrador o una barra de ballet, cualquier cosa que no se mueva si la empujas. Debe ser capaz de sostener por lo menos la mitad de tu peso y tener la altura suficiente para que sientas un estiramiento cómodo de los músculos de la cadera y del muslo. Si eres flexible, podría estar a la altura de la cintura; si no eres muy flexible, necesitarás que esté más abajo. Puedes acomodar también una silla como apoyo complementario. Levanta la pierna derecha, extiéndela de lado y levántala hasta que el arco del pie esté firmemente apoyado sobre el mostrador, el brazo del sofá o cualquier otro objeto. Toma un minuto para sentir que tu pierna izquierda está alineada con comodidad y apoyada con

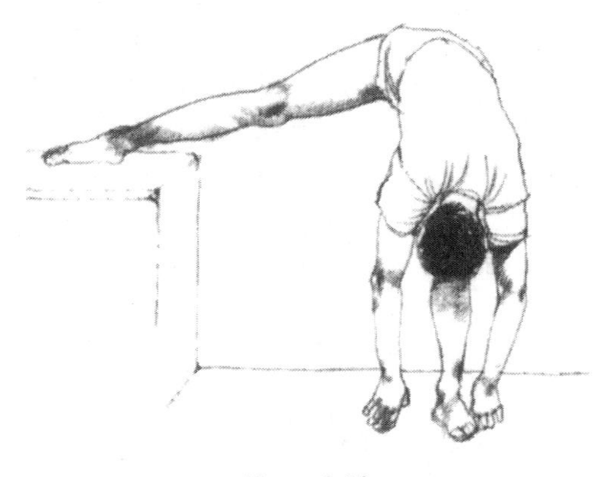

Figura 3.8A

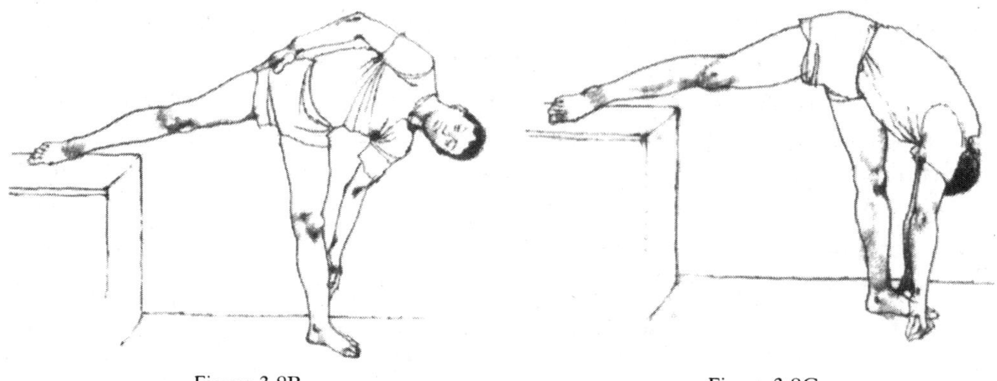

Figura 3.8B

Figura 3.8C

firmeza en el piso, con el peso distribuido de modo uniforme sobre cada parte del pie. El pie que está elevado debe cargar con la mitad de tu peso. Esta posición deja a la cadera derecha libre para moverse, sin tener que tensarse para sostenerte.

Dobla el cuerpo de frente hacia el piso (ver figura 3.8 A). Dóblalo hacia la izquierda lo más posible, sosteniéndote de una silla si es necesario. Ve qué tanto puedes acercar la cabeza al piso y siente el estiramiento de los músculos de la cadera derecha. Haz esto viendo hacia el frente (ver figura 3.8 B) y hacia la izquierda (ver figura 3.8 C). Ahora dóblate hacia la derecha y estira la cabeza hacia tu rodilla derecha. Hazlo viendo hacia el frente y hacia la derecha (ver figura 3.8 D). Esto estirará tu cadera izquierda, así como los músculos internos del muslo derecho.

A continuación, de manera lenta y cuidadosa, gira todo el torso de lado a lado, primero hacia tu hombro izquierdo y luego hacia el derecho; voltea hacia cada lado lo más que puedas sin sentir incomodidad. Continúa con este movimiento de torsión lento 10 o 15 veces de un lado al otro, hasta que se sienta fluido y suave. Asegúrate de que los músculos glúteos no se tensen al moverte.

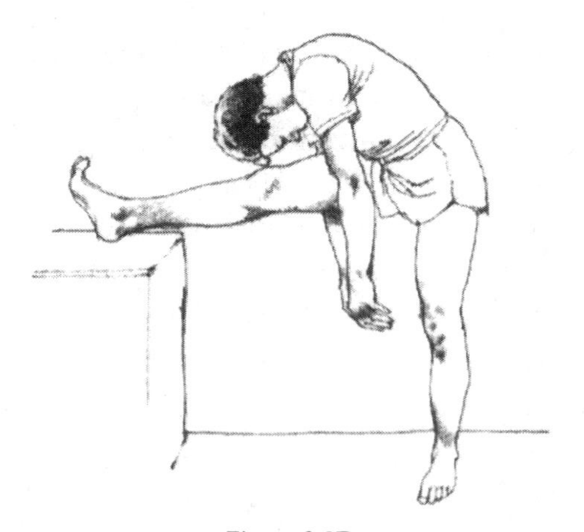

Figura 3.8D

Si tus pies sostienen tu peso con solidez, los glúteos no necesitan trabajar en esta posición.

Repite el ejercicio con la pierna izquierda levantada.

3.9

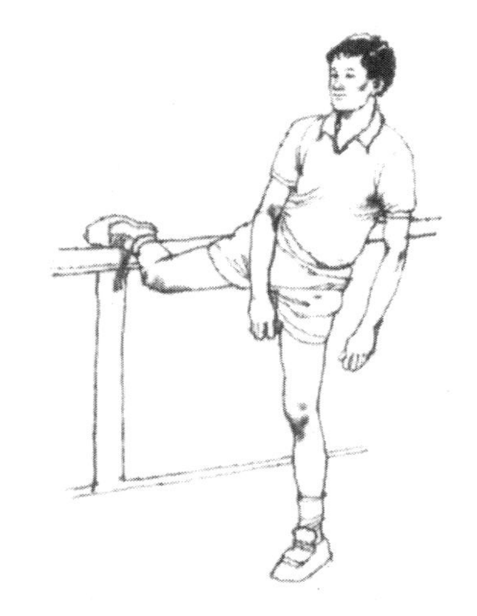
Figura 3.9

Con la pierna derecha levantada de nuevo, dobla y estira con lentitud la rodilla derecha. No permitas que la rodilla izquierda se doble porque perderás el apoyo del pie izquierdo. Mientras tanto, ambas caderas están en libertad de relajarse y expandirse. Por último, con la rodilla doblada, bájala hacia el frente (ver figura 3.9), lo que hará que tu cuerpo gire un poco hacia la izquierda; luego levántala y bájala hacia atrás, lo que provocará que tu cuerpo gire hacia la derecha. Esta última posición, en especial, abre la articulación de la cadera y la coloca en una posición en la que el movimiento normal casi nunca la pone, por lo que la relaja.

Repite este ejercicio 10 veces hacia adelante y hacia atrás, golpeando con suavidad con el puño tu muslo extendido y las nalgas mientras lo practicas. Ahora párate sobre ambos pies y observa si la sensación de un lado difiere de la del otro. Es probable que sientas la diferencia hasta tus pies y tus hombros. Repite todos los ejercicios anteriores con la pierna izquierda levantada.

Comprueba si puedes encontrar otras maneras de moverte en esta posición, concentrándote en el movimiento que pone en marcha la cadera.

3.10

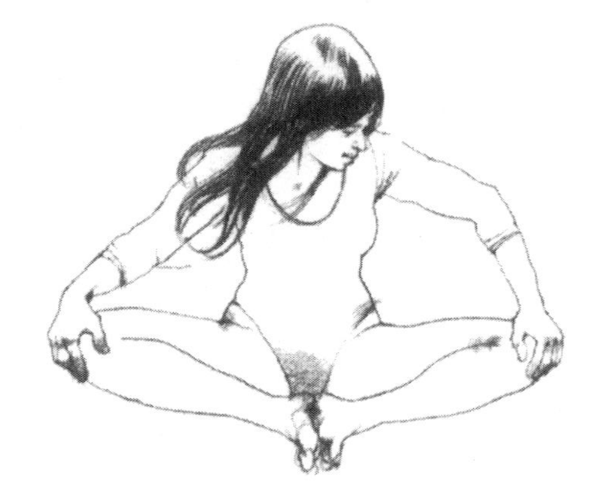
Figura 3.10

Siéntate en un piso alfombrado o en un tapete, dobla cada rodilla hacia su propio lado y junta las plantas de los pies; cuida que tu peso quede distribuido de manera uniforme sobre tus nalgas. Coloca una mano sobre cada rodilla y presiona con suavidad hacia abajo; alterna primero la presión de la rodilla derecha a la izquierda unas 10 veces y luego presiona sobre ambas rodillas simultáneamente (ver figura 3.10). Con este movimiento se expanden las articulaciones de la cadera y se estiran los músculos de la parte interna del muslo. Siente dónde hay resistencia al estiramiento. ¿En los músculos del muslo? ¿En la ingle? ¿En las rodillas? Si es en estas últimas, sigue adelante con lentitud y cuidado. No las empujes hasta un grado que te cause dolor.

Inclínate hacia adelante y toma tus tobillos de modo que tus codos descansen sobre las rodillas, y de nuevo empuja éstas hacia abajo; si tiras de los tobillos hacia arriba, esto automáticamente empujará los codos hacia abajo, y las rodillas junto con ellos. Así, los músculos que rodean las articulaciones de la cadera recibirán un estiramiento mayor.

Ahora haz lo mismo sin empujar las rodillas, sólo bájalas con los músculos de las piernas. Inhala profundo y baja las rodillas hacia el piso mientras exhalas.

Por último, siéntate con las plantas de los pies juntas y la espalda por completo recargada en la pared (puedes colocarte una almohada); presiona de nuevo ambas rodillas a la vez, hacia abajo, 20 o 30 veces.

3.11

Todavía sentado en el piso (con la espalda apoyada si lo crees necesario), dobla las rodillas, coloca los pies con las plantas sobre el piso y lleva las rodillas hacia el pecho (ver figura 3.11 A). Toma una con cada mano y empújalas por el lado izquierdo hacia el piso (ver figura 3.11 B). Deja que las piernas, la espalda, el abdomen y, en especial, los glúteos se relajen cuando realizas este movimiento, usando sólo la fuer-

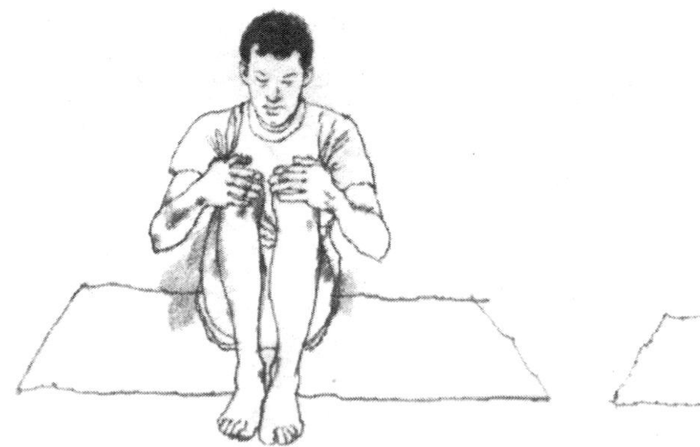

Figura 3.11A

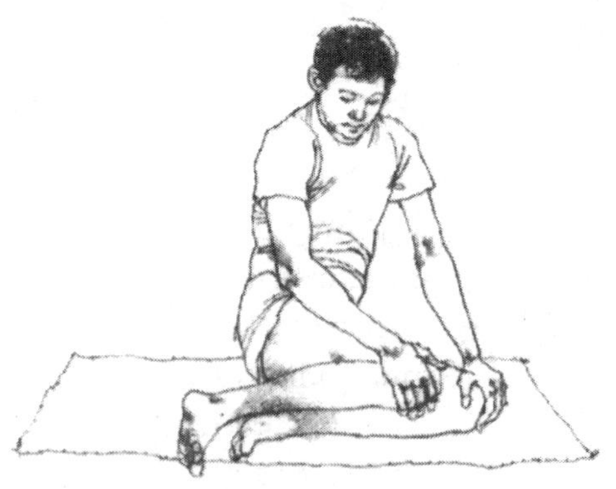

Figura 3.11B

za de las manos para mover las rodillas hacia arriba y hacia abajo, primero a la izquierda, luego a la derecha, cinco o seis veces en cada dirección.

Es posible que sientas una fuerte resistencia a este sencillo movimiento, sobre todo cuando se trata de permitir que tus músculos se relajen cuando están tan acostumbrados a controlar los movimientos de la cadera. Interrumpe y visualiza que efectúas este movimiento; imagina que cada músculo de la parte baja de tu cuerpo se relaja por completo para permitir una oscilación suave y sin trabas de un lado al otro.

Con ambas rodillas abajo del lado derecho, golpea ligeramente con el puño a lo largo de la parte externa del muslo izquierdo, de la cadera a la rodilla, subiendo y bajando por el muslo varias veces. Luego baja las rodillas a la izquierda y haz lo mismo en el muslo derecho. Después de esta visualización y "masaje" (que deberá dejar al muslo con una sensación de hormigueo y vigor), realiza de nuevo el ejercicio y observa si sientes que te resulta más fácil ahora.

3.12

Acuéstate boca arriba con la pierna izquierda estirada, la rodilla derecha doblada y el pie derecho descansando sobre el muslo izquierdo, apenas arriba de la rodilla. Mantén el pie allí al tiempo que sostienes la rodilla derecha con ambas manos y la empujas hacia el piso, primero a la derecha (ver figura 3.12 A), luego a la izquierda (ver figura 3.12 B). Observa dónde sientes resistencia a este movimiento y qué músculos facilitan o entorpecen el movimiento. Después de repetir el ejercicio varias veces, detente y masajea las zonas en donde percibiste resistencia.

Masajea la parte baja de tu abdomen, apenas por encima del área púbica; hazlo con ambas manos, frotando de modo profundo y prolongado. A continuación, masajea la región de la ingle y alrededor de todo el hueso pélvico. Luego intenta el movi-

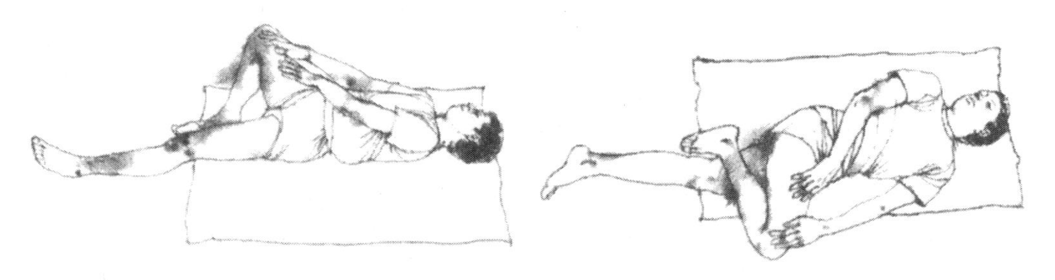

Figura 3.12A Figura 3.12B

miento de nuevo y observa si sientes que resulta más fácil. Concéntrate en dejar que todos tus músculos se relajen mientras sólo tus manos tiran de la rodilla de un lado al otro.

Antes de cambiar de posición para repetir el ejercicio con la pierna derecha estirada y la rodilla izquierda doblada, recuéstate boca arriba con ambas piernas estiradas y observa si sientes alguna diferencia entre los dos lados.

3.13

Todavía acostado, estira ambas piernas por completo y luego, en forma simultánea, ábrelas y deslízalas hacia los lados y de regreso unas 10 o 12 veces, rápidamente, sin levantarlas del piso. Este movimiento activa y estira los músculos laterales de los muslos. Mientras lo practicas, asegúrate de que los músculos de la espalda y el abdomen estén relajados y que las piernas hagan todo el trabajo.

3.14

Acostado sobre tu lado izquierdo con la cabeza recargada en una almohada firme, levanta la pierna derecha lo más alto que puedas hasta que sientas un estiramiento leve en los músculos de la parte interna del muslo. Bájala con rapidez, de modo que la espalda no tenga tiempo de tensarse. Hazlo unas cinco veces. Luego recuéstate sobre tu lado derecho y repite el ejercicio levantando la pierna izquierda.

Ahora, de nuevo sobre tu lado izquierdo, levanta la pierna derecha la mitad de lo que podrías hacerlo con facilidad y gírala unas cinco veces en cada dirección; forma un círculo lo más ancho posible. Imagina que el pie guía el movimiento. Golpea en forma leve con el puño a lo largo de todos los músculos de la parte externa del muslo, que este ejercicio ayudará a fortalecer (ver figura 3.14). Si la pierna se cansa, imagina que alguien más la está levantando. Inhala hondo hacia el abdomen y procura no tensar éste, la parte baja de la espalda o cualquier músculo que no participe directamente en el levantamiento. Luego gira hacia el lado derecho y repite con la pierna izquierda.

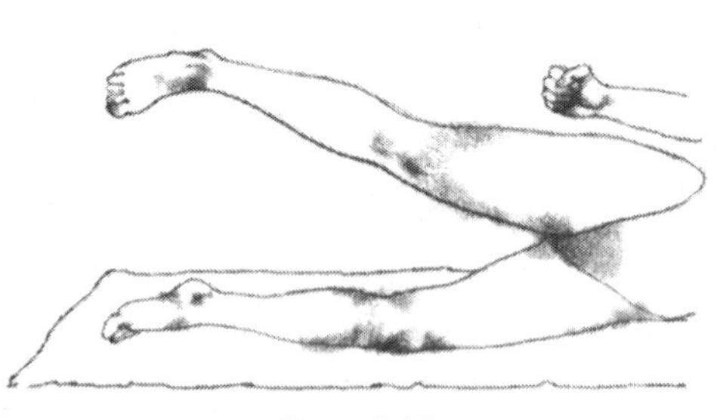

Figura 3.14

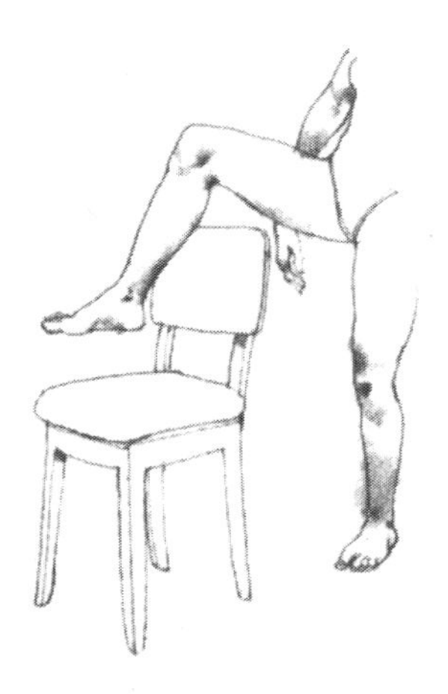

Figura 3.15

3.15

De pie, toma una silla con respaldo lo bastante bajo para que puedas mecer la pierna por encima de él. (Si no es posible, balancéala por encima del asiento de la silla, o incluso de un par de libros sobre el piso; encuentra el nivel que te resulte cómodo.) Sostente del respaldo de otra silla, un mostrador o cualquier objeto que te proporcione suficiente apoyo, y gira la pierna en torno al respaldo de la silla, varias veces en cada dirección (ver figura 3.15). Ahora detente y golpea el piso con el pie unas 10 veces, al tiempo que dices: "Pie, pie, pie". Gira la pierna de nuevo y visualiza que tu pie guía el movimiento.

Tal vez necesites empezar con sólo tres o cuatro giros en cada dirección, pero intenta aumentar el número hasta llegar a 15 o 20. Este movimiento terminará por fortalecer tus piernas, pero recuerda que la intención es que dé flexibilidad a las caderas; no te fuerces indebidamente al intentar columpiar las piernas más alto de lo que puedes hacerlo. Este movimiento es bueno para mejorar la circulación hacia toda el área pélvica, por lo que se ha demostrado que ayuda en el tratamiento de infecciones de la vejiga, hemorroides y problemas digestivos, así como rigidez muscular.

Como ya mencionamos, hay una relación cercana entre las articulaciones y los músculos de la cadera y los de la columna vertebral, en particular de la parte baja. El capítulo sobre columna vertebral (4 de este libro) contiene varias secciones con ejercicios concebidos para aflojar la cadera, para los que ya estás preparado; consulta las secciones "Flexión vertebral: relajación de la espalda baja", "Estiramientos laterales para la parte baja de la espalda" y "Relajación de las caderas y la pelvis". Realiza los ejercicios ahí incluidos. También recomendamos los ejercicios 3.37 y 3.38 de este capítulo.

Hombros

El hombro, al igual que la cadera, es una articulación esférica, lo que significa que, de manera potencial, posee gran amplitud y libertad de movimiento. Si dejamos de lado el potencial, en casi todos nosotros la de los hombros es la zona más rígida del cuerpo. Si le preguntaras a cualquier grupo de personas en dónde cargan la mayor tensión, muchísimas contestarían sin titubear: "En los hombros". Esta tensión es, primordialmente, de tipo muscular, pero causa el efecto de limitar el libre movimiento de la articulación. Para crear una mayor amplitud de movimiento y disipar la tensión de los hombros, necesitamos trabajar con dos áreas: el músculo trapecio de los hombros y la parte superior de la espalda, y los músculos pectorales e intercostales del pecho.

Al hombro lo mantienen en su lugar músculos amplios y fuertes: cinco capas en la espalda y tres en el frente. El trapecio, el músculo más externo y más grande de la espalda, tiene una forma parecida a la de un diamante. Dicho músculo aparece en todo este libro, y nunca como amigo. Esto es injusto, porque es muy importante y útil. Ayuda a sostener derecha la cabeza, a estabilizar la escápula (omóplato) y la clavícula, e interviene en todos los movimientos de los hombros. Desde luego, para llevar a cabo todas estas funciones tiene que ser muy fuerte. También es uno de los músculos más grandes; va de la columna vertebral a cada hombro y desde la base del cráneo hasta un poco arriba de la última costilla. Debido a su tamaño y fortaleza, puede ocasionar muchos problemas.

La gente que utiliza mucho el trapecio en su trabajo o en la práctica de un deporte —que levanta, carga, cava, mueve de un lado a otro una raqueta de tenis o lanza una bola— tal vez sufra problemas con este músculo si repite con tenacidad la misma acción en la misma forma una y otra vez. Algunas fibras del trapecio actúan para levantar los omóplatos, algunas para bajarlos y otras para llevarlos hacia atrás. Si un grupo de fibras entra en una contracción crónica, tensa e inhibe el movimiento de todo el músculo. Moverse de modo que se utilicen todos los diversos grupos de fibras —en otras palabras, moverse en varias formas— ayuda a impedir este problema.

Resulta interesante que las personas que no utilizan el trapecio de un modo intenso sean las que padecen más problemas con él. Aquellos cuyo trabajo les permite poco movimiento, que mantienen los hombros y la espalda en una postura rígida durante horas seguidas, son los que más se quejan de dolor de hombro. Esto nos devuelve a la afirmación que hicimos antes: que los músculos fuertes se rebelan contra la falta de uso al entrar en un espasmo y permanecer allí. Debido a que no los utilizamos para lo que en sus orígenes servían —asir, estirarse hacia afuera y hacia arriba, sostener con fuerza, cargar, columpiarse de las ramas—, almacenan su energía inutilizada en la forma de un espasmo muscular.

La posición de los hombros y el pecho determina nuestra postura y, por ende, crea y refleja nuestra imagen corporal. Utilizamos nuestra postura para demostrar cómo nos vemos a nosotros mismos y cómo nos relacionamos con los demás. Maureen una vez vio a dos mujeres que discutían y por sus posturas podía saberse con claridad cuál era la posición de cada una. Una de ellas estaba de pie con los pies separados, los puños sobre las caderas, los hombros hacia atrás, la barbilla y el pecho proyectados hacia adelante de un modo agresivo: atacaba. La otra tenía los dedos de los pies hacia adentro, los brazos cruzados sobre el pecho, los hombros encorvados hacia adelante y la barbilla baja: enojada por igual, pero, sobre todo, preocupada por defenderse. Muchos de nosotros nos encontramos en la posición de tener que defendernos y protegernos de un mundo que parece amenazante, y lo reflejamos precisamente con esa misma postura, con los hombros encorvados y elevados, y la barbilla hundida. La baja autoestima, un sentimiento de inferioridad o la necesidad de someterse constantemente a los "superiores" también puede hacernos asumir esta postura encogida y "humilde". Sostener tal posición todo el tiempo puede convertirse en una tremenda tensión para el trapecio. Quizá todavía peor, acalambra el pecho de modo que nunca podemos hacer una respiración en verdad profunda. La respiración superficial es una señal de ansiedad, y por sí misma ayuda a mantenerla.

Aparte de la autodefensa, los hombros reflejan nuestro sentido de responsabilidad. Si nuestras obligaciones parecen demasiado pesadas, a menudo nos invade una sensación firme de peso, de sobrecarga, en los hombros, los cuales inconscientemente se contraerán justo como si llevaran una auténtica carga física. La expresión "cargar el mundo entero en los hombros", al igual que tantas otras metáforas corporales, describe una sensación basada en una realidad física tangible. Si sientes que llevas el mundo sobre los hombros, éstos empezarán a sentirlo también.

Los mismos músculos que proporcionan movilidad pueden también impedirla cuando se contraen. Paralizados desde la espalda por los músculos trapecio y romboides, los hombros pueden ser inmovilizados desde el frente por los músculos pectorales y serratos. Éstos se contraen por algunas de las mismas razones que lo hacen los hombros, en parte porque el movimiento circular hacia adelante de los mismos hunde la cavidad torácica, lo que le impide alcanzar una expansión completa, y en parte porque por lo general no respiramos lo suficiente como para mantener la cabal movilidad del pecho. Una respiración profunda y completa levanta y abre de manera automática el pecho, lo que empuja los hombros hacia atrás, donde deben estar... pero, ¿con qué frecuencia hacemos respiraciones completas y nutritivas? Muchos clientes a quienes hemos visto se han percatado de lo poco que en verdad respiran y han quedado asombrados; piensan que esta característica es singular. De hecho, es casi universal.

La ansiedad, la concentración, el dolor —casi cualquier cosa— pueden hacer que una persona se olvide de respirar. Leímos que Itzhak Perlman no respira, nunca, mientras interpreta un pasaje largo y complicado del concierto para violín de Beethoven debido a su excesiva concentración, por lo que no son sólo los estados emocionales negativos los que hacen que la gente se olvide de su función más elemental. (Nos encantaría percatarnos de cómo se escucharía este pasaje si Perlman respirara mientras lo interpreta.)

La tensión en el pecho es frecuente en personas que trabajan con las manos en tareas en las que se realizan movimientos pequeños, actividades como escribir, mecanografiar o elaborar joyería, en contraposición a cortar madera. Las tareas en las que es necesario acercar los brazos al cuerpo y mantenerlos en una misma posición durante periodos prolongados tienden a oprimir y contraer la cavidad torácica. También está el problema de que cuando trabajamos con las manos tendemos a ejercer mucho más esfuerzo del necesario. Iniciamos este hábito desde niños, cuando nos esforzamos por desarrollar las habilidades necesarias para escribir, y muchos nunca nos recuperamos del todo. En vez de utilizar los músculos más pequeños y profundos de los brazos y manos, que son más aptos para dichas tareas, tensamos los hombros, la parte alta de los brazos y el pecho.

En nuestras clases de masaje entrenamos a las personas para que sientan que utilizan sólo las manos para dar masaje, y en nuestras clases de movimiento las entrenamos, mediante actividades cotidianas como escribir, cortar verduras y labores similares, para observar cuánto esfuerzo innecesario realizan y a cuántos músculos innecesarios recurren para hacer su trabajo. Olvidarse de los músculos externos más grandes y fuertes y recurrir a los internos más especializados es parte importante del mejoramiento de tu movilidad articular.

A tus hombros les encanta moverse y detestan paralizarse. Estarían de lo más felices si los movieras de todas las maneras en las que es posible hacerlo: hacia adentro, hacia afuera, hacia arriba, hacia abajo, hacia atrás, hacia adelante, en el sentido de las manecillas del reloj y en el sentido contrario. Cuando los hombros se relajan, todo el cuerpo tiene la sensación de liviandad y alivio. No obstante, algunas veces trabajar en ellos puede resultar incómodo al principio, cuando percibes de manera consciente una capa profunda de tensión y restricción.

3.16

Para sentir si tus hombros están rígidos, siéntate con comodidad en una silla, con la espalda recargada y los pies totalmente asentados en el piso. Descansa las manos sobre las rodillas. Si lo prefieres, puedes sentarte en el piso, siempre y cuando tu cuerpo esté relajado. Esto es muy importante, porque los hombros son muy sensibles a la tensión en cualquier parte del cuerpo y por lo general responden a ella tensándose más.

Ahora gira con lentitud sólo tu hombro izquierdo. Procura que el movimiento sea lento y de poca amplitud, e imagina que el borde del hombro —donde se unen el brazo y el hombro, y no el omóplato— conduce el movimiento. Gira el hombro 10 veces en una dirección, luego 10 veces en la otra, respirando profundo e intentando mantener el hombro lo más relajado posible. ¿Te cuesta trabajo hacerlo? ¿El giro se siente suave o difícil e inestable? ¿Puedes mover el hombro en forma independiente? Imagina que hay una cuerda sujeta a tu hombro, como uno de los hilos de una marioneta, y que alguien más tira de ella. Golpea ligeramente con las puntas de los dedos de la mano derecha varias veces en el borde externo de tu hombro izquierdo, de modo que puedas sentir dónde debe centrarse el movimiento. Deja que los omóplatos se muevan casi de manera pasiva.

Ahora coloca la mano derecha sobre tu hombro derecho y siente si los músculos que ahí se encuentran se mueven mientras giras el hombro izquierdo (ver figura 3.16).

Si se mueven, procura mover el hombro izquierdo de una manera tan relajada que el hombro derecho no intente participar. Haz esto hasta que sientas que los músculos del hombro derecho ya no se mueven. Recomendamos que gires el hombro unas 50 veces en cada dirección. Descansa y observa si sientes una diferencia entre los dos hombros; luego repite el ejercicio con el derecho.

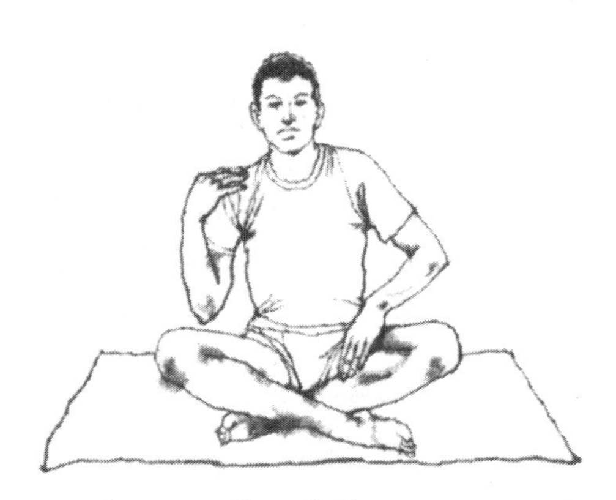

Figura 3.16

Tal vez al principio te parezca que este ejercicio te hace sentir más tenso, pues descubres cuánta tensión soportas en los hombros. Inhala hondo para superarla e imagina que cada músculo de tu cuerpo descansa, excepto los que están moviendo el hombro. Imagina que los músculos activos se mueven de un modo liviano, suave y fácil. También puede ser de utilidad golpear ligeramente el pecho, con un movimiento firme y rápido.

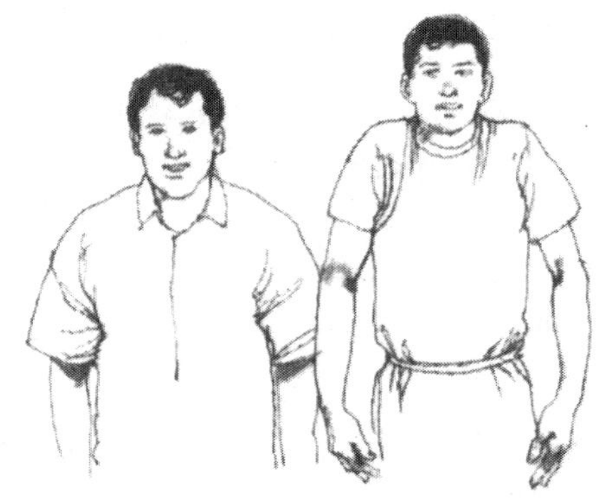

Figura 3.17

Los oficinistas que tomen cinco minutos cada hora para poner más flexibles los hombros se darán cuenta de que están menos cansados al final de su día de trabajo. No necesitas levantarte de la silla para mover los hombros en casi toda su amplitud de movimiento. La secuencia de ejercicios que se presentan a continuación se realiza con los brazos colgando a los lados de un modo suelto.

3.17

Inhala profundo y luego, mientras exhalas, eleva los hombros lo más que puedas, intentando alcanzar las orejas con los bordes externos de los hombros (ver figura 3.17, derecha). Mantén los hombros arriba al tiempo que inhalas y cuentas con lentitud hasta cinco; luego bájalos poco a poco mientras exhalas.

Inhala y exhala en tanto bajas los hombros lo más que puedas (ver figura 3.17, izquierda). Deberás sentir el trabajo que desempeñan los músculos de toda la parte superior de cada hombro y los músculos bajo los brazos para tirar de los hombros hacia abajo, pero los brazos deben permanecer colgando a los lados. Mantén los hombros abajo mientras inhalas y cuentas hasta cinco, luego exhala y déjalos subir de nuevo.

3.18

Respira profundo y, al tiempo que exhalas, lleva al frente los hombros lo más que puedas sin que lleguen a la parte de adentro del esternón (ver figura 3.18, derecha). Este movimiento de tus hombros hará que las palmas de tus manos vean hacia atrás; de nuevo, mantén los brazos lo más relajados posible. Inhala y sostén, luego exhala mientras llevas los hombros lo más atrás que puedan llegar sin sacar los omóplatos (ver figura 3.18, izquierda). Inhala y sostén la respiración; exhala y relaja. Repite el ejercicio 10 veces o más.

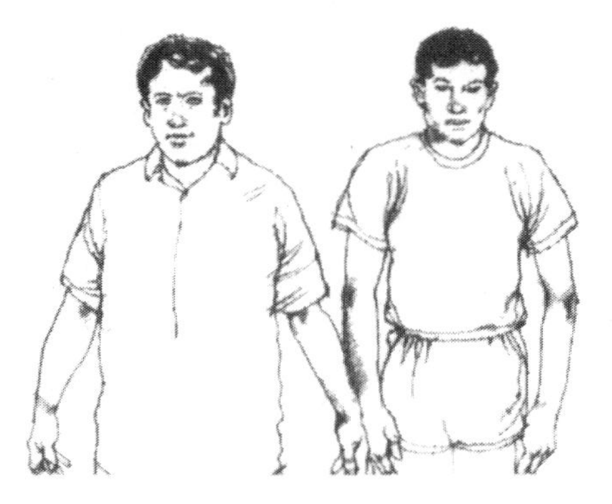

Figura 3.18

3.19

Repite el ejercicio 3.18, pero esta vez deja que tus hombros hagan un círculo pronunciado hacia el esternón en el frente (ver figura 3.19, derecha) y hacia los omóplatos en la espalda (ver figura 3.19, izquierda). Si por lo regular tienes los hombros echados hacia adelante, mantén esta posición el doble de tiempo hacia atrás que hacia adelante. Asegúrate de mover sólo los hombros cuando haces esto; mantén el cuello recto, la parte superior de la cabeza alineada con el techo, y la espalda y el abdomen relajados. Repite 10 veces o más.

Ahora gira los hombros de nuevo como lo hiciste en el ejercicio 3.16, primero uno —unas 10 veces en cada dirección, con lentitud—, luego el otro, y después los dos juntos. Un pequeño giro moviliza los músculos del hombro con igual eficacia que un giro grande, y tendrá un efecto mucho más relajante para ellos. Respira profundo y siente cómo la aspiración expande tu pecho e incrementa la distancia entre tus hombros. Cuanto más sueltos estén los músculos, más distancia puedes crear entre los huesos adyacentes, por lo que comprimirás menos las articulaciones. La presión en una articulación durante el movimiento es conveniente: cuando te mueves, presionas la articulación y la liberas, presionas y liberas de nuevo, y esto le permite al cartílago recibir y expulsar el líquido sinovial lubricante. Por otra parte, la tensión sin movimiento disminuye la circulación de dicho líquido. Repite 10 veces o más.

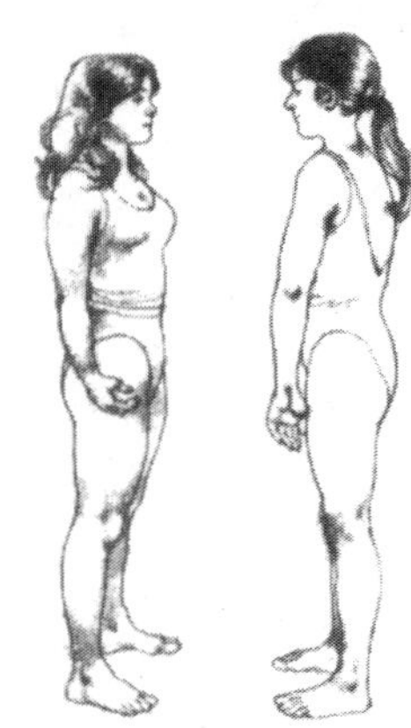

Figura 3.19

Los siguientes ejercicios te ayudarán a tensar y relajar la tensión de los músculos de tus hombros. Repite cada uno cinco veces; inhala profundo antes de cada movimiento y exhala con lentitud al hacer cada uno. Sostén cada posición mientras cuentas por lo menos hasta cinco.

3.20

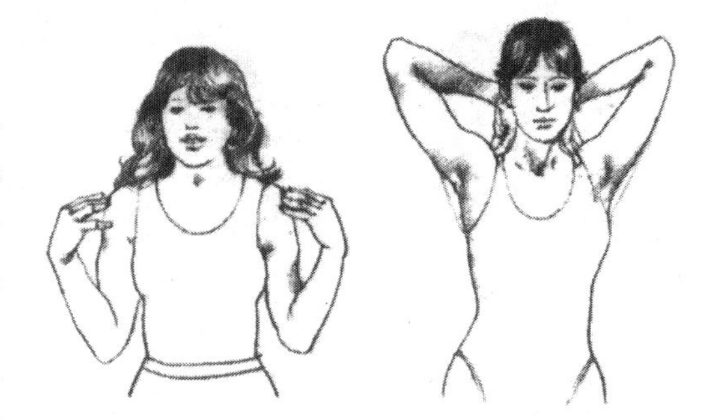

Figura 3.20

Coloca las puntas de los dedos en el borde de cada hombro y presiona los brazos para acercarlos a tus costados; baja los codos lo más que puedas (ver figura 3.20, izquierda).

Luego levanta los brazos y estira cada codo hacia su propio lado y lo más alto que puedas (ver figura 3.20, derecha).

3.21

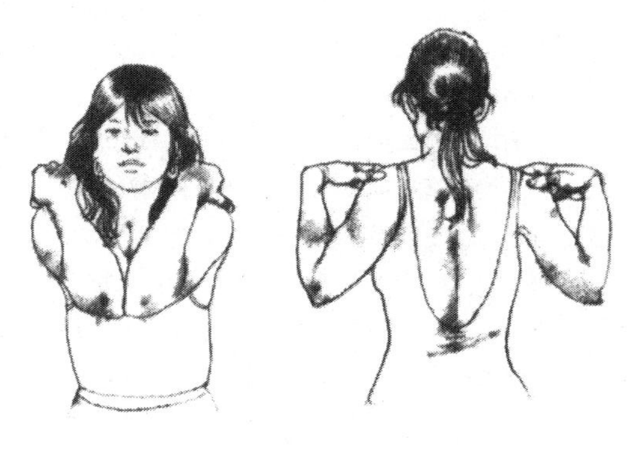

Figura 3.21

Lleva los codos hacia adelante y encoge la parte alta de la espalda (ver figura 3.21, izquierda).

Lleva los codos hacia atrás, hacia la columna vertebral, presiona los omóplatos uno contra otro y encoge el pecho (ver figura 3.21, derecha).

3.22

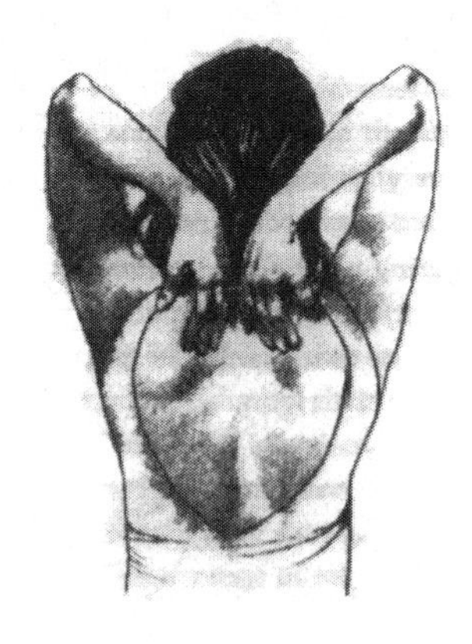

Figura 3.22

Mueve las puntas de los dedos de modo que descansen justo debajo de la base del cuello y levanta los codos hacia el techo, lo más alto que lleguen (ver figura 3.22).

Observa cómo en cada uno de los movimientos anteriores participa y se activa una serie diferente de músculos. Tal vez sea buena idea terminar esta serie bajando los brazos a los costados y girando los hombros 20 o 30 veces para eliminar cualquier tensión que pudiera quedar.

3.23

Levanta con lentitud ambos brazos hacia arriba y hacia los lados; luego bájalos. Cada vez que los levantes, procura, si te es posible, alzarlos un poco más arriba del nivel de los hombros que la vez anterior.

3.24

A continuación, levanta los brazos al nivel de los hombros y llévalos hacia adelante, hasta que las palmas de tus manos se toquen (ver figura 3.24, izquierda); sostén, respira y luego extiende los brazos hacia atrás lo más que puedas, juntando los omóplatos. Imagina que intentas conseguir que los torsos de tus manos se toquen por detrás de tu espalda —o, si te es posible, hazlo— y observa si puedes pronunciar un poco más el movimiento cada vez que repites este ejercicio. Tal vez descubras que si miras hacia atrás al brazo estirado (ver figura 3.24, derecha) será más fácil para ti disponerlo para estirarse todavía más.

3.25

Con los brazos al nivel de los hombros, gira cada uno sobre su eje todo lo que puedas, unas seis veces en cada dirección (es decir, un movimiento de palmas hacia arriba, o palmas hacia abajo y de regreso, pero gira el brazo todo lo que éste lo permita en cada dirección); ahora haz lo mismo mientras mueves los brazos en círculos más grandes.

Entre los hombros y el pecho hay interdependencia, lo mismo que entre la parte baja de la espalda y el abdomen. Cuando tu cuerpo funciona bien, las dos series de músculos se equilibran entre sí; cuando no es así, pueden interferir una con la otra y cada una limitar el movimiento de la otra. A menudo realizan funciones opuestas; por ejemplo, los músculos de los hombros tiran de los omóplatos hacia atrás, en tanto los músculos del pecho tiran de ellos hacia adelante.

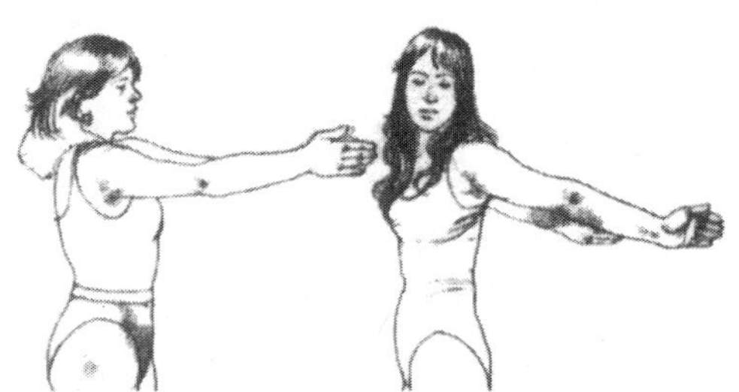

Figura 3.24

Por tal motivo, ambos deben ser fuertes y activos por igual.

En los capítulos sobre respiración (4 de este libro) y circulación (2 de este libro) subrayamos la necesidad de extender nuestra amplitud de movimiento en ambos hombros y el pecho, en vista de que en realidad no es posible soltar los hombros si el pecho sigue inmóvil, y viceversa. Las articulaciones de los hombros, en particular, no gozan de una libertad total de movimiento si el pecho o los hombros están rígidos. Consulta en el capítulo 1 de este libro la sección titulada "Estiramiento de los músculos de la respiración" y practica los ejercicios incluidos ahí (1.7 a 1.14). Enseguida, consulta la sección "Creación de movimiento en el pecho y los hombros", del capítulo 2 de este libro y practica los ejercicios 2.11 a 2.17.

Desde luego, la manera más fácil de mover los hombros es que alguien más lo haga por ti. Quizá no haya otra zona del cuerpo en la que el movimiento sea más beneficioso. Esto se debe a que, como mencionamos, el hombro tiende a trabajar más de lo que necesita y a participar en movimientos en los que no se requiere su ayuda. Esto establece una respuesta nerviosa automática en la que tu hombro se contrae un poco cada vez que mueves cualquier parte del cuerpo. Puedes cambiar este hábito —en realidad puedes reprogramar tu respuesta nerviosa— al dejar que el hombro se relaje, se suelte y permita que se le mueva sin esfuerzo alguno.

El masaje es la mejor manera de empezar a aflojar el hombro. La persona que recibe el masaje debe estar sentada o acostada de lado con un par de almohadas que sirvan de apoyo para la cabeza.

Sin embargo, si la persona tiene una lesión o problema en el cuello o el hombro, alguno de los dos deberá consultar al médico sobre las técnicas de masaje que deben utilizar.

3.26

Primero comprime con ambas manos los músculos que recorren la parte superior de los hombros. Sujétalos con fuerza, tira de ellos hacia arriba y sacúdelos, con suavidad o fuerza, como lo prefiera tu compañero. Da ligeros golpecitos a lo largo del lado del cuello y del hombro, hasta llegar al borde. Luego, en vez de los golpecitos, palpa con las puntas de todos tus dedos, con un movimiento giratorio, arriba y abajo del cuello y el hombro. En la zona del cuello no debes trabajar tan fuerte que ocasiones dolor, pero en los hombros la gente a menudo puede soportar un poco de dolor porque los músculos en esa zona están más rígidos; de hecho, el dolor a veces puede sentirse como una liberación necesaria. Repite el masaje dando golpecitos ligeros y palpando de cada lado. Si tu compañero está sentado, empuja su cabeza un poco hacia abajo, hacia un hombro, mientras trabajas en el lado contrario del cuello.

Con las puntas de los dedos o los pulgares, presiona profundamente el área que rodea el borde interior del omóplato. Casi todos tenemos un nudo de músculos duros y rígidos en esta área, junto con una acumulación de tejido conjuntivo. Esta zona puede soportar mucha presión, en particular si su tejido conjuntivo está rígido y, de hecho, tal vez requiera mucha presión para soltar su tensión. Si tu compañero lo tolera, puedes intentar presionar con los nudillos, o incluso con tu codo, pero empieza con muy poca presión, y auméntala gradualmente; récuerdale a tu compañero que respire profundo. Su respiración hará que se expanda la parte superior de su espalda, lo que creará una presión de respuesta a tu masaje, de modo que los músculos en cierto sentido recibirán masaje de ambos lados a la vez. La respiración profunda también le permite a la persona sentir mejor el área.

3.27

Ahora sostén tu brazo del hombro y la muñeca, y muévelo formando un círculo, lo más ancho que puedas, unas 10 o 15 veces en cada dirección. Tómalo con ambas manos y estíralo con suavidad desde el hombro, agitándolo en forma vigorosa. Tira de él hacia arriba desde el hombro y agítalo de nuevo, luego tira de él hacia abajo y hacia atrás, y agítalo.

3.28

Coloca una palma frente al hombro y otra detrás de él, y muévelo en círculos; estíralo hasta donde llegue hacia adelante y hacia atrás. Da masaje y pequeños golpecitos con las puntas de los dedos en la parte superior del tórax, y luego haz girar el hombro de nuevo. Si la persona está acostada de lado, con la espalda hacia ti, presiona el hombro hacia adelante en dirección al piso, luego tira de él hacia ti para expandir el pecho. Si está sentada, coloca la palma de tu mano detrás de un hombro al tiempo que tomas el contorno externo del otro, y haz girar a la persona de un lado a otro mientras, de manera simultánea, empujas un hombro y tiras del otro, alternadamente. Párate detrás de ella, pídele que doble los codos de modo que señalen hacia su espalda, luego sostén ambos codos y tira de ellos de regreso hacia ti y hacia arriba, lo más que se pueda dentro de su rango de comodidad. Todavía de pie detrás de ella, pídele que levante los brazos por encima de su cabeza y los doble de manera que los codos señalen, lo más cerca posible, hacia el techo; toma ambos codos y tira de ellos con suavidad hacia atrás y abajo, hacia ti. Estos estiramientos son buenos para toda la espalda.

Puedes realizar este beneficioso trabajo corporal con tus compañeros de trabajo mientras están sentados frente a sus escritorios o en tus pequeños grupos de terapia. Es buena idea reunirse más a menudo cuando se trabaja con intensidad en los hombros, ya que esta área necesita un relajamiento mayor y más frecuente que casi cualquier otra parte del cuerpo. Debido a su vida sedentaria y a su trabajo, que suele implicar escribir y mecanografiar mucho, así como realizar otras labores con los brazos y las manos, mucha gente padece de los hombros; sin embargo, si tu grupo prefiere concentrarse en algo más, hazlo desde luego.

RODILLAS Y TOBILLOS

Las estructuras de estas dos articulaciones son muy diferentes. Lo que tienen en común es que ambas son articulaciones que soportan peso, y que ambas pueden beneficiarse con muchos de los mismos ejercicios. La rodilla es la articulación más grande del cuerpo después de la cadera y el hombro, y es una de las que con más frecuencia sufre artritis reumatoide y osteoartritis. Su estructura es muy diferente de la de las articulaciones esféricas. Al igual que el codo, es una articulación tipo bisagra; puede doblarse y estirarse (flexionarse y extenderse), pero su movimiento lateral y giratorio es limitado. Esto se debe a varias razones. La rodilla es una importante articulación que soporta peso; cuando damos un paso, la rodilla y el tobillo juntos sostienen momentáneamente todo el peso de nuestro cuerpo. Por tanto, ambos están concebidos para una máxima fortaleza, pero la rodilla es menos móvil. En la rodilla hay dos cápsulas articulares, una interna y otra externa, y, más que ser sólo el lugar de unión de los huesos del muslo y la pantorrilla, tiene un hueso extra, la rótula, que protege la articulación en el frente y permite que los tendones se deslicen con suavidad sobre la articulación de la rodilla.

La rodilla es una estructura compleja y una articulación rígida en forma poco usual. Además, casi todos tenemos la tendencia a caminar con cierta rigidez, lo que limita nuestra amplitud de movimiento. Como explicamos, una articulación sinovial necesita libertad de movimiento para mantener al cartílago sano. Para empezar, la libertad de movimiento de la rodilla es limitada. Si alguno de los tejidos que la rodean está tenso, la movilidad disminuye aún más. Si hay debilidad en un tendón o ligamento, los tejidos circundantes automáticamente se endurecen para mantener la estabilidad de la rodilla. La mayoría de los ejercicios de esta sección se elaboró para fortalecer y relajar los tendones y músculos de la rodilla, y permitir que la articulación goce de su máxima libertad.

Casi todos los problemas de rodilla empiezan con la manera de caminar. Caminar de manera desequilibrada o con rigidez hace tanto daño como una lesión, sólo que de forma más paulatina. Mucha gente camina y se para con los dedos de los pies apuntando hacia afuera o hacia adentro y no derechos hacia el frente. En algunas personas esto es estructural y puede corregirse en un nivel parcial o total. En muchas surge como resultado de músculos tensos o débiles de la espalda, la pelvis, las caderas y las piernas, y, por tanto, puede corregirse por completo. Debido a este estilo de andar, el cartílago llega a desgastarse de modo desigual, al poner más tensión en algunas áreas de la articulación que en otras; esto puede significar el principio de la artritis.

Todavía más frecuente es un modo de caminar con las piernas rígidas que mantiene las rodillas inmóviles, negándoles incluso su amplitud de movimiento natural. Los dos tipos más frecuentes de caminar con las piernas rígidas es el de arrastrarlas, apenas levantándolas del piso, y el de mover la pierna hacia adelante un poco en cada paso, pero, de nuevo, sin levantarla mucho del piso ni doblar la rodilla. Al arrastrar las piernas se envía el impacto de cada paso —que debe ser absorbido por el pie y el tobillo— a las articulaciones de la rodilla y la cadera, en tanto que mover la pierna hacia adelante lo envía casi todo a estrellarse contra la rótula. En su mayoría, las personas que hemos visto con problemas de rodilla muestran este segundo modo de andar, tanto con la rodilla lesionada como con la que no lo está. Así que lo primero que hacemos es enseñarles de nuevo a caminar. Si deseas una descripción completa de este proceso, consulta el capítulo sobre músculos (5 de este libro), sección "Aprender a caminar".

3.29

La mejor manera de empezar a trabajar en las rodillas es darles masaje. Si alguien más puede dártelo, acéptalo, por supuesto, pero tú puedes darte un masaje de rodilla muy efectivo. Siéntate en una silla o sofá cómodos, con las rodillas dobladas y los

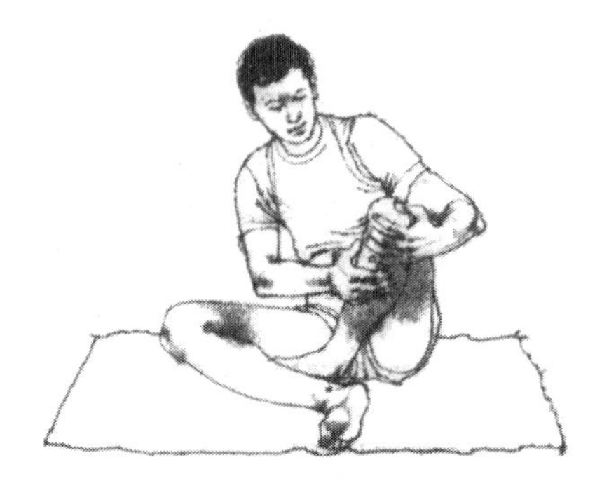

Figura 3.29

pies bien asentados en el piso, o con las piernas apoyadas frente a ti, las rodillas ligeramente dobladas y sostenidas con almohadas, o en cualquier otra posición en la que te sientas cómodo. Utiliza crema o aceite para masaje de modo que puedas sobar con firmeza, pero nunca con dureza. Tus rodillas te dicen cuán fuerte sobar, nunca tanto que te lastimes. Da masaje con movimientos largos, firmes y ascendentes desde la espinilla, y ascendentes desde la rodilla a lo largo del muslo. Entrelaza los dedos, frota las palmas una contra la otra con energía para calentarlas, y luego soba con toda la mano en círculos alrededor de la rodilla. Coloca las palmas de ambas manos bien abiertas sobre el muslo o hacia cualquier lado de la rótula y agítalas, para aliviar la tensión de tendones y ligamentos y ablandar cualquier tejido conjuntivo que esté rígido. Presiona con los pulgares y las puntas de los dedos alrededor de la rótula, por arriba y por abajo, palpando y estirando los músculos (ver figura 3.29).

Da pequeños golpecitos con las puntas de los dedos por encima y alrededor de la rodilla, incluyendo la parte de atrás; hazlo hasta que sientas la rodilla caliente y estimulada.

Este masaje debe darse antes de cualquier sesión de ejercicios en la que se trabajen las rodillas y es muy útil para prevenir lesiones deportivas. La gente con problemas de rodilla debe darles masaje todos los días, unos 15 minutos, durante al menos tres semanas antes de avanzar a cualquier forma de ejercicio más vigorosa para las rodillas. Es algo que puedes hacer mientras ves televisión, así aprovecharás mejor tu tiempo.

Si tienes artritis o una lesión de rodilla, tal vez tus rodillas estén demasiado inflamadas o adoloridas como para tolerar mucho movimiento directo. En este caso, empieza con ejercicios en los que se mueve la rodilla de manera indirecta, casi pasiva, sin tensionar los tejidos circundantes. En los ejercicios siguientes, el que realiza el movimiento de manera primordial es el tobillo, por lo que tanto los tobillos como las rodillas se benefician. Sugerimos que realices los ejercicios 3.30 a 3.32 con una rodilla antes de cambiar a la otra.

3.30

Siéntate en una silla cómoda, con la espalda apoyada y los pies bien asentados en el piso frente a ti. Sostén una rodilla con firmeza con ambas manos y sacúdela de un lado a otro; conserva los pies en su lugar. A continuación, levanta del piso todo ese pie, excepto el talón, de modo que esté por completo flexionado, y luego baja los dedos de los pies al piso otra vez. Intenta no tensar el muslo ni nada más mientras haces esto. Imagina que los dedos de tus pies tiran del resto de dichos pies con ellos, y que la gravedad los baja de nuevo. Repite esto varias veces y observa cómo, aunque no "mueves" la rodilla, los músculos y ligamentos que la rodean lo hacen en forma pasiva, al igual que la rótula. Aun este leve movimiento es beneficioso para el espacio sinovial y su cartílago. Continúa con él, y esta vez gira el tobillo ligeramente de modo que bajes los dedos de los pies primero a la derecha y luego a la izquierda. Repite 10 veces. Esta clase de estiramiento lateral suave favorece de manera especial a la rodilla, que opone más resistencia a los movimientos laterales.

3.31

Ahora, todavía con el talón en el piso, gira el tobillo en pequeños círculos, en el sentido de las manecillas del reloj y luego en el contrario. Concéntrate en el movimiento de los dedos de tus pies, de modo que no tenses la rodilla. Coloca las manos sobre la rodilla y palpa en el frente, en la parte de atrás y a ambos lados mientras mueves el pie, para que puedas sentir el movimiento en el interior de la rodilla.

3.32

A continuación, alza el mismo pie y colócalo sobre un taburete o una silla acojinada, con una almohada o una toalla enrollada bajo el muslo para mantener la pierna ligeramente doblada. En esta posición, realiza la misma serie de ejercicios anteriores: flexiona y extiende el pie, apunta los dedos del mismo a la derecha y a la izquierda, y forma círculos con él. Esta posición te dará mayor amplitud de movimiento, y deberás poder sentir de forma todavía más evidente el movimiento alrededor de la rodilla.

Cuando hayas repetido cada movimiento 10 veces en cada dirección, detente, deja descansar la rodilla y analiza cómo la sientes. Ponte de pie y observa si hay alguna diferencia en la sensación entre una rodilla y la otra. Aun si has trabajado con tu rodilla más débil, es probable que la sientas más caliente y "con más vida" que la que no has movido.

Repite los tres ejercicios anteriores con la otra rodilla.

3.33

Sentado de nuevo en la silla, mueve ambos pies en pequeños círculos (uno en el sentido de las manecillas del reloj y el otro en el contrario) sin levantarlos del piso. Al igual que antes, procura no tensar los muslos o la pelvis. Si sientes que te estás tensando, observa en dónde: ¿en tus muslos, caderas, ingles, pantorrillas, abdomen? Algunas personas tienen una rigidez habitual en una o más de estas áreas, lo que se relaciona con un problema de rodilla. Si éste es tu caso, tal vez quieras trabajar con las zonas rígidas al mismo tiempo que lo haces con las rodillas. Respira centrándote en esa zona para relajarla e imagina que tus pies efectúan todo el trabajo. Al mismo tiempo, observa cuánto hace participar a las rodillas este pequeño movimiento, moviéndolas en todas las direcciones en las que pueden hacerlo. Esto es lo maravilloso del movimiento giratorio. Después de 20 giros, invierte la dirección de los círculos.

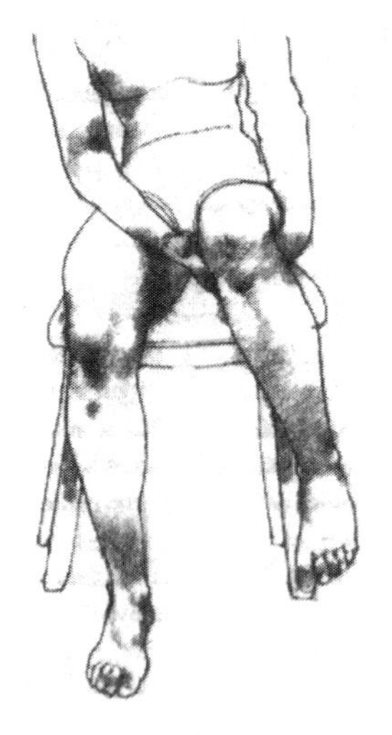

Figura 3.34

3.34

Sentado en una silla, levanta un pie unos centímetros del piso y gira poco a poco la pantorilla, con la rodilla en el centro del círculo. Si te ayuda, sostén el muslo con las manos (ver figura 3.34) o apóyalo en una almohada, pero si la rodilla te duele mucho será mejor que no realices este ejercicio.

Si te duele apenas un poco, puedes repetir varias veces el movimiento y luego dar masaje a la zona para eliminar cualquier incomodidad que quede.

Es normal que sientas que los músculos justo arriba de la rodilla se ponen un poco rígidos con este ejercicio, ya que el objetivo es fortalecerlos, así como flexibilizar la rodilla. Verás que tu fortaleza aumenta a medida que llegas a 15 giros en cada dirección. Sin embargo, no te exijas demasiado.

3.35

Acuéstate boca arriba con ambas piernas extendidas y, de manera alternada, dobla y extiende una pierna, manteniendo el pie en el piso. También puedes realizar este ejercicio en una posición semireclinada, con las partes media y alta de la espalda elevadas y apoyadas en almohadas y la parte baja de la espalda y las nalgas en el piso, lo que hace que el movimiento signifique menos trabajo para una espalda débil (ver figura 2.30 del capítulo sobre circulación en este libro). El objetivo más importante de este ejercicio es no usar la espalda ni el abdomen para mover la pierna; no dejes que trabajen. Si sientes que se tensan, detente y relájalos antes de continuar con el ejercicio. Las rodillas se debilitan en parte porque muchos de nosotros utilizamos la parte baja de la espalda para mover las piernas y las caderas, en vez de hacer que los músculos de la pierna sean los que nos lleven. Si te niegas a permitir que tu espalda o abdomen se contraigan de modo innecesario cuando dobles la pierna, este ejercicio fortalecerá los músculos de la parte baja del muslo, así como los ligamentos de la rodilla. En cuanto la pierna empiece a cansarse, detente e imagina que la estás doblando y estirando sin esfuerzo, mientras el pie dirige el movimiento, y luego inténtalo de nuevo. Es probable que este ejercicio te resulte mucho más fácil con una pierna que con la otra, pero trata de practicarlo con las dos de igual manera. Cuando lo hayas realizado con cada pierna, hazlo con ambas, doblando una mientras extiendes la otra. Luego inténtalo con las rodillas dobladas hacia los lados. Tal vez al principio sientas las piernas temblorosas y débiles, y necesites moverlas con lentitud; eso está muy bien, siempre y cuando se muevan por sí solas.

Consulta el ejercicio 2.25 del capítulo sobre circulación de este libro. En éste se estimula el movimiento en el interior del espacio articular de la rodilla más que en torno a ella; tal vez puedas sentir cómo los huesos se mueven ligeramente, emitiendo un ligero clic.

Esto es excelente para ayudar a dispersar el líquido que puede acumularse en una rodilla artrítica.

3.36

Acostado boca arriba, con las rodillas dobladas y los pies bien asentados en el piso, mueve los pies en círculos sobre éste, como lo hiciste cuando estabas sentado (ejercicio 3.33). Respira hondo para expandir la parte baja de tu espalda y tu abdomen y evitar que se pongan rígidos; imagina que tus pies conducen el movimiento. Puedes hacer los círculos tan grandes o tan pequeños como te resulte cómodo. Lo importante es soltar la espalda, el abdomen y las caderas e incrementar la amplitud de movimiento.

Todos estos tipos de movimiento pasivo son maravillosos para las rodillas. Consulta el capítulo sobre masaje (7 de este libro), ejercicio 7.26.

Si sientes que tus rodillas tienen fuerza suficiente, con facilidad podrás realizar casi todos los movimientos descritos en él tú solo. Sin embargo, hacerlos con un compañero es, en primer lugar, más fácil, y, en segundo, constituye una manera excelente de estirarse sin tensarse. La persona que recibe el masaje necesita recordar que deberá relajarse lo más posible y dejar que su compañero haga todo el trabajo. Si sientes que un movimiento resulta un estiramiento muy pronunciado, no te tenses para restringirlo; sólo pide a tu compañero que se detenga y haga algo más cómodo en su lugar.

3.37

Por último, los presentados a continuación son estiramientos sencillos para hacerse sentados, cuyo propósito es que tus rodillas se sientan más cómodas con los movimientos laterales. Siéntate en el piso con las rodillas dobladas y llévalas hacia tu pecho, con los pies bien asentados en el piso, separados unos 90 centímetros. Las palmas de tus manos también deberán estar bien asentadas en el piso, detrás de las caderas, de modo que sostengan todo el peso de la parte superior de tu cuerpo. Separa las rodillas y bájalas hacia el lado

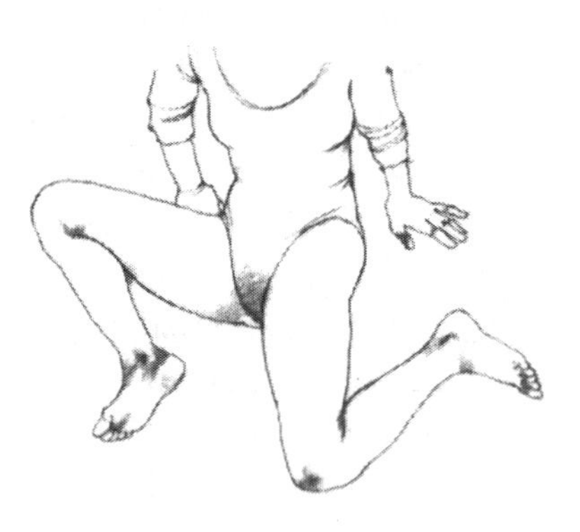

Figura 3.37

derecho hasta que toquen el piso, o hasta donde puedas llegar con comodidad (ver figura 3.37).

Levántalas, juntas, y bájalas hacia el lado izquierdo. Éste es un ejercicio que recomendamos para las caderas y la parte baja de la espalda, ya que permite estirar los músculos abductores de las caderas —aquellos que mueven las piernas hacia los lados, lejos de la línea media—, pero también puedes sentir cómo se estiran con suavidad los ligamentos de los lados interno y externo de la rodilla. Repite el ejercicio por lo menos 10 veces.

3.38

Siéntate en la misma posición que en el ejercicio 3.37 y esta vez baja sólo una rodilla, en la dirección del pie contrario. La rodilla izquierda debe doblarse hacia la línea central de tu cuerpo, como si buscara tocar el pie derecho. Este ejercicio debe practicarse con cuidado y de forma gradual. No fuerces la rodilla para acercarla al piso, deja que tome el tiempo que necesite para estirarse. Soba la rodilla estirada con la palma abierta, formando círculos alrededor de la rodilla. Da ligeros golpes con el puño abierto sobre la cadera estirada. Repite el ejercicio por lo menos 20 veces.

3.39

Recuéstate en el piso y lleva las rodillas al pecho. Abraza tus muslos y lanza patadas con las piernas, primero una y luego la otra. Flexiona el pie cuando extiendas la pierna; relájalo cuando la dobles. Repite este ejercicio por lo menos 20 veces.

Muñecas

Aun cuando tus muñecas nunca te hayan dolido, debes procurar trabajar con esta zona. Casi toda la gente tensa las muñecas siempre que trabaja con las manos; con ello pone rígidos los músculos de esa parte para efectuar el trabajo que deberían más bien hacer los dedos. La tensión consecuente puede sentirse hasta los hombros. Las muñecas tienen propensión a sufrir artritis reumatoide, tendinitis y síndrome del túnel carpiano, tal vez porque casi toda la gente utiliza las muñecas con mucha tensión. Los siguientes ejercicios te mostrarán cómo relajar las muñecas y cómo emplearlas sin tensión.

Realiza el ejercicio 2.20 del capítulo sobre circulación (2 de este libro), ya sea acostado o sentado apoyando los antebrazos. Practica sólo con una mano y luego repite todo el proceso con la otra.

Efectúa el ejercicio 2.21 del capítulo sobre circulación (2 de este libro).

3.40

Dar golpecitos sobre los músculos es una de nuestras técnicas favoritas de trabajo corporal para liberar la tensión y llevar la circulación con rapidez a una zona. También es una de las mejores maneras de aflojar las muñecas, si lo haces correctamente. Acostado boca arriba, da golpecitos sobre tu pecho o muslos. Deja que tus manos se relajen por completo, con los dedos ligeramente curveados en una posición normal de reposo. Todo el movimiento debe provenir de tu muñeca. Déjala caer con un movimiento suelto, de modo que los dedos caigan y reboten sobre los músculos a los que das golpecitos. Cuanto menos intentes controlar dichos golpes, más floja estará tu muñeca y mejor sentirás el pequeño masaje. Si tus dedos o muñecas están rígidos, sentirás un contacto duro y aguijones. Tal vez sea útil imaginar que sacudes con suavidad algo desde las puntas de tus dedos.

3.41

Separa los dedos lo más que puedas y sostenlos así mientras formas círculos con la muñeca (ver figura 3.41). Podrás sentir el movimiento entre los huesos carpianos —el grupo de pequeños huesos que compone la muñeca— cuando haces esto, así como en la propia articulación de la muñeca.

3.42

El movimiento pasivo de la muñeca relaja todo el brazo y el pecho. Pídele a tu compañero que sostenga tu muñeca y la mueva formando círculos con ella; que la extienda hasta donde te resulte cómodo doblando la mano hacia atrás, con el dorso hacia el exterior del brazo; luego,

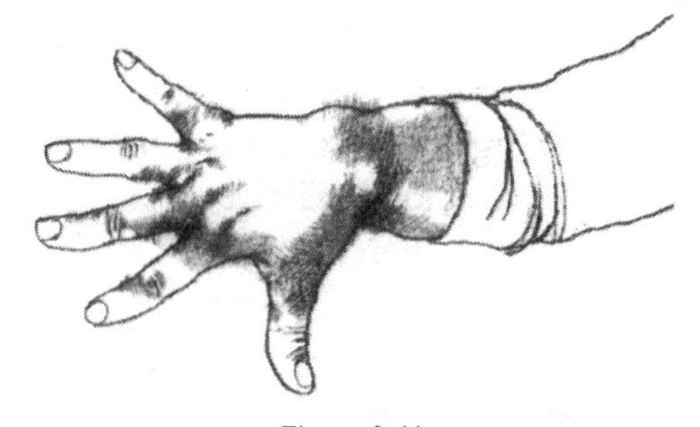

Figura 3.41

que la flexione doblándola hacia adelante, con la palma hacia el interior del brazo. Tu compañero puede sostenerte la muñeca, aplicando presión constante y suave en ella, con lo que tendrás una sensación de alargamiento. También puedes hacer estos tipos de movimiento pasivo tú solo.

Manos y dedos

Los dedos representan una de las zonas que más a menudo sufren diversos problemas articulares. Si bien casi todos los utilizamos mucho, tal vez no lo hagamos de modo que se ejerciten las articulaciones individuales de cada dedo. Es muy fácil incrementar la flexibilidad y el uso de las articulaciones de las manos. Para empezar a trabajar con ellas, consulta el capítulo sobre masaje (7 de este libro), ejercicios 7.1 a 7.7 y 7.24. Estos ejercicios te mostrarán cómo llevar a los dedos a alcanzar toda su amplitud de movimiento e incrementar su circulación, así como la elasticidad y fortaleza de los músculos.

En el capítulo para tocar música de *Sanación personal avanzada* encontrarás más ejercicios para las manos y los dedos.

Si antes de iniciarlos tienes rigidez avanzada o dolor en las manos, puedes facilitar su realización si sumerges una mano, o ambas, en un recipiente o palangana grande de agua salada caliente, lo que ayudará a drenar la inflamación, mejorar la circulación y facilitar cualquier movimiento. Lo mejor será que alguien más les dé masaje y las mueva pasivamente en las formas sugeridas, luego que haga los ejercicios en agua caliente y, por último, que los realices tú mismo como describimos. Recuerda que te interesa alcanzar la máxima amplitud de movimiento que sea razonablemente posible para ti. Si al principio esta amplitud es muy poca, no te desanimes. Cualquier movimiento, pasivo o activo, es beneficioso para tus articulaciones. Todo movimiento pequeño a la larga hará posible movimientos más grandes.

4

Columna vertebral

El equilibrio te libera del dolor

Ochenta por ciento de la población del mundo sufre innecesariamente de dolor de espalda. Nuestro propósito es ayudarte a cambiar esta realidad. Recomendamos con firmeza este capítulo a cualquier persona que lea este libro, sin importar cuál sea su problema o su interés particular. Si no sufres de dolor de espalda, puedes utilizar el programa que aquí te ofrecemos para prevenirlo. Si padeces de dolores leves, este capítulo te ayudará a superarlos. Y si lo sufres en verdad, comienza con el capítulo sobre dolor de espalda del libro *Sanación personal avanzada*.

Hipócrates consideraba útil dar masaje a la espalda de las personas cuando no podía diagnosticar su problema. Compartimos con él el concepto de que mantener la espalda en buenas condiciones es muy importante para la salud general de nuestro cuerpo: una buena postura permite una mejor respiración y circulación, mayor movilidad y una sensación general de bienestar. Con la excepción de víctimas de accidentes y lesiones, muy pocas personas deberían padecer dolor de espalda.

Estamos mucho más conscientes de la parte frontal de nuestro cuerpo que de la espalda. Algunas de las razones de esto son técnicas. En primer lugar, las terminaciones nerviosas de la espalda están bastante separadas. En segundo lugar, es menor el área cerebral encargada de la espalda que la encargada de una mano. Además, hay razones conductuales. Por mencionar sólo dos: respondemos a los estímulos visuales que se encuentran frente a nosotros y avanzamos con mayor frecuencia hacia adelante que hacia atrás. Para equilibrar la función del cuerpo, necesitamos intentar primero equilibrar sus sensaciones. Cuando aprendes a sentir tu espalda, llevas a ella más circulación y más movimiento; puedes reducir el estrés en sus diversas articulaciones y sostener mejor todo tu cuerpo.

Estructura de la columna

La columna consiste de 33 huesos llamados vértebras, cada una de las cuales está separada de su vecina por un amortiguador redondo y plano llamado disco. Las siete vértebras superiores sostienen el cuello y se llaman vértebras cervicales. Las 12 siguientes sostienen las partes media y superior de la espalda y están pegadas a los 12 pares de costillas; se llaman vértebras torácicas. A continuación se encuentran las cinco vértebras lumbares, en la parte baja de la espalda, y después, las cinco vértebras sacras, fusionadas en una sola estructura sólida llamada sacro. El sacro se junta con los huesos de la cadera a los costados. En último lugar se encuentran las cuatro vértebras coccígeas pequeñas, que comprenden el cóccix, vestigio de la cola de nuestros ancestros. Cada vértebra consta de una parte cilíndrica, conocida como el cuerpo vertebral, y varias proyecciones o protuberancias que sobresalen de la espalda y los costados de la misma. Dos de estas proyecciones se juntan detrás del cuerpo vertebral, generando una abertura o foramen entre ellas. La foramina de las vértebras adyacentes crea un túnel, el canal vertebral, que cumple la importante función de sostener y proteger la delicada médula espinal, una sarta de nervios que, junto con el cerebro, forma el sistema nervioso central. Casi toda la información acerca de la sensación y el movimiento que pasa entre tu cuerpo y tu cerebro es transportada a través de la medula espinal. Desde esta médula central, las raíces nerviosas salen entre las protuberancias vertebrales, ramificándose una y otra vez hasta llegar a casi todas las partes de tu cuerpo.

El disco consiste de un centro semilíquido, parecido a la gelatina, llamado núcleo, situado en su lugar bajo una fuerte presión por una estructura externa dura denominada ánulo o anillo. Estos discos protegen los huesos vertebrales y crean un espacio entre ellos, lo que permite que la columna resista la presión y absorba los choques.

¿Cómo empiezas a sufrir dolor de espalda?

Casi cualquier movimiento corporal afecta a la espalda en una u otra forma. El movimiento que se realiza en forma brusca, extenuante o rígida tiene repercusiones para la espalda, tanto en la columna como en los músculos de la espalda. La postura también influye en la espalda más que en cualquier otra parte del cuerpo y la mala postura crónica provoca un efecto en extremo degenerativo sobre la condición de la columna.

No hay duda de que la gente ha sufrido de dolor de espalda a lo largo de la historia registrada. Sin embargo, parece claro que las actuales proporciones epidémicas del problema son un fenómeno más reciente. Las personas con empleos que implican una labor física vigorosa y pesada siempre han sido los candidatos más obvios para sufrir problemas de espalda. No obstante, resulta interesante que, a medida que menos personas realizan labores que implican trabajo pesado y más lo hacen en tareas sedentarias, el número de aquellos que padecen este dolor aumenta. Toda la evidencia sugiere que un trabajo sedentario y un estilo de vida sedentario en general tienden a hacer a una persona más vulnerable a los problemas de columna, en especial si se encuentra bajo una fuerte tensión emocional. Si bien es cierto que muchos accidentes son causados por el movimiento vigoroso de la espalda, también lo es que esto suele suceder cuando la persona lesionada tiende a ser sedentaria y de pronto decide volverse activa y, por tanto, presiona a una espalda débil más allá de sus límites. Una persona fuerte en buenas condiciones, acostumbrada a utilizar los músculos de su espalda en una forma equilibrada y coordinada, tendrá menos probabilidades de resultar lesionada en una situación como ésta. Si tu espalda es débil, tensa y la utilizas de manera incorrecta, es muy probable que termines por lesionarla, aun cuando las tareas que emprendas sean activas o sedentarias.

Creemos que el movimiento es la clave para una columna en buen estado: para generarla, mantenerla y restaurarla cuando ha sufrido daños. La inmensa mayoría de las espaldas en malas condiciones responde favorablemente al tipo adecuado de movimiento. El movimiento es como una vitamina: si tienes una deficiencia, esto dará lugar a síntomas obvios, pero cuando la vitamina se restituye al cuerpo, los síntomas desaparecen. Por desgracia, la mayoría de nosotros debe admitir que en nuestra vida falta movimiento.

Antes de que la tecnología se apoderara de una parte tan grande de las labores manuales en nuestra vida, casi todos los seres humanos realizaban una buena cantidad de ejercicio en el transcurso de un día. El ejercicio era un hecho de la vida, no una actividad opcional. Desde luego, las personas de entonces sufrían todo tipo de problemas por la manera en que usaban la espalda, pero, debido a que eran activas y realizaban una amplia variedad de movimientos, podían mantener muchos músculos en estado fuerte y funcional. Ahora, para que muchos de nosotros podamos hacer un poco de ejercicio, debemos planear nuestra vida con cuidado, de modo que podamos contar con tiempo. A menudo debemos viajar e incluso utilizar ropa especial para practicarlo. Si tenemos suerte suficiente para encontrar una actividad física que disfrutemos —caminar, correr, nadar, bailar, realizar ejercicios aeróbicos— y podemos hacerlo sobre una base regular, se convierte en uno de los grandes placeres de la vida, algo que hace que todo lo demás resulte más fácil porque le otorga al cuerpo una sensación de energía y bienestar. Sin embargo, para muchas personas, incluso el pensar en hacer ejercicio resulta cansado y practicarlo, se convierte en una tarea tediosa. Para un cuerpo que ha perdido el hábito y el ritmo del movimiento, el ejercicio llega a parecer poco natural.

Por tal razón, pensamos que es muy importante restituir en los seres humanos la sensación del placer del movimiento antes de enseñarles ejercicios específicos. Los aficionados a correr, nadar, practicar ejercicios aeróbicos u otras formas de baile conocen ya la sensación de placer físico y emocional que estas actividades pueden proporcionar. En primer lugar, el movimiento aumenta la circulación, ayudando a la sangre a transportar nutrientes a las células y materiales de desecho tóxico fuera de las mismas. Aumenta la provisión de oxígeno del cuerpo, que acelera la circulación y refresca el cerebro. Aumenta la elasticidad de los músculos —esto es, su capacidad para cambiar constantemente de la contracción a la relajación— y previene la conformación de tejido conectivo duro que puede inhibir el movimiento. También aumenta la producción corporal de endorfinas, químicos producidos en el cerebro que causan un efecto similar a la morfina, al aliviar el dolor y producir una sensación de euforia leve.

Con el movimiento, al igual que con casi todo en la vida, la manera de hacerlo es casi tan importante como lo que haces. El movimiento por sí solo no garantiza tener una espalda sana. De hecho, el movimiento vigoroso que se realiza sin sensibilidad hacia nuestro cuerpo algunas veces hace más daño que bien, lo cual es una de las razones por las que la medicina deportiva se ha convertido en un negocio tan rentable. Toma conciencia de la condición de tu espalda antes de que puedas utilizar el movimiento en forma útil. Si algunos de tus músculos están muy tensos, necesitarás realizar ejercicios que los relajen antes de utilizarlos en forma vigorosa. Para evitar lesiones serias, los músculos débiles deben fortalecerse poco a poco y los movimientos que los relajan pueden ser muy diferentes de aquellos que los refuerzan. La mayoría de las personas tiene músculos tensos y débiles en la espalda, aunque la distribución de la tensión y la debilidad es diferente en cada una. Si has intentado practicar algún tipo de ejercicio vigoroso y encontrado que no te hizo sentir mejor o, de hecho, pareció empeorar tu condición, es probable que necesites adquirir más conciencia de tu espalda y de sus necesidades particulares. El ejercicio de sanación personal es un complemento muy útil —y a menudo muy necesario— para un programa de ejercicios más aeróbicos. Aumentará la eficacia de cualquier movimiento que realices.

También es verdad que los placeres del ejercicio vigoroso a menudo no están a disposición de quien sufre dolor de espalda, quien puede empezar desde la posición básica de acostarse derecho sobre la espalda afligida. Por fortuna, casi todos nuestros ejercicios de sanación personal se realizan en esta posición. En la clase de "Relajación mediante el movimiento" de Maureen, por lo regular cerca de la mitad de los participantes se registran con la esperanza de resolver un problema de la espalda. Muchos de ellos se presentan en clase al final de un día de trabajo extenuante, sentados ante un escritorio o frente a una computadora y es obvio el alivio con el que se hunden en el piso y giran sobre su espalda. Lograr que se incorporen es difícil y Maureen suele no intentarlo siquiera si no se ha cumplido una media hora de estiramientos y giros suaves para relajar y calentar cada una de las articulaciones y los músculos de la columna.

El movimiento es una manera de extender tus límites, de romper con tus restricciones. Esto se aplica tanto a una persona físicamente activa como a aquella que es por completo sedentaria. Los bailarines y atletas de la clase tienen tantos problemas de espalda y tanto por aprender sobre su cuerpo como los oficinistas. Quizá se muevan más a menudo y con mayor energía, pero suelen mover los mismos músculos sobretrabajados en forma mecánica y, a final de cuentas, bastante estresante. Para este tipo de personas, "más movimiento" significa movimiento de más músculos, aumento de la capacidad pulmonar y mejor circulación sanguínea. Todos podemos movernos mejor de lo que lo hacemos, sin importar por dónde comencemos. Quizá seas el corredor más rápido del mundo o el levantador de pesas más fuerte, pero si te mueves sin respirar profundo o lo haces con músculos rígidos, o si te mueves en una forma que aplique tensión peligrosa sobre puntos débiles, tienes tanto por aprender y tanto por mejorar como cualquier otra persona. Así que, bien sea que empieces desde cero (el sofá) o seas un campeón de la carrera de maratón, si deseas tener una espalda en buenas condiciones debes aumentar el movimiento de todo tu cuerpo y agregar conciencia, sensibilidad e incluso creatividad a tu movimiento.

Si trabajas con seriedad para mejorar tu espalda, dedícale al menos de 45 a 50 minutos todos los días y concéntrate en ocho a 10 ejercicios por sesión. Repite cada ejercicio de movimiento por lo menos 30 veces, pues de otra manera no será eficaz.

4.1 De pie

Empezaremos con nuestros pies, para percibir a fondo cómo se siente nuestra espalda. Primero, quítate anteojos, zapatos, cinturón y cualquier otra cosa que pueda restringir tu movimiento. Párate con los pies separados a lo ancho de las caderas y con el peso distribuido de manera balanceada sobre ambos pies, las rodillas dobladas muy ligeramente y los brazos colgando en forma relajada a tus costados. Tu cabeza no deberá inclinarse ni hacia atrás ni hacia adelante; simplemente, mantenla derecha para que la parte de arriba quede en forma paralela con el cielo. Visualiza tu columna vertebral —incluyendo el cuello—; ve que es muy larga y muy derecha. Visualiza que tu espalda es muy ancha: tu cabeza apunta hacia el cielo y cada uno de tus hombros, hacia otra parte del universo.

Respira en profundidad e imagina que tu espalda es suave y que cada aspiración expande diferentes áreas de tu columna, en especial si sientes que estas áreas están "hundidas", como suele suceder con la espalda baja. Deja que tu respiración te llene de tal forma que tus hombros se separen, tu pecho y diafragma se expandan y tu columna se enderece.

Si piensas que esto parece un cúmulo de instrucciones sólo para asumir una posición, tienes razón, pero hay un motivo para ello. Aprender a estar de pie puede ser la base para desarrollar una buena postura, con lo cual, desde luego, queremos decir una postura que sea adecuada para la espalda. Observa qué sucede si intentas pararte como lo sugerimos. ¿Te resulta difícil mantener derecha la cabeza? ¿Sientes incómodos tus brazos por sólo mantenerlos colgados? ¿Acaso no preferirías hacer algo con ellos? ¿Intentan tus hombros volver de manera subrepticia a su postura usual, en alguna parte alrededor de tus oídos? Ponte de pie primero con las palmas volteadas hacia adentro y después voltéalas hacia afuera: ¿Se sienten diferentes ambas posiciones? ¿Cómo te sientes al estar de pie sobre ambos pies? ¿Intentas poner todo tu peso sobre uno extendiendo inútilmente la otra cadera y pierna? La próxima vez que vayas a un sitio público, observa a las personas que se encuentran ahí y cómo se paran.

Descubrirás que casi ninguna de ellas lo hace sobre ambos pies. También verás con claridad, si analizas esta postura común, cuán mala resulta para la columna, pues distorsiona por completo la alineación vertebral y distribuye la tensión gravitacional en una forma desequilibrada. Muchos de nosotros pasamos miles de horas en esta posición. ¿Cómo es posible que esto no acabe por afectar la columna?

Si te sientes cómodo con la posición de pie que hemos descrito, te felicitamos. De no ser así, observa cuáles son tus dificultades y esto te dirá —si no lo sabes ya— dónde se localizan tus principales tensiones: el cuello, los hombros, las partes alta, media o baja de la espalda, el sacro o las caderas. Es natural que quieras concentrarte en las áreas que te molestan más, pero toma en cuenta que necesitarás trabajar en tu espalda completa para poder mejorar en verdad cualquier otra parte.

Cada parte de tu espalda sostiene la que está encima de ella. Cuando tus piernas son fuertes y tus caderas flexibles y balanceadas, tu espalda tiene un buen sostén. Cuando la parte baja de tu espalda es flexible y fuerte, la media y la alta tendrán un buen sostén. Cuando las partes media y alta son fuertes y sueltas, tu cuello y tu cabeza no necesitarán tensarse. Si sufres dolor de cuello, no empieces a buscar la causa en éste en sí, tendrás que relajar toda tu espalda antes de que el cuello se alivie. Una espalda baja débil puede crear tensiones musculares que producen dolor de hombros. Si trabajas en un área y tu intuición te dice que avances a otra por un tiempo, inténtalo. La tensión a menudo es producto de un problema en otra área del cuerpo. Un pecho tenso puede provocar dificultades en la muñeca o en los dedos. Continúa buscando estas conexiones en tu cuerpo, porque sólo al descubrir los orígenes podrás resolver el problema local.

Lo que se intenta conseguir con esta posición de pie es que te relajes lo más que puedas mientras te mantienes derecho. Cuando sientas que te has relajado lo más posible, estarás listo para comenzar el ejercicio 4.2, el arco vertebral.

Regresa a este primer ejercicio una y otra vez para ver si tu espalda está más equilibrada. Cuanto más relajada y móvil esté, más equilibrada estará la presión que tus pies ejerzan sobre el piso.

4.2 Arco vertebral

Permanece de pie con los pies separados a lo ancho de las caderas y el peso distribuido en forma equilibrada sobre ambos pies, las rodillas dobladas ligeramente y los brazos colgando en forma relajada a tus costados. Primero conforma una imagen mental de tu columna y empieza después, muy lento, a doblarte hacia adelante, imaginando que mueves una vértebra a la vez y formas un arco con tu columna vertebral. Primero, dobla la cabeza hasta que tu barbilla toque tu pecho, después inclina los hombros hacia adelante, a continuación la parte alta de la espalda, y así sucesivamente, hasta llegar tan abajo como puedas. Esfuérzate en especial por visualizar e intentar sentir tus áreas de las partes media y baja de la espalda, que la mayoría de las personas casi no puede sentir, mucho menos imaginar que se mueven independientemente. Cada movimiento debe acercar un poco más la parte de arriba de tu cabeza al piso.

Tal vez al principio no sientas en realidad el movimiento individual de cada vértebra; de hecho, sin duda sentirás algunas de ellas completamente rígidas en tus áreas de mayor tensión. Asimismo, es posible que al iniciar no puedas doblarte hasta abajo y tocar el piso. Es importante que no intentes forzar a tu espalda a hacerlo. Inclínate lo más que puedas mientras te sientas cómodo. Cuando empieces a sentir un tirón en los tendones de la corva, dóblate con mayor lentitud y recuerda que deberás seguir sintiendo el movimiento en tu espalda. Tal movimiento estira tanto la espalda como las piernas, pero nuestro principal objetivo en este caso es estirar los músculos de la espalda y crear espacio entre las vértebras. Al doblarte, visualiza los espacios entre ellas e imagina que se amplían en forma constante.

Deja que tu cuerpo cuelgue relajadamente desde las caderas (asegúrate de que tus brazos o tu cabeza no estén rígidos) y mécete con lentitud de un lado a otro (ver figura 4.2). Esta oscilación deberá ser ligeramente hacia arriba y hacia abajo, como lo hacen los niños al jugar al elefante. Esto alivia la presión en el sacro y relaja los músculos de la cadera y de la parte baja de la espalda.

Como un minuto después de colgar relajadamente y oscilar, puedes empezar a enderezar tu columna. Para ello, muévete en la secuencia opuesta a la que utilizaste para hacer tu arco; esto es, comienza por la base de la columna y muy lento, endereza tu columna, subiendo primero la cabeza. Es probable que te des cuenta de que los músculos de tu espalda se tensen para intentar ayudarte a impulsarte hacia arriba. Para evitarlo, visualiza que tus pies te sostienen por completo; apóyate en ellos un poco y con la mente "envía" tu peso hacia abajo, hacia tus pies, de manera que tu columna pueda elevarse sin esfuerzo. Cuando estés de pie en posición derecha, gira la cabeza, estira los brazos por encima de ella e inclínate ligeramente hacia atrás.

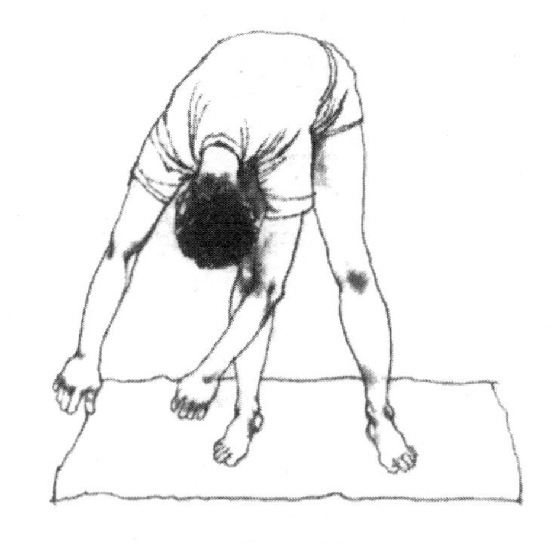

Figura 4.2

Ahora repite todo el proceso desde el principio, varias veces. Cuando lo hayas hecho, ponte de pie y, de nuevo, evalúa cómo te sientes, tal como lo hiciste al principio. ¿Observas algún cambio en tu posición de pie, en tu sensación de sostén, en tu postura? Lo que es más importante, ¿sientes que tu espalda está más larga, más relajada, en pocas palabras, más expandida? De ser así, observa cuáles son estos cambios y cómo los sientes. De no ser así, podrías intentar comenzar con los ejercicios de la siguiente sección, que se realizan acostado boca arriba. En esta posición no tienes que oponerte a la gravedad y tu espalda tal vez te lo agradezca. También puedes practicar el arco vertebral sentado, el ejercicio 4.21, antes de volver a éste.

Al inclinarte y enderezar tu columna, observa cuáles son tus áreas rígidas. Detente en ese nivel, incluso si sólo has movido tu cabeza hasta la mitad de tu pecho, y por un minuto muévete sólo alrededor de esa área, estirándote hacia la derecha y hacia la izquierda, girando o inclinándote y enderezando sólo esa pequeña área de la columna. Después, sigue moviéndote hacia arriba o hacia abajo. Luego de varias repeticiones de este proceso —recomendamos un mínimo de seis— tal vez descubras que puedes doblarte mucho más allá de lo que podías hacerlo en el primer intento, y es posible que tu columna se mueva con mayor fluidez y facilidad. El movimiento habrá estirado y calentado tus músculos, liberado la presión sobre las articulaciones vertebrales y estimulado un flujo de líquido sinovial en las articulaciones de la columna. Con el tiempo, el movimiento también ayudará a suavizar los discos y a hacerlos más flexibles, así como a reducir la presión sobre ellos al aumentar el espacio entre los mismos.

Varía este ejercicio al inclinarte, de manera alternada, hacia adelante y hacia cada uno de tus pies; esto estirará más los músculos de tu espalda. Al enderezarte de la inclinación diagonal, continúa el movimiento con tu espalda: inclínate hacia atrás y hacia los lados con los brazos estirados arriba de la cabeza y después gira el torso para inclinarte hacia el otro pie.

Para los dos ejercicios siguientes, encuentra una superficie cómoda donde puedas estirarte derecho, boca arriba. Casi todas las camas son demasiado suaves para permitir que realices estos movimientos de manera adecuada, aunque algunos pueden hacerse sobre un colchón muy firme. La mejor superficie es un piso con alfombra, aunque un colchón para ejercicios puede ser un buen sustituto, cuanto más grande mejor para que dispongas de espacio para moverte. Es buena idea tener una almohada pequeña y firme lista para sostener la cabeza. Quizá prefieras utilizarla para todos los ejercicios, para algunos o para ninguno; experimenta y observa qué funciona en tu caso.

4.3

Acuéstate boca arriba y comienza a respirar profundo hacia tu abdomen, pecho y diafragma, uno a la vez. Al concentrarte en expandir el frente de tu cuerpo, siente la parte correspondiente de tu espalda: el pecho con los hombros y la parte alta de la espalda, el diafragma con la parte media y el abdomen con la parte baja, y deja que esa parte de la espalda se relaje y se expanda también conforme respiras. Siente en dónde se relaja con facilidad tu espalda y dónde se restringe el movimiento. Visualiza tu columna e imagina que está dividida, no sólo en tres secciones, sino en nueve, y que las partes alta, media y baja de la espalda tienen una sección alta, media y baja. Conserva esta visualización hasta que puedas realmente localizar y sentir la parte alta media de tu espalda, su parte media alta, su parte baja baja, etcétera.

Ahora imagina que una línea divide la mitad derecha de tu espalda de la izquierda, justo a lo largo de la columna. Ahora tu espalda tiene 18 secciones distintas. Visualiza la sección más baja del lado izquierdo de tu espalda y oprime sólo esa área hacia abajo, hacia el piso. Intenta no utilizar tus músculos abdominales, tus caderas u otras partes de la espalda para hacerlo, sino sólo los músculos de esa pequeña área. Respira hondo durante todo este ejercicio, puesto que eso te ayudará a relajar los músculos que no deseas utilizar. Continúa para concentrarte en cada área de la espalda y observa cuáles parecen moverse con facilidad e independencia.

En el caso de algunas partes de tu espalda, el ejercicio consistirá más en una visualización que en un movimiento auténtico, pero aun esto es bueno para el área en cuestión. Visualizar una zona automáticamente estimula algunos de los nervios que se encuentran en ella, así como las partes del cerebro conectadas con dichos nervios y en un momento dado facilitará el movimiento en esa área. Conviene que realices este ejercicio de modo metódico al principio, para que te asegures de haber probado con cada área por separado y sentido su respuesta y después al azar, con miras a desarrollar tu capacidad para sentir diferentes partes de tu columna a voluntad.

4.4

Aún acostado boca arriba, dobla las rodillas ligeramente y gira de un lado a otro. Al girar hacia la derecha, oprime la parte de atrás de tu palma izquierda sobre el piso a tu derecha y "empuja" con esa palma al girar hacia tu izquierda, imaginando que tu hombro izquierdo dirige el movimiento (ver figura 4.4). Oprime la parte de atrás

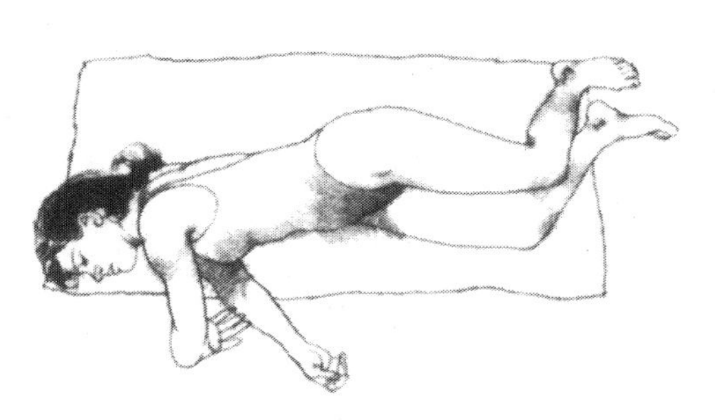

Figura 4.4

de tu palma derecha sobre el piso y empújate de nuevo para girar hacia tu izquierda. Girar de esta manera durante cinco minutos, sin tensión, puede ser muy eficaz para relajar tu espalda.

Para este momento, esperamos que hayas revivido lo suficiente para levantarte del piso. Una sugerencia: si te levantas en la forma equivocada, ejercerás mucha presión sobre los músculos de tu cuello. Levantarse de la manera equivocada significa levantarse derecho, cuando has estado acostado sobre tu espalda, con la cabeza dirigiendo el movimiento y sin sostén. Puesto que los músculos del cuello tienden a contraerse en cualquier caso, esta tensión extra es algo que no necesitas. Para evitarlo, puedes más bien seguir un procedimiento sencillo y grácil para levantarte. Si estás acostado sobre tu abdomen o tu espalda, primero gira hacia un costado —digamos el izquierdo— de modo que tu brazo izquierdo quede debajo de ti y la palma derecha sobre el piso o la cama, frente a tu pecho. Tu barbilla deberá estar cerca de tu pecho. Sin levantar la cabeza, empújate con lentitud hacia arriba, primero con el brazo derecho; después, al levantar la parte superior de tu cuerpo, coloca la mano izquierda con la palma hacia abajo también y empújate hacia arriba con ambas manos hasta que quedes semisentado de lado, con las piernas estiradas a la derecha de tus caderas y casi todo tu peso sobre la mano izquierda.

No tensiones tus músculos abdominales.

Ahora, ponte sobre tus manos y rodillas, carga tu peso sobre tus manos y gira hacia atrás sobre tus pies hasta que quedes en cuclillas, con las rodillas separadas y los pies bien asentados en el piso. Desde esta posición puedes simultáneamente enderezar tus piernas y enderezar tu columna vertebral hacia arriba como en el arco vertebral (ejercicio 4.2), sosteniendo tu peso parcialmente con las manos en tanto requieras hacerlo; tu cabeza será la última en levantarse. Así, no sólo habrás cambiado de posición, de estar acostado a estar derecho de pie sin tensionar un músculo del cuello, sino que cualquiera que te observe estará seguro de que en algún momento fuiste bailarín profesional.

Si simplemente quieres cambiar de estar acostado a sentarte derecho sigue el mismo procedimiento hasta que estés sentado de lado. Ahora, empuja tus piernas hasta cruzarlas, permitiendo, poco a poco, que tu cabeza se enderece por completo y tus hombros caigan hacia atrás y hacia abajo; no quites tu peso de la mano izquierda hasta que tu cabeza esté arriba por completo. Tal vez en principio te resulte más fácil comenzar acostado sobre una cama y no en el piso. En este caso, en vez de sentarte con las piernas cruzadas, mece con suavidad las piernas a un lado de la cama y hacia el piso antes de enderezar el cuello para levantar la cabeza.

Al estar incluso parcialmente levantado de inmediato tu columna sentirá de nuevo algunas de las tensiones de la gravedad, por lo que deberás estar consciente de cualquier rigidez que puedas sentir después de pararte o sentarte. Desde luego, se necesita algún tipo de tono muscular para mantenerte derecho, pero observa si hay alguna tensión innecesaria, por ejemplo, en el abdomen, los muslos, los hombros, los brazos o la cara. Intenta liberarte de tales tensiones al respirar profundo y "enviar" mentalmente tu respiración al área que desees relajar. Siente que tu cuerpo está sostenido y soportado por completo por la superficie sobre la cual estás sentado o de pie. Deja que tus hombros caigan y tus manos descansen con naturalidad sobre tu regazo o sobre tus rodillas si estás sentado, o permite que cuelguen relajadamente si estás de pie.

RELAJACIÓN DE LAS CADERAS Y LA PELVIS, RELAJACIÓN DE LA PARTE BAJA DE LA ESPALDA

La pelvis soporta más peso y presión que cualquier otra estructura del cuerpo. Esto, combinado con un estilo de vida sedentario, puede ocasionar que las articulaciones y los músculos pélvicos se pongan rígidos y se "paralicen". Los ejercicios siguientes te ayudarán a mantener más flexibles las articulaciones de la cadera, te facilitarán el caminar, sentarte y estar de pie y te proporcionarán una base flexible para el movimiento de la espalda.

Giros de cadera

4.5

Párate con tu peso distribuido en forma equitativa sobre ambos pies y con éstos plantados con firmeza, a lo ancho de las caderas. Observa si te sientes sólido sobre tus pies, si tus pies y piernas se sienten relajadas, si todo tu pie está de hecho tocando el piso; después visualiza que cada una de las partes de tus pies soporta una porción igual del peso de tu torso y que éste está perfectamente balanceado sobre tus piernas y muy ligero. Ahora gira toda la parte inferior de tu cuerpo, de la cintura para abajo, moviendo las caderas en círculo (ver figura 4.5).

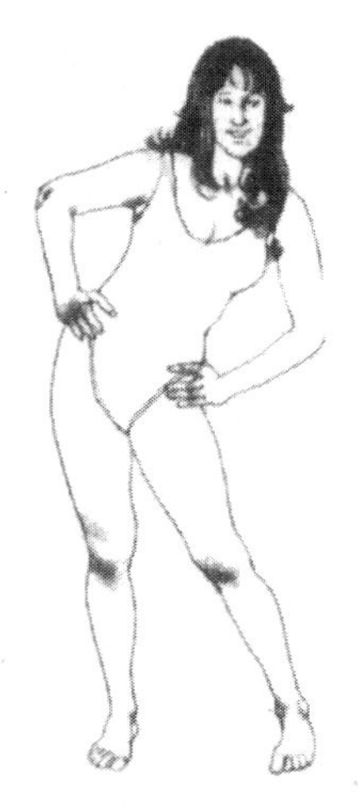

Figura 4.5

Tu peso deberá oscilar con naturalidad de un pie a otro al girar tu pelvis. No tensiones tu abdomen o tus glúteos al moverte e intenta no permitir que la parte superior de tu cuerpo participe en este movimiento. Concéntrate en tu pelvis, formando un círculo suelto y suave con las caderas. Gira de 20 a 40 veces, tanto en el sentido de las manecillas del reloj como en el contrario.

4.6

Cuando te sientas cómodo con el ejercicio 4.5, separa tus pies unos centímetros y gira la pelvis de nuevo, concentrando ahora el movimiento sobre una cadera a la vez. Visualiza el centro de esa articulación de la cadera y muévela alrededor del mismo (ver figura 4.6).

Por supuesto, tu otra cadera tendrá que moverse mientras haces esto, pero lo hará después de un movimiento en vez de iniciar uno. Gira la cadera 20 veces en cada dirección y luego cambia a la otra cadera y haz lo mismo. Observa cómo se sienten tus pies ahora. ¿Es más fácil y más cómodo cargar tu peso encima de ellos?

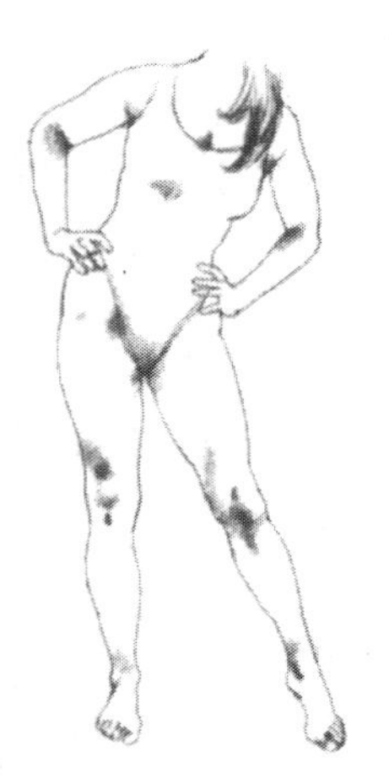

Figura 4.6

4.7

El siguiente ejercicio también se hace de pie. Si tienes escalera, párate en el escalón inferior, de frente a la pared o al barandal; si no tienes escaleras, ponte de pie sobre varios libros grandes y gruesos, como los volúmenes de una enciclopedia, o sobre cualquier cosa que te levante unos 15 centímetros del piso. Con una mano, agárrate del respaldo de una silla, un mostrador, etc., para apoyarte. Sobre un pie, asegúrate de que éste apunte hacia adelante y que tu peso esté distribuido en forma equilibrada sobre cada parte del pie. Haz estos movimientos con la pierna que no tiene apoyo.

Primero, estira los músculos de la cadera y la pierna al apuntar los dedos de tus pies hacia el piso y doblar el pie de manera que los dedos apunten hacia la espinilla. Ahora, mece la pierna, con la rodilla derecha pero no tensa, de un lado a otro desde la cadera. Deja que se meza con suavidad unas 20 veces. Después levántala ligeramente hacia su propio lado (es decir, el pie derecho hacia el lado derecho) y gírala mientras la alargas unas seis veces en el sentido de las manecillas de reloj y seis veces a la inversa. Extiéndela hacia atrás y haz lo mismo. Después repite con la pierna levantada hacia el frente. Si estás de pie sobre algunos libros, oscílala de nuevo desde la cadera, esta vez de izquierda a derecha frente a ti y después de izquierda a derecha atrás de ti. Mece la pierna a lo largo y al frente de ti (es decir, que el pie derecho cruce hacia la izquierda) y, de nuevo, gíralo seis veces en cada dirección. Ahora repite toda la serie parado sobre la otra pierna.

4.8 Elevación de la pelvis

Acuéstate boca arriba, con las rodillas dobladas y los pies bien asentados sobre el piso. Oprime tu peso hacia abajo, hacia tus pies y la parte baja de tu espalda y hombros; levanta la pelvis (ver figura 4.8) y gírala 10 veces en cada dirección. Descansa un minuto o dos y repite; alterna descanso con la repetición cuatro o cinco veces.

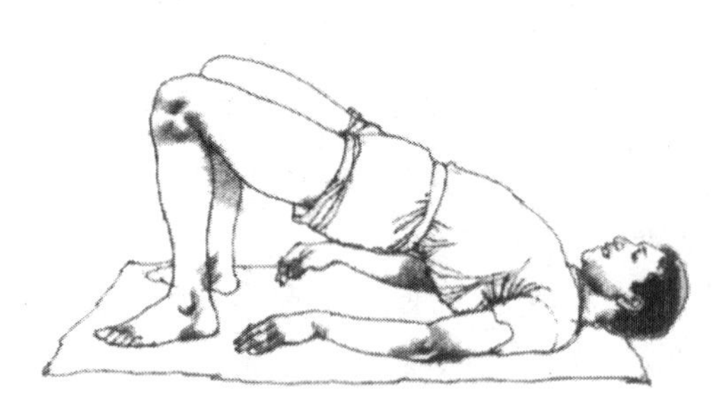

Figura 4.8

Además de relajar la pelvis, este movimiento es uno de los mejores para reforzar los músculos de la parte baja de la espalda.

Ayuda también a aliviar la presión premenstrual, así como los cólicos menstruales, el estreñimiento y la flatulencia. Las mujeres embarazadas deben consultar a su médico antes de practicarlo.

Flexión vertebral: relajación para la espalda baja

4.9

Acuéstate boca arriba con las piernas bien estiradas y observa cuánto de tu espalda toca en realidad el piso. En los lugares donde la tensión haya contraído los músculos, habrá un espacio entre tu espalda y el mismo. Ahora, dobla las rodillas y asienta por completo los pies sobre el piso, como a 60 centímetros de distancia. Observa si esta posición endereza tu espalda baja, presionándola más cerca del piso. Ésta es la posición más cómoda para muchas personas y la más fácil para la columna vertebral. Dedica unos minutos a observar cómo se siente cada parte de tu espalda. ¿Tienes dolor en algún área donde la espalda esté en descanso? ¿Se siente un hombro o cadera desalineado con respecto al otro? ¿Hay una sensación de "retención" aunque no estés en movimiento? ¿Se siente diferente un lado del otro? ¿Se te facilita acostarte con la parte de atrás de la cabeza tocando el piso o deseas girarla hacia un lado (lo que indica que los músculos del cuello de ese lado están más tensos que los del otro)?

Con las rodillas dobladas y los pies sobre el piso, gira con lentitud de lado a lado y observa dónde sientes alguna restricción de tu movimiento. Inclina la pelvis hacia arriba ligeramente y bájala. ¿Hacia dónde tira el movimiento, dónde se "retiene" la espalda?

Recuerda todas estas sensaciones, de modo que puedas comparar tus sentimientos antes y después de hacer los movimientos siguientes.

Junta tus rodillas dobladas y súbelas hacia tu pecho, o tan cerca de éste como te resulte cómodo. Algunas veces este sencillo movimiento por sí solo ayuda a aliviar un dolor de cabeza leve o un dolor agudo y repentino. Permanece en esta posición durante uno o dos minutos y visualiza que los músculos de la espalda baja se estiran con suavidad, que es justo lo que hacen. Cuando se contraen mediante la tensión, giran en una dirección; cuando flexionas tu espalda como lo estás haciendo, tiras de ellos en la dirección opuesta. Es importante que recuerdes que no debes realizar este movimiento de manera vigorosa; si te causa dolor, detente y hazlo con más suavidad. Hay muchas variaciones de la flexión vertebral. Si te duele la espalda, lo mejor es empezar con lo más fácil. Dobla ambas rodillas, pero tira sólo de una de ellas hacia arriba, hacia tu pecho, dejando el otro pie sobre el piso. Sostén la rodilla alzada con ambas manos y muévela en un giro tan grande como te resulte cómodo.

Asegúrate de que tu pierna no trabaje durante este movimiento; deja que sea movida pasivamente por tus manos. Esto permite que la pierna, la cadera y la espalda baja se beneficien del movimiento sin sufrir tensión. Siempre recuerda girar tanto en el sentido de las manecillas del reloj como a la inversa, por lo menos 20 veces en cada dirección. Después de hacer esto con una pierna, acuéstate con ambas piernas estiradas y observa si alguna de ellas se siente diferente de la otra y cuáles son las diferencias. Luego repite el movimiento con la otra pierna.

4.10

A continuación, intenta el mismo movimiento con una rodilla hacia el pecho y la otra pierna estirada. Éste es un buen estiramiento para la espalda baja y quizá no sea cómodo si tu espalda en realidad se encuentra en malas condiciones. Sin embargo, a medida que tu espalda se fortalezca, probablemente prefieras este estiramiento mayor. Intenta sostener la rodilla con ambas manos y después con una sola. Sostenerla con una mano le da mayor amplitud al movimiento, aunque, de nuevo, tal vez no te sientas cómodo al principio.

4.11

Tira de ambas rodillas hacia el pecho y gíralas, primero juntas, apretadas contra el pecho, y después por separado, manteniendo una en cada mano y moviendo una en el sentido de las manecillas del reloj y la otra en el contrario. Por último, sostén las rodillas en forma holgada y gira lentamente de lado a lado (ver figura 4.11 A). Repite 10 veces el giro; después, al girar hacia tu lado izquierdo, extiende ambas piernas juntas y derechas hacia la izquierda, de manera que formen un ángulo recto con tu torso (ver figura 4.11 B). Repite este movimiento hacia la derecha y alterna varias veces.

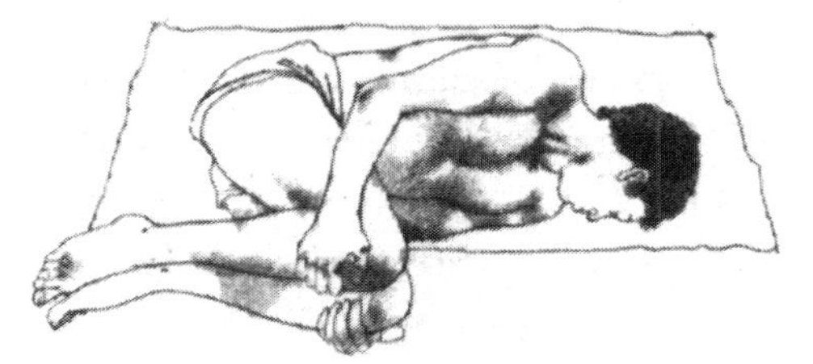

Figura 4.11A

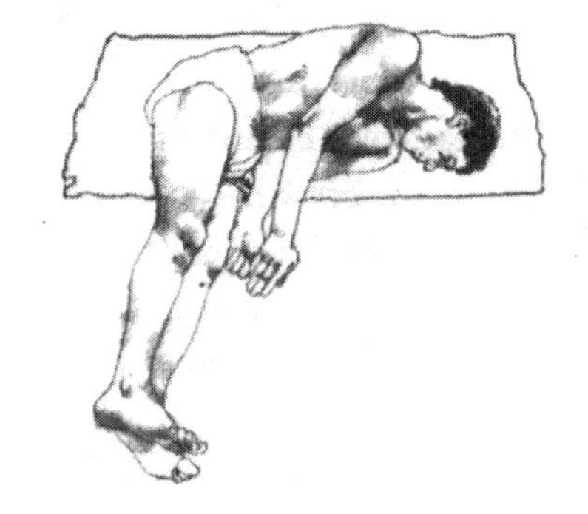

Figura 4.11B

Estiramientos laterales para la parte baja de la espalda

Estos ejercicios son en particular importantes, porque la mayor parte del movimiento que realizamos en nuestras actividades normales implica, sencillamente, moverse hacia adelante o hacia atrás, hacia arriba o hacia abajo, más que girar hacia los lados, pese a que nuestros músculos están diseñados para realizar todos estos tipos de movimiento. Puesto que no utilizamos lo suficiente los músculos implicados en el movimiento lateral, éstos tienden a tensarse y, de esta manera, obstaculizar el movimiento de nuestros demás músculos. Debido a que estos músculos laterales no trabajan, otros, como aquellos paralelos a la columna (los músculos espinales) deben trabajar más fuerte y, por tanto, tienden a ponerse rígidos. La mayoría de las lesiones de espalda que implican daño serio a la columna vertebral es causada por movimientos laterales agudos repentinos para los cuales los músculos estaban del todo impreparados. Los ejercicios siguientes te darán una amplitud más completa de movimiento y permitirán que todos los músculos de tu espalda funcionen bien.

Puesto que tal vez empieces con músculos laterales débiles y músculos rígidos a lo largo de la línea media de tu espalda, recuerda, como siempre, ser sensible a lo que ésta te dice. Nunca intentes moverte más hacia ninguno de tus costados de lo que te resulte cómodo. Tal vez descubras que te resulta más fácil moverte hacia la derecha que hacia la izquierda, o viceversa. No intentes forzar ambos lados para moverte igual. Si realizas estos movimientos, fortalecerás tu lado más débil y relajarás el rígido y el movimiento se equilibrará. Nunca te esfuerces por "realizar" ningún ejercicio; después de todo, tu problema inicial es la tendencia a la tensión. Tu rendimiento mejorará automáticamente mediante la práctica consciente.

Comienza con el ejercicio 2.28 del capítulo sobre circulación (2 de este libro), que es el básico y el más fácil de los estiramientos laterales. A menudo puede ser realizado por personas para las cuales muchos otros ejercicios resultan demasiado dolorosos. Continúa con el ejercicio 2.29 del mismo capítulo.

4.12

Aún acostado boca arriba con las rodillas dobladas, alza la pierna derecha y colócala sobre la izquierda, justo como si estuvieras sentado en una silla con las piernas cruzadas. Deja que la pierna derecha se relaje y quede completamente sostenida por la

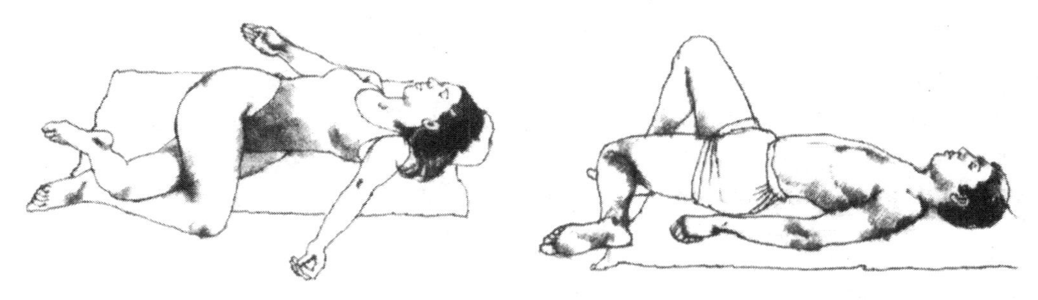

Figura 4.12 Figura 4.13

izquierda, con el pie derecho colgando relajado. En esta posición, baja las rodillas a la derecha, asegurándote de que la pierna derecha permanezca relajada y la izquierda continúe trabajando. Sube de nuevo las rodillas y luego bájalas hacia la izquierda (ver figura 4.12).

Al llevar las rodillas hacia arriba, al lado izquierdo, observa que tu pierna derecha es ahora la de sostén; se encuentra bajo la pierna izquierda y debe trabajar para alzar ambas rodillas. Este ejercicio fortalece los músculos de ambos muslos, al mismo tiempo que estira los de la espalda baja y las caderas. Sin embargo, su valor principal es demostrar la diferencia entre un músculo que está trabajando y otro en descanso; así aprenderás a relajar los músculos que no necesitas usar y hacer trabajar sólo a aquellos que deben hacerlo. Cuando contraes músculos que no necesitas contraer, a menudo creas resistencia u oposición al movimiento que intentas realizar y terminas por duplicar en forma innecesaria tu esfuerzo.

4.13

Los siguientes son algunos estiramientos más difíciles. Todavía acostado boca arriba, coloca los pies a unos 90 centímetros de distancia y baja la rodilla izquierda hacia tu pie derecho, asegurándote de que la rodilla derecha permanezca recta (ver figura 4.13).

Lo ideal es que tu rodilla sea capaz de tocar el piso, pero si no puede bajar lo suficiente, sólo bájala hasta que sientas un buen estiramiento en los músculos de la parte externa del muslo izquierdo. Golpea ligeramente con el puño holgado los músculos estirados de la cadera y del muslo. Haz lo mismo con la rodilla derecha y luego alterna 30 veces.

4.14

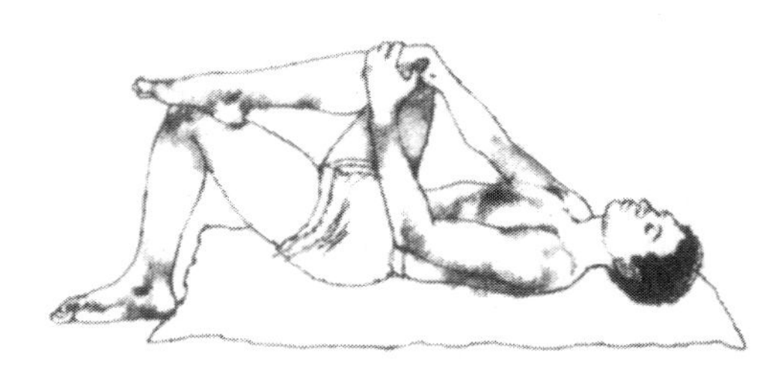
Figura 4.14

Si eres bastante flexible y tienes rodillas fuertes, intenta este ejercicio. Comienza de la misma manera que en el ejercicio 4.13, bajando la rodilla izquierda hacia el pie derecho, tan cerca del piso como sea posible y después coloca el pie derecho sobre la rodilla izquierda doblada; mantenlo ahí mientras sujetas la rodilla derecha y tiras de ella hacia abajo, hacia la izquierda (ver figura 4.14). No tires de ella hasta el grado que sientas dolor. Repite este movimiento varias veces de cada lado.

Ahora, acuéstate boca arriba con las rodillas dobladas y reevalúa cómo sientes la espalda.

¿Están más cerca del piso que antes las zonas tensas? ¿Se siente diferente alguno de los lados del otro? ¿Hay algún lugar que se resista a los estiramientos?

Ejercicios para el abdomen y la espalda baja

Los músculos del abdomen y la espalda baja son en extremo interdependientes: si un conjunto de ellos se debilita, el otro sufre también. Un abdomen distendido —también conocido como barriga— puede ser señal de músculos débiles de la espalda baja que han permitido que el abdomen sea lanzado hacia adelante por su propio peso. Los músculos de la espalda baja muy tensos pueden generar una rigidez correspondiente en el abdomen bajo, que a menudo interfiere con el proceso digestivo. Esta interdependencia entre el abdomen y la espalda baja se reconoce en gran medida, pero, por desgracia, ha dado origen a algunos conceptos extraños, como tensionar el abdomen para sostener la parte baja de la espalda o fortalecer la espalda para que un abdomen débil no resulte lesionado.

Parece más sencillo y razonable fortalecer cada parte para que pueda realizar su propia función en forma exitosa e independiente; tanto esa parte como el resto del cuerpo recibirán un beneficio automático. Los ejercicios siguientes proporcionan un estiramiento muy suave a los músculos abdominales, movimiento fácil para la espalda baja y estímulo del tracto digestivo. La única restricción para realizarlos es que algunos pueden resultar difíciles para ti si tienes mucha tensión en el cuello. Es conveniente intentar algunos de los ejercicios para cuello y hombro que se presentan en este capítulo antes. Así comprobarás si tu cuello está rígido y, de ser así, podrás relajarlo.

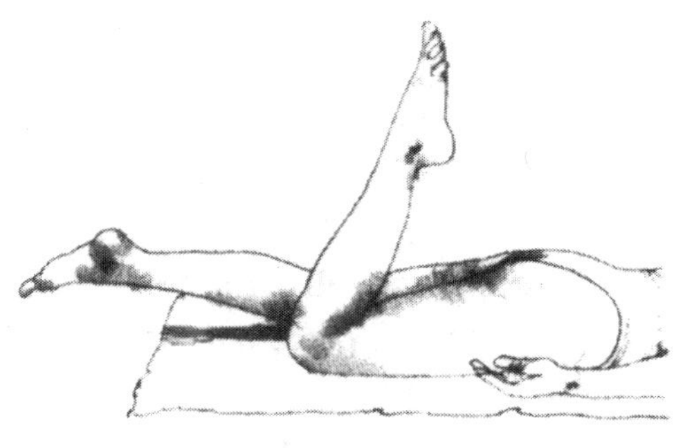

Figura 4.15

4.15

Acuéstate boca abajo en una superficie firme, con la cabeza volteada a un lado; no utilices una almohada en esta posición, pero recuerda voltear la cabeza hacia el lado opuesto después de pasados unos minutos, para evitar que el cuello se ponga rígido. Alza una pierna (desde la rodilla) e intenta tocar tu glúteo con el talón, tirando de tu tobillo con la mano. Si no puedes hacerlo, esto se debe en parte a la tensión de los músculos del muslo y en parte a la rigidez de la espalda baja. Al relajarse ésta, verás que puedes acercar mucho más el pie a la nalga de lo que podías al principio. Ahora, gira la pantorrilla en un círculo lo más grande posible. Después de unos 10 giros en cada dirección, cambia a la otra pierna.

Intenta evitar tensionar tu espalda o tu abdomen al realizar este ejercicio. Si sientes tensión, detén los giros y, más bien, alza y baja en forma alternada ambas piernas, como si intentaras patear tus nalgas (ver figura 4.15). Esto eliminará la tensión de la pierna y de la espalda para que puedas seguir el movimiento giratorio. Visualiza que los dedos de tus pies "dirigen" el movimiento o imagina que alguien más sostiene el pie y lo mueve en tu lugar. Recuerda respirar profundo y relajar la espalda; no permitas que trabaje durante este ejercicio.

4.16

Permanece acostado sobre tu abdomen. Ahora alza ambas piernas de manera simultánea y gíralas, primero en la misma dirección —por ejemplo, ambas en el sentido de las manecillas del reloj o ambas en el sentido contrario— y después en direcciones opuestas. De nuevo, traza estos círculos lo más grandes que sea posible. Enseguida, con las rodillas juntas y moviéndote sólo de la cintura para abajo, mueve las dos piernas juntas lo más lejos que lleguen del lado izquierdo y después lo más lejos que lleguen del lado derecho. Este movimiento significa estirarte más y al principio pue-

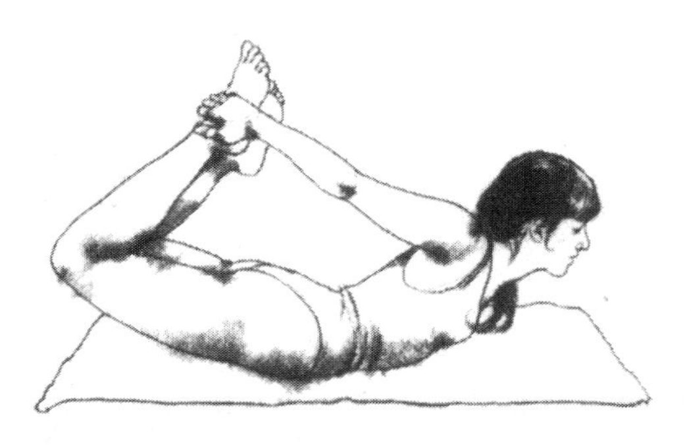

Figura 4.17

de resultar difícil, de modo que baja las piernas sólo hasta la distancia en que puedan estirarse con comodidad. Repite el movimiento unas seis u ocho veces y después libera cualquier tensión que haya causado girando ambas piernas juntas, esta vez en círculos más pequeños.

Varios estiramientos de yoga son benéficos para esta área en general, pero resultan un poco más difíciles que los ejercicios precedentes y no debes realizarlos hasta que sientas que la parte baja de tu espalda está bastante relajada. El primero se llama la Cobra y se describe en el ejercicio 1.11 del capítulo sobre respiración (1 de este libro).

4.17

Para convertirte en el Arco —otro ejercicio de yoga—, acuéstate boca abajo, alza la cabeza, alza los pies y sujeta un tobillo con cada mano (ver figura 4.17). Sostén esta posición durante varias respiraciones, presionando tu abdomen hacia el piso; después suelta, estírate, descansa un minuto y repite varias veces.

Tras realizar los ejercicios de esta sección, de nuevo acuéstate boca arriba con las rodillas dobladas y observa cómo sientes tu espalda. Respira hondo y deja que tu espalda se hunda hacia el piso, mientras tu pecho y tu abdomen se expanden hacia arriba y hacia afuera.

¿Sientes alguna diferencia? ¿Sientes que tu espalda baja está más cerca del piso? ¿Y tu pelvis y tus hombros? Si sientes alguna incomodidad después de estos ejercicios, tira de una rodilla hacia tu pecho, mantenla ahí durante uno o dos minutos y después gírala con suavidad de 20 a 50 veces en cada dirección; luego repite esto con la otra rodilla. Este movimiento coloca tu espalda en una postura opuesta a la utilizada en los ejercicios anteriores, por lo que equilibra el tirón de los huesos y músculos de tu columna. En principio, este equilibrio del movimiento —es decir, si te inclinas hacia atrás debes inclinarte hacia adelante; si vas hacia la derecha debes ir hacia la izquierda— siempre es bueno, pero, sobre todo, procura ser sensible a lo que tu cuerpo necesita y desea.

ESTIRAMIENTOS Y GIROS PARA LA ESPALDA BAJA MIENTRAS ESTÁS SENTADO

4.18

Siéntate en el piso con las piernas cruzadas y comienza a girar el cuerpo de la pelvis hacia arriba, como si fuera un trompo que gira sobre un punto en el centro exacto de tu pelvis. Sostén tu columna derecha pero no rígida. Al sostener la columna derecha desde el sacro hasta el cuello, limitas la amplitud de tu movimiento y concentras el movimiento de la parte baja de la pelvis y las caderas. Imagina que tu cabeza, y no tu espalda, "dirige" el movimiento. Después de unos 20 giros en cada dirección, puedes aumentar la amplitud de los mismos, permitiendo ahora que la parte inferior de tu columna se mueva con libertad y naturalidad. Tu torso debe permanecer por completo relajado y sencillamente seguir las direcciones de la parte baja de la columna.

Cuando te sientas cómodo con este movimiento, continúa los giros y pon énfasis en el movimiento del área lumbar (parte baja de la espalda) haciéndolo, de manera deliberada, cóncavo al inclinarte hacia adelante (ver figura 4.18 A) y convexo al inclinarte hacia atrás (ver figura 4.18 B).

4.19

Muchos de los problemas más graves de la columna ocurren en las áreas lumbar y sacra. Debido a las presiones provocadas al caminar y al sentarse, las vértebras de esas áreas se comprimen, lo que puede dañar los discos o las raíces nerviosas. En este

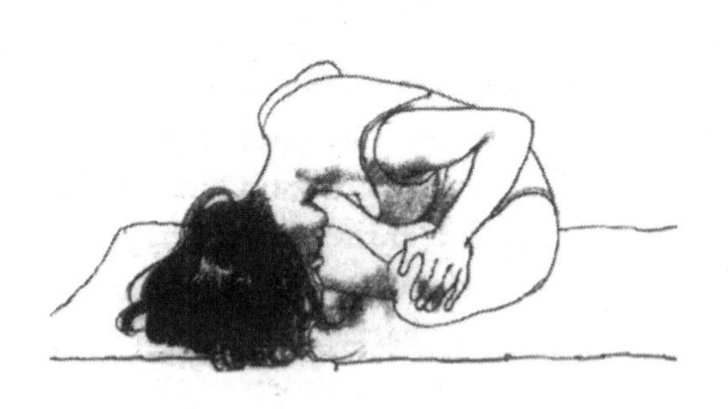
Figura 4.18A

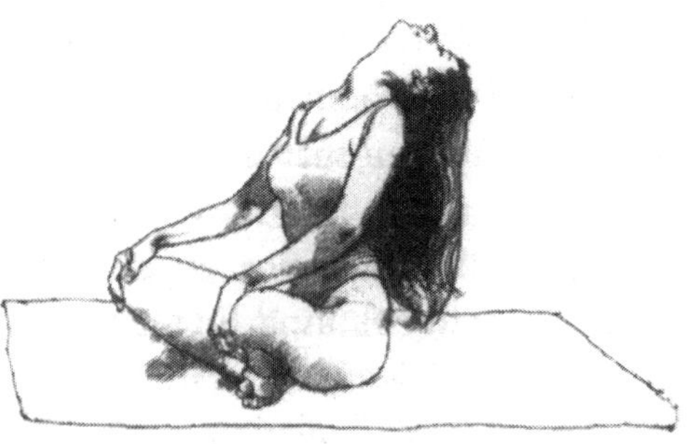
Figura 4.18B

ejercicio nos concentraremos en el movimiento de la espalda baja, empezando justo debajo de la cintura y trabajando hacia abajo, hacia el cóccix.

Siéntate con las piernas cruzadas y sostén las rodillas con las manos; visualiza la parte baja de tu columna, empezando por la primera vértebra lumbar. Después, con lentitud comienza a mover la columna hacia abajo y hacia afuera, girando hacia atrás al área superior de la nalga, creando una curva convexa que empiece en la cintura y se extienda hasta donde tu columna lo permita. Después gira tu columna de regreso a la posición en la que empezaste; repite el movimiento. Intenta no tensionar o empujar con tu abdomen; más bien, deja que los músculos de tu espalda realicen todo el trabajo. Los músculos de tu espalda pueden estar muy débiles o rígidos. Este ejercicio mejorará ambos trastornos; de hecho, representa una de las maneras mejores y más fáciles de fortalecer los músculos de la parte baja de la espalda.

Una variación de este movimiento es intentar realizarlo sentado con las rodillas dobladas y llevadas al pecho, los brazos alrededor de las rodillas y los pies bien asentados sobre el piso. Encontrarás que el movimiento se limita aún más en esta posición, de modo que cuando regreses a la postura de piernas cruzadas y repitas el ejercicio, el movimiento parecerá fácil y expansivo por contraste. En principio recomendamos realizarlo seis veces con las piernas cruzadas, 10 veces con las rodillas cerca del pecho y de nuevo seis veces con las piernas cruzadas. Detente en el medio para visualizar que estés realizando el movimiento sin esfuerzo y después regresa al mismo. Cuando te sientas cómodo con el ejercicio puedes practicarlo con la frecuencia que quieras, de preferencia la mayor posible.

4.20

Si la parte baja de tu espalda es fuerte y sientes que está flexible, continúa con este ejercicio. Lleva tus rodillas al pecho, cruza los brazos alrededor de los muslos y gira hacia atrás hasta que descanse sobre el sacro más que sobre las nalgas —o gira lo más que puedas hacia atrás sin caerte— con los pies despegados del piso. Después, en esta posición, mécete con mucha suavidad hacia atrás y hacia adelante. Este movimiento requerirá que tensiones levemente tus músculos abdominales, pero intenta mantener esta tensión lo más suave posible al respirar en profundidad hacia el interior del abdomen y visualizar que los músculos de la parte baja de tu espalda realizan todo el trabajo de sostenerte y moverte. Mientras tu espalda baja actúe como una unidad tensa, es posible que sientas que ejerces poco control sobre el balanceo;

cualquier intento de balancearte hacia atrás puede hacerte girar hacia las partes media y superior de tu espalda.

Consulta la sección "Aprender a caminar", en el capítulo sobre músculos, así como el capítulo sobre el sistema nervioso, de este libro. Ahí encontrarás ejercicios para caminar y correr hacia atrás, que también son beneficiosos para la parte baja de la espalda.

EJERCICIOS PARA LAS PARTES MEDIA Y ALTA DE LA ESPALDA

4.21

Ahora que has relajado la parte baja de tu columna, realiza el arco vertebral con toda tu espalda mientras continúas sentado con las piernas cruzadas. Al igual que en el arco vertebral de pie (ejercicio 4.2), la idea es crear un arco con las vértebras, moviendo una a la vez, trabajando de arriba hacia abajo conforme llevas la cabeza hacia el piso y después desde abajo hasta arriba. Dobla la cabeza primero hasta que tu barbilla descanse sobre tu pecho, después sigue con el resto de tu columna, curveándola lentamente hacia el frente, tanto como te resulte cómodo. Para algunos esto significará doblar la barbilla hacia el pecho; otros podrán tocar el piso con la cabeza (ver figura 4.21). Para la mayoría de las personas, cada repetición de este movimiento le permitirá doblarse un poco más. Puede resultar útil colocar tus manos sobre la parte de atrás de tu cuello y girar suavemente mientras te inclinas; esto te dará una sensación mayor de alargamiento.

Recomendamos entre seis y 10 repeticiones del arco sentado. Varía este ejercicio al alternar entre doblarte en forma curva hacia el frente y hacerlo en diagonal hacia las rodillas, de modo que todos los músculos de tu espalda —esto es, aquellos que corren en forma diagonal a un lado, así como aquellos que corren en forma vertical hacia abajo por la columna— puedan beneficiarse del estiramiento.

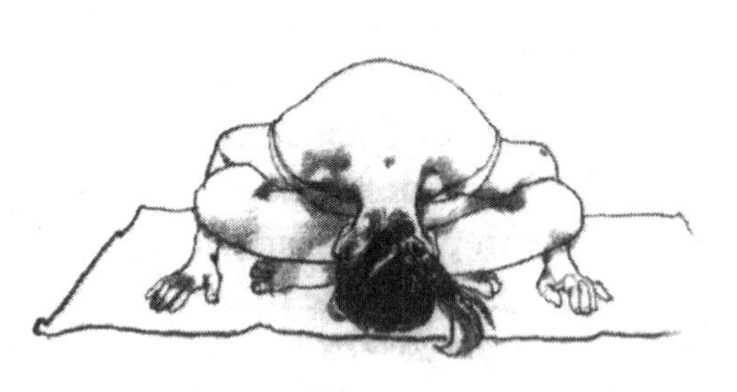
Figura 4.21

Inclínate hacia los lados y hacia atrás, golpea ligeramente tu pecho para aflojar sus músculos, respira profundo y después dóblate hacia adelante, a la rodilla opuesta.

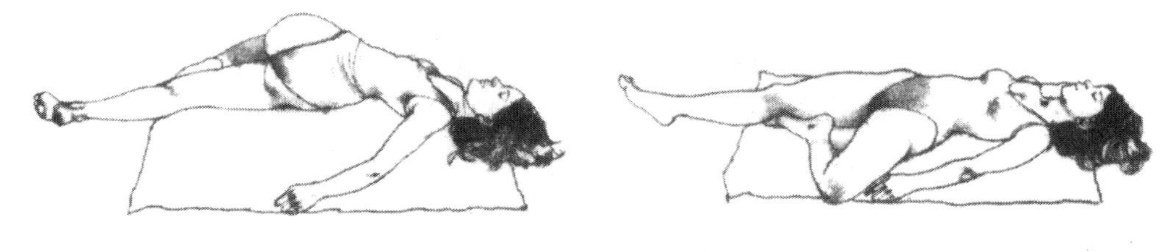

Figura 4.22A

Figura 4.22B

Puedes variar este ejercicio cambiando tu posición. De ser posible, hazlo de rodillas o sentado entre tus pies. Si eres lo bastante flexible, intenta hacerlo en posición de loto.

4.22

Acostado boca arriba, dobla la pierna izquierda y estira bien la pierna derecha. Cruza por completo la rodilla izquierda, doblada, sobre tu cuerpo hacia el lado derecho, volteando tu cuerpo ligeramente a la derecha —tu hombro izquierdo se levantará ligeramente del piso— hasta que la parte de adentro de la rodilla izquierda toque el piso de tu lado derecho (ver figura 4.22 A). Después, aún doblada, regresa la rodilla al lado izquierdo, hasta que la parte externa de la rodilla izquierda toque el piso, de tu lado izquierdo (ver figura 4.22 B). Imagina que la rodilla dirige el movimiento, como si alguien más la sostuviera y moviera por ti. Repite este movimiento cinco veces, después inviértelo y realiza el mismo proceso con la rodilla derecha doblada.

4.23

Acuéstate con ambas piernas estiradas, con los brazos estirados derechos desde los hombros, y mece la pierna derecha sobre tu cuerpo para intentar tocar tu mano izquierda (ver figura 4.23). Tu cuerpo, de la cintura para arriba, deberá permanecer sobre el piso; éste es, principalmente, un estiramiento para tu espalda y tus caderas, aunque también servirá para

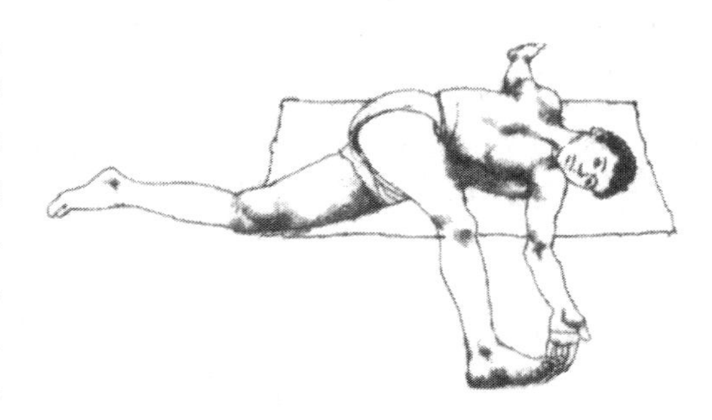

Figura 4.23

estirar tus hombros. Si puedes tocar de hecho tu pie con la mano opuesta, ¡felicidades! Al principio tal vez sólo puedas estirarte en esa dirección general, pero, después de alternar con el pie derecho y con el pie izquierdo, unas 10 o 15 veces, quizá descubras que te acercas cada vez más a la mano que buscas.

4.24 Vuelta en tres direcciones

Acuéstate boca arriba, con las rodillas dobladas, los pies bien asentados sobre el piso y los brazos a los lados. Muy lentamente, voltea la cabeza de lado a lado, de manera que tu barbilla se acerque a cada hombro cada vez. Intenta hacerlo sin realizar esfuerzo alguno, visualizando que alguien más gira con suavidad tu cabeza de lado a lado —si puedes, invita a alguien a que lo haga por ti al principio, esto es mucho mejor— y que tu nariz "dirige" el movimiento; esto aliviará la presión de los músculos del hombro y del cuello.

Después de unos 30 giros lentos de lado a lado, además de este movimiento, sube y baja los brazos en forma alterna. Primero, alza el brazo derecho y vuelve a ponerlo arriba de tu cabeza hasta que el dorso de tu mano toque el piso; después, al devolver con lentitud el brazo derecho a tu lado derecho, levanta el brazo izquierdo por encima de tu cabeza. Continúa con este movimiento alternado de los brazos hacia arriba y hacia abajo hasta que tu cabeza gire de lado a lado; asegúrate de que, cada vez que lo hagas, gire alejándose del brazo que sube. Esto es, cuando el brazo derecho suba, la cabeza deberá voltear hacia la izquierda y viceversa. Esto asegura un mayor estiramiento de los músculos flexores de los lados del cuello.

Este ejercicio tiene una tercera parte que te ayudará no sólo a moverte, estirar y relajar toda tu columna, sino que también mejorará tu coordinación. Comienza con la cabeza volteada hacia la derecha, el brazo derecho a tu lado y el brazo izquierdo hacia arriba. Ahora baja las rodillas, dobladas, hacia la izquierda hasta que la izquierda descanse sobre el piso (ver figura 4.24).

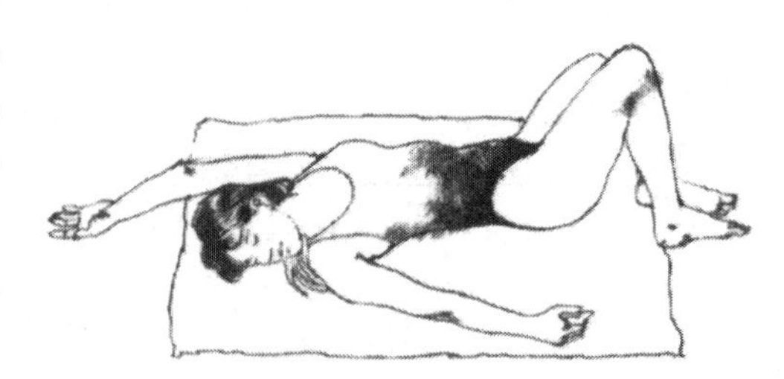
Figura 4.24

Observarás que tanto las rodillas como el brazo se mueven del lado opuesto de aquel en que lo hace la cabeza. El propósito es mover tu columna en tantas

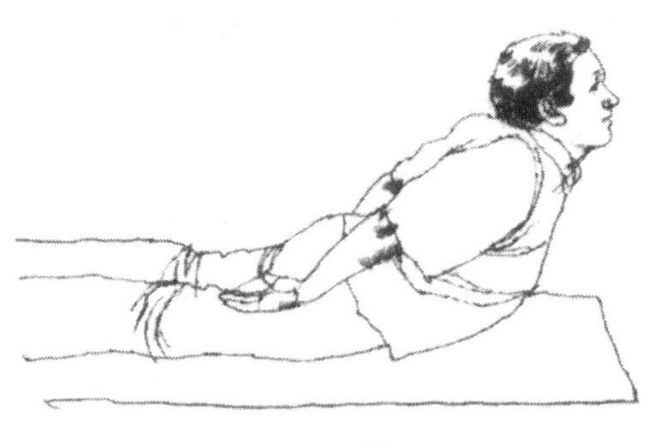

Figura 4.25

direcciones simultáneas como sea posible, lo cual resulta excelente para la flexibilidad. Ahora, voltea la cabeza a la izquierda, baja el brazo izquierdo, sube el derecho y baja las rodillas hacia la derecha simultáneamente. Haz estos giros alternados unas 10 o 15 veces; realízalos con la lentitud que necesites para poder practicarlos de manera correcta y verifica en ocasiones si todo está sincronizado.

El ejercicio del Molino de viento, el 1.10 del capítulo sobre respiración (1 de este libro), es un estiramiento excelente para la parte alta de la espalda, el cuello, los hombros, los brazos y el pecho.

4.25

Cuando sientas que tu espalda y tu abdomen tienen la fuerza suficiente, regresa al ejercicio de la Cobra (1.11 de este libro) e intenta ahora alzar el torso sin usar tus brazos en absoluto. Con los brazos a los lados, usa el poder de los músculos de la espalda para alzar el torso como lo haría una cobra (ver figura 4.25). Sostén esta posición mientras respiras profundo dos veces y después, con lentitud, baja hacia el piso.

Practica el ejercicio 1.13 del capítulo sobre respiración (1 de este libro) para la parte alta de la espalda y el ejercicio 2.15 del capítulo sobre circulación (2 de este libro) para la parte media.

Ejercicios para el cuello y los hombros

Estos ejercicios pueden proporcionar gran alivio a quien sufra rigidez del cuello y los hombros, bien se trate de un padecimiento temporal o crónico. Son excelentes para realizarse antes de dormir, pues relajan, o para conseguir que la sangre fluya a la cabeza al despertar. El cambio de postura estira los músculos del cuello, lo que aumenta la circulación. También ayudan a prevenir la vista cansada y los efectos de la misma, al aumentar la circulación hacia los ojos, los músculos faciales y los músculos del cuello que pueden tensionarse por un uso intensivo de los ojos.

4.26 Giros de la cabeza

El ejercicio de cuello básico es el giro de la cabeza. Primero intenta realizarlo sentado con la espalda sostenida cómodamente. Siéntate en el piso con la espalda contra la pared o, si esto te resulta incómodo, en una silla con respaldo alto sobre el cual puedas apoyar la cabeza. Traza círculos con la parte de atrás de la cabeza sobre la pared tras de ti. Visualiza que tu cuello es muy largo y por completo flexible y que la parte de arriba de tu cabeza es paralela al cielo. Deja que tu cabeza comience a moverse lentamente de lado a lado, estirando el cuello lo más posible hacia cada lado como te resulte cómodo. Dado que tu cabeza está sostenida, permite que tu cuello se relaje por completo al estirarse. Ahora, comienza a girar poco a poco la cabeza, como si se moviera alrededor del perímetro del círculo que imaginaste. La tendencia de la mayoría de las personas al hacer giros de cabeza por primera vez es realizar círculos grandes, lo cual tensa los músculos del cuello y no alivia la tensión; por tanto, *asegúrate de que el movimiento giratorio sea pequeño.*

Tal vez te percates de que tu cabeza no se mueve en un círculo suave y equilibrado; la tensión de los músculos del cuello puede provocar que el giro resulte brusco y desequilibrado. De ser así, detente después de 20 giros en cada dirección, estira la cabeza hacia cada hombro e intenta determinar qué lado del cuello está más tenso. Si es el derecho, estira la cabeza hacia la izquierda, como para descansarla sobre el hombro izquierdo, y en esa posición golpea en forma rápida y ligera con las puntas de los dedos de ambas manos hacia arriba y hacia abajo a lo largo de tu cuello, del lado derecho. Debes golpear con la fuerza suficiente para que tus dedos reboten de tu cuello. Después de hacer esto durante unos dos minutos, estira el cuello hacia ambos lados de nuevo. ¿Se sienten igual los hombros? Ahora haz lo mismo al lado izquierdo de tu cuello y después intenta el giro una vez más. Es posible que el movimiento te resulte mucho más suave y fácil.

En un principio quizá te marees durante los giros de cabeza. Esto puede ser ocasionado por una gran tensión del cuello, problema que comparten millones de personas. Sin embargo, a manera de protección, consulta con un médico para investigar si tu mareo es causado por un trastorno que pudiera contraindicar este ejercicio. Realiza sólo unos giros en cada dirección, acordándote de respirar en forma profunda y continua y aumentando gradualmente el número cada vez que practiques este ejercicio. El mareo pasará, tal vez en muy poco tiempo. Aplicar las palmas de las manos —que significa cubrir tus ojos cerrados con las palmas de tus manos, respirar hondo, relajarte y visualizar la oscuridad completa— puede aliviar el mareo casi de inmediato.

4.27

Cuando te sientas cómodo con los giros de cabeza mientras estás sentado, intenta practicarlos acostado boca arriba con las rodillas dobladas. No levantes la cabeza del piso mientras la giras; así sentirás que el piso le da masaje a tu nuca. Si al principio la sensación es extraña, imagina que trazas un círculo con la nariz. Lo que parece un movimiento muy limitado es, de hecho, en extremo eficaz para aliviar la tensión del cuello. Este ejercicio resulta excelente para el dolor de cabeza y la fatiga, pues requiere muy poco esfuerzo y ejerce un efecto relajante inmediato. Gira la cabeza unas 50 veces en ambas direcciones (en el sentido de las manecillas del reloj y a la inversa). Puedes alternar este ejercicio con el 4.29.

Por desgracia, aquí debemos hacer notar que algunas escuelas de masaje se oponen a los giros del cuello por razones que no hemos conseguido determinar. Lo único que podemos afirmar es que no contamos con evidencia alguna —ciertamente no documentada— de que dichos giros sean peligrosos. Cualquier movimiento puede dañar si se realiza en forma inadecuada, así como casi cualquier movimiento puede resultar beneficioso si se hace de manera correcta.

4.28

Entrelaza los dedos de modo que sostengan tu nuca. Relaja el cuello y alza la cabeza con tus manos; no dejes que tu cuello haga el trabajo (ver figura 4.28).

Con el cuello por completo suelto, tira de la cabeza hacia el frente hasta que tu barbilla toque tu pecho. Es posible que sientas este estiramiento sobre todo en el cuello y la parte alta de la espalda, pero observa que también estira la parte baja de ésta. Concéntrate en la sensación en

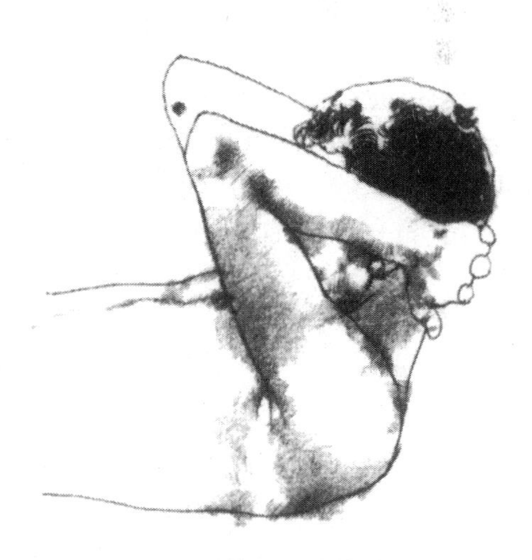

Figura 4.28

tu espalda baja al tirar con suavidad de tu cabeza hacia adelante y al dejar de estirarte. Tal vez comiences a tener la sensación de que todos los músculos de tu espalda están conectados y que el movimiento, o la falta del mismo, en una parte de la espalda afecta otras áreas.

4.29

Acuéstate boca arriba, estira los brazos detrás de tu cabeza, entrelaza los dedos y gira ambos brazos juntos, formando círculos lo más amplios que sea posible sin tensionar el cuello o los hombros. Realiza este movimiento con mucha lentitud, de modo que en cada punto del giro puedas sentir dónde se ejerce un tirón y responder al mismo al visualizar que el área tensa se afloja, se alarga y se relaja.

4.30 Giros del hombro

Acuéstate de lado con la cabeza sostenida por una almohada gruesa o sobre la palma de tu mano; gira tu hombro libre 20 veces en cada dirección, mientras tu palma libre descansa sobre el piso frente a tu pecho (ver figura 4.30).

Esta posición permite que la fuerza de la gravedad estire tu hombro al llevarlo hacia el frente y hacia atrás. Después de girar un hombro en cada dirección, acuéstate boca arriba y observa si hay alguna diferencia entre los dos hombros y cómo se siente dicha diferencia; luego, repite el ejercicio del otro lado.

Si deseas realizar más ejercicios para hombros, consulta el capítulo sobre articulaciones (3 de este libro) (ejercicios 3.16 a 3.28).

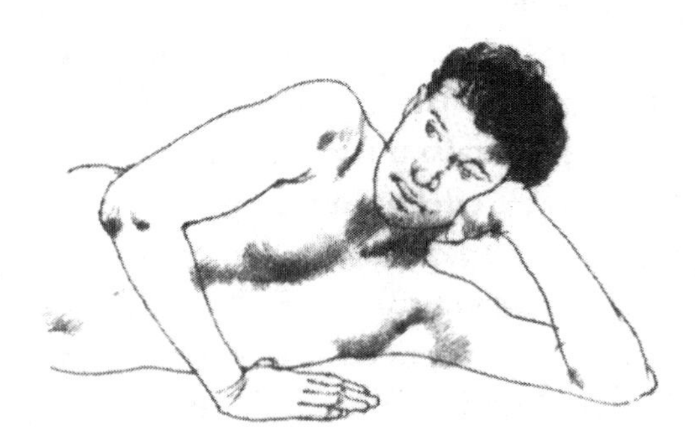

Figura 4.30

Ejercicios para toda la espalda

4.31

Regresa al ejercicio 4.5. Después de varios giros, permanece en la misma posi-

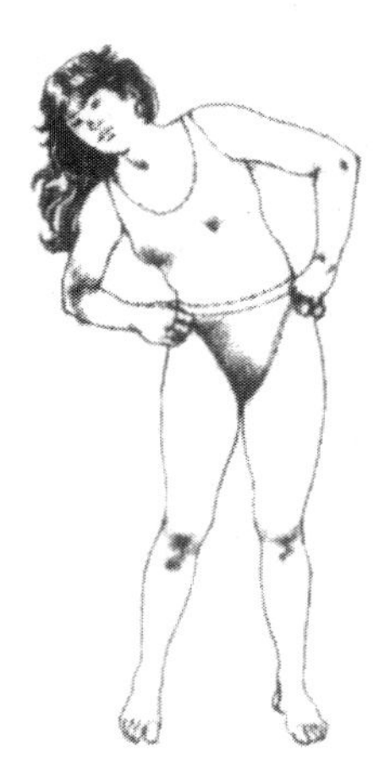

Figura 4.31

ción y gira sólo la parte superior de tu cuerpo, de la cintura para arriba, manteniendo inmóviles todas las regiones debajo de la cintura (ver figura 4.31). ¿Cuál de estos movimientos te parece más fácil? Vuelve a la rotación de las caderas para sentir la diferencia.

4.32

Regresa al ejercicio 4.17 e intenta ahora la parte dos del Arco: mientras sujetas tus tobillos, usa la fuerza de tu abdomen y el impulso del movimiento para mecerte hacia atrás y hacia adelante, de modo que primero tu pecho, después tu abdomen y, por último, tus rodillas toquen el piso.

La primera vez que intentes esto quizá te parezca imposible, pero, como cualquier otro movimiento, con la práctica se facilitará.

4.33

Vuelve al ejercicio 4.3 y utiliza tu conciencia cinestésica para enfocar tu atención en cada una de las partes de tu espalda. Cuando sientas que en verdad percibes cada área de tu columna vertebral, puedes realizar el mismo ejercicio usando una pelota de tenis bajo cada área objetivo, por turnos.

Procura posicionar la pelota sólo bajo los músculos, no bajo los huesos. Esto aumentará la cantidad de presión sobre los músculos y los ayudará a relajarse más y, desde luego, concentrará tu atención en la región. Realiza este ejercicio sólo si tu espalda es fuerte y flexible.

Tal vez descubras que, al levantarte de una silla, tensas muchos de los músculos de tu espalda de manera innecesaria: a las piernas les corresponde incorporarse. Un ejercicio con el cual puedes practicar el acto de levantarte usando los músculos de tus piernas es el 11.7, del capítulo sobre dolor de espalda (11 del libro *Sanación personal avanzada*). Otro ejercicio es el siguiente.

4.34

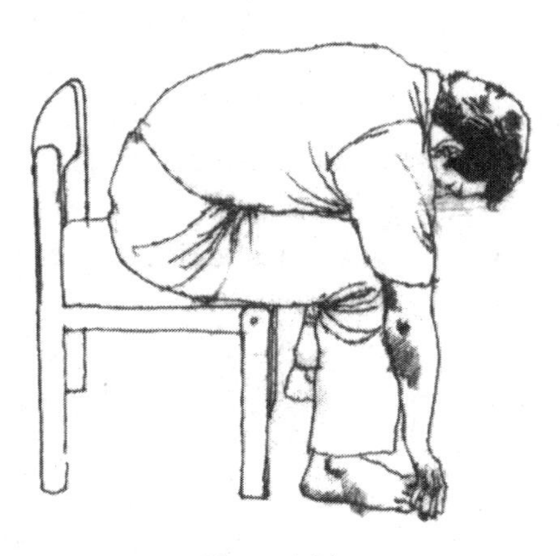

Figura 4.34

Siéntate en una silla con los pies separados, bien asentados sobre el piso. Inclínate de manera gradual hacia adelante, como en el movimiento del arco vertebral sentado (ejercicio 4.21), hasta que tu pecho descanse sobre tus muslos (ver figura 4.34). Ahora, endereza las piernas a medida que te levantas de la silla; los músculos de tu espalda no deberán intentar ayudarte en esta posición. Después de que tus piernas estén derechas, endereza tu espalda, vértebra por vértebra, otra vez como en el arco vertebral. Para sentarte de nuevo, inclínate hacia adelante hasta que tu espalda quede paralela al piso, dobla las rodillas para sentarte y endereza la espalda para sentarte.

Doblar la espalda

Doblar la espalda (ver ejercicio 4.37) puede ser peligroso para aquellos cuya espalda no es fuerte, pues en muchos casos ocasiona presión en los nervios. Desarrolla la capacidad de doblar tu espalda de modo gradual. Si se siente bien, esto servirá como un ejercicio de equilibrio para el arco vertebral. Será un buen estiramiento para tus músculos abdominales y pectorales, y permitirá que las fibras musculares, que siempre están contraídas parcialmente, se contraigan por completo y después se relajen. Asimismo, hará menos pesada su carga al activar fibras musculares que por lo regular no contraes.

Si sufres de una lordosis leve este ejercicio te resultará benéfico en particular por tal razón.

Los dos ejercicios siguientes te prepararán en forma gradual para doblar la espalda.

4.35

Híncate y mantén las rodillas separadas por lo menos a lo ancho de las caderas e inclínate hacia atrás hasta que tus manos puedan sujetar tus tobillos (ver figura 4.35

A). Enderézate utilizando los músculos de tus muslos.

Después de practicar este movimiento varias veces, inclínate hacia atrás de nuevo, esta vez arqueando la espalda, sujeta tus tobillos con las manos e intenta llegar al piso con la cabeza (ver figura 4.35 B).

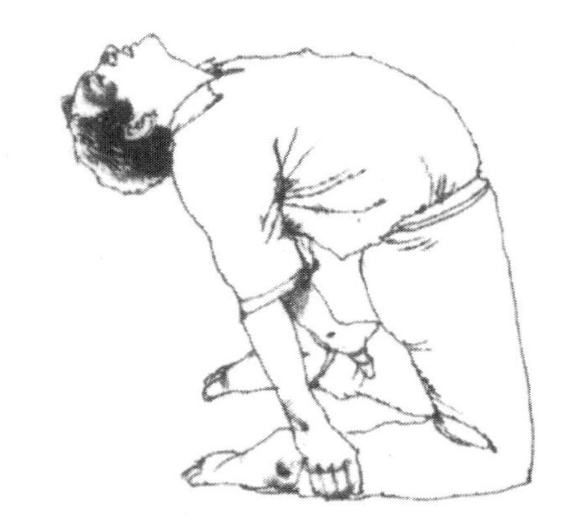

Figura 4.35A

4.36

Con la espalda contra la pared, párate a unos 60 centímetros de distancia de la misma. Levanta los brazos, inclínate hacia atrás y lleva tus palmas a la pared. Ahora empieza a bajar con las palmas sobre la pared. Gradualmente, aleja tus pies de ella. Para incorporarte de nuevo, asciende con las palmas por la pared.

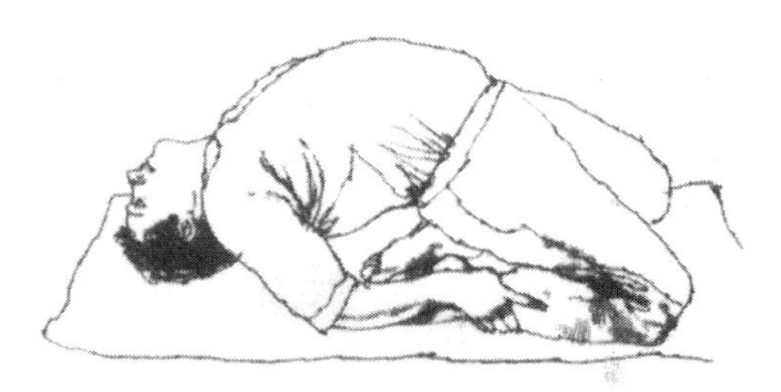

Figura 4.35B

4.37 Dobla la espalda

Acuéstate boca arriba, con las rodillas dobladas y los pies bien asentados sobre el piso. Pon las palmas de las manos cerca de tus oídos, con los dedos apuntando hacia tus hombros, y levántate sobre tus palmas y pies (ver figura 4.37). Cuanto más practiques este ejercicio, más podrás curvear tu espalda al doblarla por completo.

Siente el estiramiento en tu pecho y respira profundo.

Ahora, regresa al piso poco a poco y con cuidado.

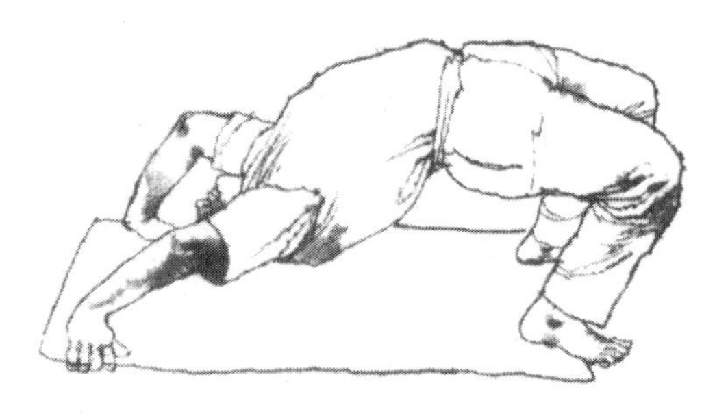

Figura 4.37

Estiramiento con la ayuda de un amigo

4.38

Si tu espalda es fuerte, puedes ayudar a que un amigo consiga un estiramiento muy relajante. Lo único que necesitan es un poco de equilibrio y la ayuda de la gravedad. Colóquense de pie espalda con espalda y dobla tus rodillas de modo que la parte superior de tu espalda quede contra la parte cóncava media inferior de la espalda de tu amigo.

Tira de los brazos de tu amigo por encima de tus hombros (ver figura 4.38 A). Usa los músculos de los muslos para levantar a tu amigo del piso conforme te doblas hacia adelante para impedir que el peso gravitacional te perjudique (ver figura 4.38 B).

Cuando tu amigo esté estirado sobre tu espalda, con los pies levantados, podrás hacerlo rebotar un poco al doblar y enderezar tus piernas ligeramente. El propio peso de tu amigo le dará un estiramiento a su espalda.

Este ejercicio sólo será eficaz si tu amigo se siente seguro; de otra manera, se pondrá tenso.

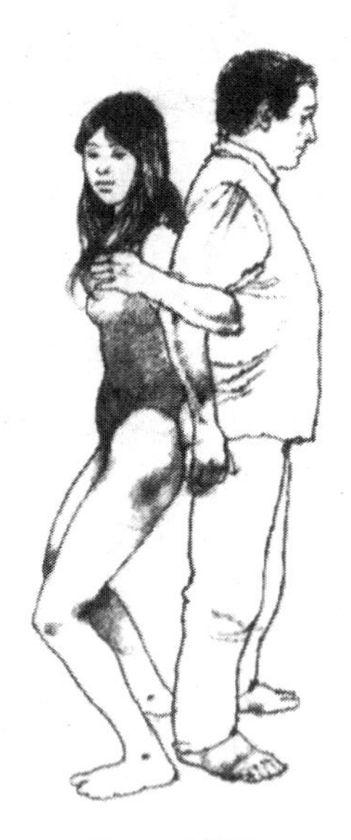

Figura 4.38A

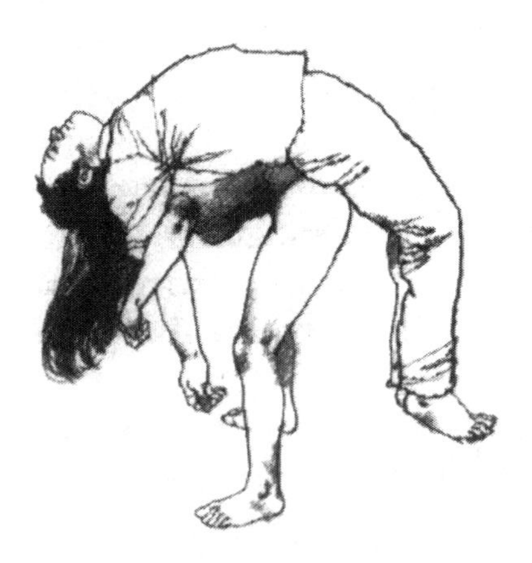

Figura 4.38B

Otros relajantes de la espalda

Varios ejercicios del capítulo sobre músculos (5 de este libro) son excelentes para relajar y flexibilizar los músculos de la espalda: los ejercicios 5.39 y 5.40 son buenas adiciones a tu régimen para la espalda.

Si tu espalda es fuerte, practica el ejercicio 6.22 del capítulo sobre el sistema nervioso (6 de este libro).

Completa la sesión de la espalda acostado, de nuevo, boca arriba y bien estirado, con las rodillas dobladas y los pies asentados por completo en el piso. Sin levantar parte alguna de tu torso, presiona con lentitud la parte baja de tu espalda contra el piso y luego suéltala. Repite esto tres o cuatro veces; recuerda respirar hondo y mantener el abdomen relajado. Ahora, presiona la parte media de tu espalda contra el piso, sostén durante dos o tres respiraciones profundas y suelta. Haz lo mismo con la parte superior de tu espalda, los hombros y el cuello. Ahora, limítate a quedarte acostado, quieto, y siente cada parte de tu espalda. ¿Sientes que alguna parte de tu columna está más suelta, menos contraída, más en contacto con el piso, más grande, más ligera, o, sencillamente, más "presente"? De ser así, empiezas a construir una espalda sana.

5

MÚSCULOS

LA CLAVE PARA ENTENDER Y CAMBIAR TU CUERPO

Para un ser humano, el movimiento es vida. Incluso cuando pareces estar inmóvil por completo, hay un incesante flujo de movimiento dentro de tu cuerpo. Tu corazón bombea, tu sangre fluye, tus órganos digestivos mueven los alimentos por todo tu sistema, tus pulmones y diafragma se expanden y contraen con cada respiración, tus nervios transmiten mensajes a y desde el cerebro a velocidades sorprendentes y tus hormonas viajan por tu torrente sanguíneo para regular todas esas funciones. La mayoría de las células de tu cuerpo produce algún tipo de movimiento la mayor parte del tiempo. Este movimiento es esencial para nuestra existencia.

Casi todo este movimiento es automático e involuntario y gran parte de él es realizada por el área de nuestro sistema muscular conocida como músculo involuntario. Los sistemas circulatorio y respiratorio y los órganos digestivos contienen un tejido llamado tejido muscular suave, en tanto que el corazón ocupa una clase muscular por sí solo, compuesto de tejido llamado, sencillamente, músculo cardíaco. Debido a que los movimientos que estos músculos realizan parecen ser ejecutados en forma automática por nuestro cuerpo, podría pensarse que están fuera de nuestro control, pero en realidad eso no es así.

Poseemos otro conjunto de músculos, llamado músculos esqueléticos o voluntarios, compuesto de más de 600 partes móviles, cuyo movimiento podemos dirigir. Estos músculos se llaman esqueléticos porque casi todos ellos están pegados a los huesos, lo que hace posible mover las extremidades, la cabeza y la columna. Están compuestos de fibras largas y delgadas, acomodadas en manojos paralelos. Estas fibras se contraen y relajan para crear, o para permitir, el movimiento. Los músculos suaves y estos músculos esqueléticos son diferentes entre sí, tanto por su apariencia como por su función; lo que tienen en común es que ambos controlan el movimiento. Si bien puede parecer que nuestros músculos esqueléticos son responsables sólo de controlar nuestros movimientos externos —los movimientos que hacemos en forma voluntaria—, lo cierto es que nuestro movimiento externo tiene también una muy fuerte influencia en nuestro movimiento interno o involuntario. En nuestra opinión, el movimiento externo es nuestra herramienta individual de sanación más eficaz, justo porque facilita todo nuestro movimiento interno esencial.

Por tal razón, el ejercicio es bueno para ti. El beneficio del ejercicio no consiste sólo en mantener en forma los músculos mismos, aunque esto por sí solo es en extremo importante, puesto que cerca de 40 por ciento del total de nuestro peso corporal consiste de tejido muscular. Los beneficios del movimiento se extienden a cada función corporal y también a las funciones mentales. ¿Por qué es mejor caminar que conducir? De todas maneras vas a llegar a donde vas. Tal vez tu agenda te diga que conducir es mejor. Para tu cuerpo, lo mejor es caminar por múltiples razones:

- Mueve tus articulaciones y hace que circule el líquido sinovial, el cual impide que se deterioren.
- Aumenta tu circulación, fortaleciendo los vasos sanguíneos y tu corazón.
- Aumenta tu respiración, fortaleciendo el funcionamiento de tus pulmones y aumentando la provisión de oxígeno de tu cuerpo, el cual necesita para cada acto que realiza.
- Fortalece los músculos en sí, aumentando su tono y coordinación.

Caminar también puede ayudar a la digestión, al funcionamiento nervioso e incluso al funcionamiento cerebral. Muchos de los grandes pensadores y escritores también solían caminar con estusiasmo y muchos han comentado que este ejercicio parece aclarar y tranquilizar la mente y el espíritu.

La sanación personal es, sobre todo, un método de movimiento. La salud de tus músculos resulta, por tanto, de vital importancia. Desde luego, es esencial para tu bienestar contar con un cuerpo flexible, elástico, relajado, libre de dolor y capaz de hacer cualquier cosa que le pidas. Eso, en sí mismo, sería razón suficiente para prestar gran atención a tus músculos. Pero cuando nos percatamos de que el movimiento muscular también juega un papel fundamental en los ritmos internos del cuerpo, nuestra comprensión de los músculos se expande.

Comenzamos a ver cuán interconectadas están en realidad todas las partes del cuerpo.

Los músculos esqueléticos, o estriados, tienen una parte media amplia, llamada porción carnosa del músculo, que se estrecha al final. Los dos extremos están pegados por tendones a dos huesos diferentes y por lo regular uno de estos últimos se mueve más que el otro al contraerse el músculo. (Hay varias excepciones a esta regla, como en algunos músculos de la cara.) En general, el lugar donde el músculo se une con el hueso menos móvil de los dos se llama "origen" de ese músculo y el sitio donde el músculo se pega al hueso más móvil se llama su "inserción". Ésta es sólo una regla muy general, puesto que algunos músculos de hecho tienen varios orígenes o inserciones. Los músculos están conectados entre sí por una banda o tejido conjuntivo, un tipo de tejido que se encuentra en todas las partes del cuerpo y que sostiene cada una en su lugar y la conecta con sus vecinas. En su libro *Job's Body* (Trabajo con el cuerpo) (Station Hill Press, NY, 1987), Deane Juhan comenta sobre el tejido conjuntivo: "Si se extrajeran todos los demás tejidos, la estructura conjuntiva por sí sola preservaría la forma humana tridimensional con todos sus detalles". Un poco más adelante analizaremos más a fondo el tejido conjuntivo.

Por lo general el movimiento implica la acción coordinada de varios músculos. Un músculo es el agente móvil principal, en tanto que otros deben relajarse para permitir que ocurra el movimiento deseado, y otros se contraen para mantener el equilibrio y la estabilidad del cuerpo durante el movimiento. Para realizar los movimientos corporales deseados con eficacia, los músculos deben poder contraerse y relajarse, con igual facilidad, siempre que necesitemos hacerlo. Las dificultades comienzan cuando la contracción o la relajación se vuelve difícil o imposible para un músculo.

Trabajaremos para lograr el equilibrio entre el tono —un grado necesario de contracción— y la relajación. Deseamos que nuestros músculos estén sueltos y flexibles, pero no débiles, sino fuertes y con buen tono, sin contraerse en exceso o en forma innecesaria.

Las personas han llegado a utilizar la palabra "tensión" como si fuera sinónimo de "estrés", pero esto no es preciso. La tensión muscular a menudo se ve aumentada por el estrés emocional o físico y ese exceso no es deseable. Sin embargo, todos los músculos necesitan algo de tensión para mantener el tono normal en descanso que permite la postura, el posicionamiento de los huesos y cualquier movimiento que intentemos realizar. La tensión que deseamos eliminar es la innecesaria, la contracción de músculos que deberían estar relajados. Todos sufrimos algún grado de tensión innecesaria.

La tensión muscular excesiva proviene sobre todo de dos fuentes. Puede desarrollarse cuando sobreutilizamos un músculo hasta que éste se contrae en forma crónica y no puede relajarse. Ello puede deberse a una ardua labor, o bien, a que se mantiene en una posición por demasiado tiempo o a que se tensiona en forma inconsciente un músculo debido al estrés emocional. La tensión muscular también puede deberse a que se intenta emplear un músculo débil y raras veces utilizado como si fuera fuerte. (Es por esto que los "atletas de fin de semana" se lesionan.) Todos tendemos a depender en gran medida de nuestros músculos más fuertes, sobrecargándolos hasta tensionarlos demasiado, y descuidar el uso de los más débiles, lo que con el tiempo lo único que consigue es debilitarlos más. Si no tenemos cuidado con la manera como nos movemos, terminamos por utilizar sólo relativamente pocos músculos para realizar cualquier acción. Por consiguiente, generamos patrones de movimiento en los cuales todo lo que hacemos empeora la situación. Para fomentar un mejor funcionamiento muscular, debemos: 1) mantener todos nuestros músculos en uso regular, al practicar movimientos que los hagan funcionar, 2) emplear sólo aquellos músculos que son apropiados para una acción particular, y 3) ¡relajarnos al terminar la acción!

El tipo más destructivo de tensión muscular es aquel que se crea sencillamente al sostener el cuerpo de manera rígida, sin moverlo. Como ya dijimos, es posible que los músculos se contraigan en exceso como resultado del ejercicio arduo, pero cuando están en movimiento por lo menos tienen el beneficio del aumento de la circulación y la respiración que ese movimiento causa. Cuando los músculos se contraen sin realizar un movimiento real, "trabajan" muy arduo pero no reciben ningún beneficio de ese trabajo. Agotan el oxígeno sin ayudar a su cuerpo a recibir más; utilizan todos los productos químicos que les permiten trabajar, sin ayudar a que su cuerpo los reproduzca. Este tipo de función puede hacerte sentir por completo exhausto, no con la fatiga bastante placentera que sigue a un día de ejercicio arduo, sino con la sensación de malestar y vacío que produce el agotamiento.

Este tipo de contracción muscular inmóvil puede adquirirse al sentarse, estar de pie o incluso acostarse en la misma posición durante demasiado tiempo o al tener que sostener o cargar algo o al haber repetido el mismo movimiento, por la tensión, con tanta frecuencia que los músculos se "congelan" en la posición requerida para el mismo. Caminar sobre concreto con zapatos duros y no flexibles ocasiona que tus pies, piernas y caderas repitan, bajo condiciones de estrés, exactamente el mismo movimiento una y otra vez en una forma que puede "congelar" tus músculos y debilitar aquellos que no se usan —en este caso, los del peroné, que mueve los pies hacia los lados—. El impacto desbalanceado de las articulaciones y los músculos es perjudicial para ambos. La situación es similar en el caso de las repeticiones constantes de cualquier tipo de movimiento. Un trabajador de una línea de ensamble, un músico o una capturista pueden desarrollar calambres musculares en las manos, las muñecas o los hombros por repetir los mismos movimientos miles de veces mientras se encuentran en un estado de tensión física. Pero todos pueden prevenir estos problemas al cambiar las posiciones en las que se sientan o permanecen de pie, al trabajar sólo aquellos músculos que necesitan (en realidad no requieres tensar tus hombros y tu cuello para poder ocuparte en la computadora) y al ejercitar sus manos, brazos y espalda en patrones que relajan los músculos que trabajan arduo y activar aquellos que nunca o pocas veces se utilizan.

Los problemas musculares no se desarrollan debido al movimiento ni tampoco debido a las muchas repeticiones del mismo, sino debido a la tensión que impide el movimiento o impide que éste sea benéfico. Muy a menudo la tensión es resultado de una retención inconsciente de partes del cuerpo durante varias horas a la vez, con frecuencia causada por estrés emocional de algún tipo o por una intensa concentración mental que puede causar que olvides que tienes un cuerpo. Nuestros músculos llevan una doble carga: además de realizar todas nuestras acciones, reflejan nuestros estados emocional y mental. El estrés emocional puede ser retenido en los músculos, en la forma de contracción y espasmo, mucho después de que el disgusto o la intranquilidad emocional ocurrió. Un trauma emocional lo bastante severo aún puede verse reflejado en los músculos del cuerpo *años* después.

En los libros de anatomía, al describir las funciones de los diferentes músculos, se incluye, en el caso de los músculos faciales, la tarea de expresar nuestras emociones. De hecho, si bien el rostro es el principal comunicador de las emociones, todo el cuerpo puede reflejarlas y expresarlas. Cualquiera que haya dado o recibido un masaje ha visto cómo algunas emociones parecen estar encerradas en los propios músculos y cómo algunas veces pueden liberarse cuando la contracción muscular es aliviada por medio del tacto. Ciertas emociones parecen estar relacionadas más de cerca con partes específicas del cuerpo, como la ira y la frustración con las quijadas, el dolor con el pecho, la ansiedad con el abdomen, la fatiga y la depresión con el cuello y los hombros. Los terapeutas de trabajo corporal se refieren a estos patrones de retención como "armadura corporal", en particular en lo que se refiere a la tensión en el pecho. *Nuestro asesino número uno, los padecimientos cardiovasculares, con sus correspondientes síntomas de presión arterial alta y bloqueo de los vasos sanguíneos, está, creemos, directamente relacionado con la tensión excesiva en los músculos del pecho. Hemos descubierto que las embolias están vinculadas de cerca con la tensión excesiva en los músculos del cuello. La contracción muscular excesiva en la espalda puede desencadenar problemas neurológicos como la esclerosis múltiple. Por consiguiente, la relajación de la tensión muscular no es sólo importante, sino que puede salvar tu vida.*

Resulta esencial entender qué sucede si un músculo permanece contraído cuando debería estar relajado. En el nivel más superficial, un músculo tenso impide el movimiento de otros músculos relacionados. Como hemos visto, cuando un músculo particular necesita moverse, algunos otros deben relajarse para permitir ese movimiento. Si no pueden relajar su contracción, el movimiento se distorsiona o se vuelve por completo imposible. Desde luego, el movimiento del músculo tenso en sí se dificulta mucho más: si no logra relajarse con eficacia para contraerse de nuevo, debe, sencillamente, permanecer más o menos estático. En un nivel más profundo, la contracción muscular crónica interfiere con el funcionamiento eficaz de los sistemas nervioso y circulatorio. Un músculo tenso ejerce una presión extrema sobre las paredes capilares, y a menudo las aplasta por completo. Esto tensa más los vasos sanguíneos mayores restantes, que, como resultado de la presión, se estrechan y endurecen. Los impulsos nerviosos, que deben pasarse de un nervio a otro hasta llegar al cerebro, se ven impedidos si los músculos a través de los cuales corren están hechos nudos. Ello se aprecia con facilidad en el hecho de que varias áreas tensas suelen entumirse, recuperando su sensación total únicamente cuando la tensión se libera.

No siempre podemos distinguir si el origen del estrés es la tensión emocional o la tensión física. Los patrones de tensión tienden a ser más cíclicos que lineales. Lo que sí queda claro es que un tipo de tensión, si no se le alivia, casi siempre provoca el otro tipo también. Si tu cuerpo está tenso o adolorido, la incomodidad acabará por hacerte sentir mal también en lo emotivo. De igual forma, la mente asocia ciertos estados corporales con emociones particulares, por lo que estar en ese estado físico puede, de hecho, ayudar a crear la emoción asociada con ello. Por ejemplo, una postura hundida puede provocar que una persona se sienta deprimida o la respiración superficial, inducir un sentido de ansiedad. Los calambres musculares pueden ser un recordatorio de sentimientos de ira o agitación.

A la inversa, si padeces estrés emocional, es casi seguro que tu cuerpo lo reflejará de inmediato. Esto resulta tan obvio que no requiere probarse. Lo que se conoce en medicina sobre la respuesta corporal a las emociones podría llenar una cantidad interminable de libros y continuamente aprendemos más. No es necesario que conozcas fisiología para darte cuenta de que cuando las personas están molestas se ruborizan, cuando sienten miedo tiemblan, y cuando son presa de la ansiedad esto puede leerse en su expresión y su postura. Observa con mayor intensidad y encontrarás también contracción muscular, constricción de los vasos sanguíneos, cambios en la química sanguínea y el ritmo cardíaco, cambios en la estructura del revestimiento del estómago y cambios profundos en la actividad nerviosa, todos producidos en forma instantánea por las emociones fuertes. Dicho con sencillez, no hay manera de que sintamos una emoción sin que nuestro cuerpo la refleje en una forma visible, tangible y bioquímicamente inequívoca.

Por tal razón —entre muchas otras—, la analogía del cuerpo como máquina no se sostiene: el funcionamiento de las máquinas no resulta influenciado por sus emociones. Las máquinas sólo son afectadas por factores físicos, en tanto que nosotros lo somos por influencias innumerables. Debido a ello, debemos aprender a conocernos en verdad y a ser sensibles hacia nuestras necesidades cambiantes. Cuando nuestro cuerpo no funciona como deseamos que lo haga, debemos intentar descubrir cuál es el problema y, de ser posible, resolverlo, en vez de optar por lo que la mayoría de la gente hace: intentar forzar al cuerpo, por cualquier medio posible, a realizar lo que la voluntad requiere. Las necesidades corporales son tan legítimas como las mentales y tu cuerpo siempre encontrará alguna manera de convencerte de respetar las suyas, aun si el colapso total es lo único que funcionará.

Elegir el ejercicio adecuado en el momento adecuado es parte del acto de ser sensible a tu cuerpo. Se han expresado muchos comentarios irónicos (en su mayoría por falsos profesionales de la psiquiatría) acerca de que las personas literalmente se han matado al intentar ser sanas, pues mueren de un ataque cardíaco mientras trotan o practican tenis. Lo que debe tomarse en consideración es que estas personas casi siempre vivían con un estilo que provocaba una alta cantidad de estrés. Es probable que el estrés o la práctica del trote por sí solos no las habrían matado, pero la combinación de músculos pectorales contraídos, vasos sanguíneos constreñidos y un corazón sobretrabajado por la presión arterial alta y el intento de forzar el flujo de la sangre hacia arterias estrechas —en otras palabras, un cuerpo dañado por el estrés que intenta responder a demandas físicas inusualmente arduas— puede ser mortal. Es criminal, si consideras que el suicidio es un crimen, comportarse como si uno fuera simplemente el propietario y operador de un cuerpo que debe hacer cualquier cosa que uno le pide. Nos guste o no, somos uno con nuestro cuerpo. Si intentamos actuar de otra manera, pidiéndole algo irracional o imposible, con certeza nos lo recordará.

La tensión muscular excesiva no se limita a los músculos esqueléticos: puede presentarse también en el tejido muscular suave, al manifestarse como espasmos del estómago y del duodeno —la primera parte de los intestinos delgados, donde ocurre casi todo el proceso digestivo—; el síndrome de espasmo del colon; el cierre del esfínter del píloro, que controla el paso de los alimentos ingeridos del estómago al duodeno, etcétera. Un espasmo es una contracción involuntaria y a menudo prolongada de un músculo. De hecho, muchos trastornos digestivos pueden atribuirse a la contracción —y, por tanto, a la falta de movimiento— del tracto digestivo. Cuando el alimento semidigerido queda atrapado en alguna parte del tracto gastrointestinal, puede causar acidez, toxicidad, úlceras, diverticulitis, colitis; problemas que van del hipo al cáncer de colon (una de las formas más comunes de cáncer en las personas de la civilización occidental que aman la comida chatarra y el estilo de vida sedentario) e incluyen estreñimiento, diarrea, dolores por flatulencia, males en la piel, mal aliento y obesidad.

Nunca hemos conocido a una persona que no sufra tensión en los músculos del cuello, al menos en ocasiones, o a alguien que no suspire de alivio cuando se le da masaje en cuello y hombros.

Cuando estos músculos, por lo regular rígidos por el esfuerzo, se relajan, bien sea mediante el masaje o el ejercicio, las personas experimentan energía renovada, ligereza y libertad, e incluso, un pensamiento más claro, a medida que aumenta la circulación de la sangre en su cabeza. La tensión en el cuello es un problema "normal", pero de todas maneras, es un problema. Creemos que liberar las tensiones cotidianas normales resulta tan vital para el cuerpo como el alimento y debería ser parte de nuestro mantenimiento diario.

La tensión muscular extraordinaria es otro tema. Bien sea que la cause la carga excesiva de trabajo, el uso destructivo del cuerpo o el trauma emocional, puede alterar la estructura corporal, incluso de manera permanente. Una tarea de los músculos es mantener los huesos en su sitio apropiado; por tanto, si un músculo contraído en un lado del cuerpo ejerce un tirón fuerte sobre los músculos más débiles del otro lado del mismo, es posible que su alineación total se distorsione y ocasione que un hombro o cadera se alce más, que una pierna parezca más larga y se creen todas las distorsiones imaginables en la posición de las vértebras.

La tensión muscular puede distorsionar el cuerpo en formas innumerables, ocasionando dolor y perpetuando dificultades emocionales. Por ejemplo, las quijadas son movidas por músculos fuertes. Están relacionadas con la expresión de la ira y siempre ha sido así. Tal vez ya no castañeteemos los dientes, pero con certeza los rechinamos, comprimiendo los músculos de la quijada al hacerlo. Esto puede provocar el síndrome de la articulación temporomandibular, dolorosa contracción que se extiende de la mandíbula a la sien; neuralgia y migraña, cambios permanentes en la ubicación y la estructura de la quijada y los dientes. Puede ser incluso más peligroso si la tensión de las quijadas es lo bastante fuerte como para afectar también los músculos del cuello. Resulta interesante que esta tensión parece ser causada por ira reprimida, más que expresada; es casi como si los músculos de la quijada se contrajeran por fuerza para mantener la boca cerrada. Tal vez la idea original era refrenarse de morder al adversario; ahora parece dirigirse a evitar expresar palabras de enojo. En cualquier caso, es común que una emoción reprimida genere tensión muscular, la cual contribuirá a perpetuar dicha emoción.

La tensión en los músculos del cuello puede mover la cabeza hacia adelante, con lo que ocasiona que los hombros se encojan hacia adelante también, comprime el pecho, restringe la respiración, tensa las regiones pélvica y lumbar, y causa que nuestra manera de caminar se vuelva pesada y rígida. Aparte de las distorsiones en la postura y el modo de andar, el peor efecto de la tensión en los músculos del cuello es constreñir los vasos sanguíneos grandes del cuello. Los vasos sanguíneos corren entre los músculos y cuando los músculos fuertes se tensan alrededor de ellos, el efecto es similar a lo que sucede cuando pisas una manguera por la cual corre el agua: el agua no llega a donde se supone que debe ir o lo hace mucho menos, en tanto que la presión aumenta alrededor del área comprimida y en la fuente de donde proviene el agua. Así, la tensión del cuello puede privar al cerebro y a los músculos faciales de su circulación total, y, al mismo tiempo, aumentar la presión en los vasos sanguíneos del propio cuello. No necesariamente sentirás dolor cuando la tensión muscular es extrema porque el nivel más fuerte de tensión, que es también el más peligroso, ocasiona entumecimiento. Si sufres dolor, es probable que tu estado sea mejor; por lo menos estás consciente de que necesitas hacer algo al respecto.

Los brazos se tensan en parte como resultado de la tensión del pecho y de los hombros y en parte como resultado natural del hecho de que los utilizamos para todo lo que hacemos. Casi todos nosotros nos ganamos la vida con las manos, de una u otra manera, bien sea cargando madera u operando una computadora. No sólo se cansan de tanto uso, sino que también perciben cualquier tensión que pueda asociarse con la tarea que efectúan. Cualquier sensación de sobrecarga, cualquier sensación de esfuerzo o de fatiga —emocional o física— va directo a los músculos de los brazos. Muy pocos saben cómo utilizar sus brazos sin tensarlos, realizando sólo el esfuerzo físico que la tarea de hecho requiere. Esta tensión habitual produce síndrome del túnel del hueso carpiano, dolor agudo en manos, muñecas y antebrazos; tendinitis; rigidez en el trapecio, el músculo grande en forma de diamante que rodea a los hombros y la parte alta de la espalda; fatiga por trabajar mucho más arduo de lo que en realidad se necesita; tensión en los músculos pectorales, y problemas de circulación que pueden ocasionar presión arterial alta y problemas cardíacos. Un masajista sin la preparación adecuada sufre dolor y rigidez en hombros, brazos y manos, así como fatiga general, después de sólo dos o tres clientes. Una parte básica del entrenamiento de los practicantes de la sanación personal es aprender a evitar esta sobrecarga y podemos afirmar con certeza que cualquiera de nosotros es capaz de trabajar todo el día sin sentir problema alguno en las manos, los hombros o la espalda. El secreto radica en evitar el esfuerzo innecesario.

Tal vez esta tensión particular se origine en la niñez temprana, sobre todo cuando se aprendió a escribir. Al escribir todos tensamos la mano, tensamos los hombros, ponemos rígido el cuello al presionar más fuerte de lo necesario sobre el bolígrafo, comprimimos la quijada y la frente, y respiramos de manera superficial. Si alguna vez has visto a niños pequeños escribir, puedes apreciar lo anterior en su forma más exagerada, pero la mayoría de nosotros nunca lo sobrepasamos del todo. Como escritora, Maureen a menudo ha experimentado cuán profundamente poco natural es tener que canalizar la comunicación —que por lo regular es una actividad oral— a través de sus brazos y manos, y tal vez esto es parte de la razón por la que la escritura suele dificultarse tanto.

Muchas personas utilizan sus manos en forma automática e inconsciente para expresar ansiedad: las retuercen, golpean con los dedos, se mesan el cabello, rompen papel y hacen garabatos. Ésta es una señal clara de tensión en los hombros, el cuello y la quijada. Debido a los músculos que se contraen en estas áreas, la mano se siente inquieta y su nerviosismo se expresa mediante estos movimientos. En nuestra opinión, este tipo de tensión de cuello y hombro tan grave es parte de un patrón que puede contribuir a una embolia. La constricción de los músculos alrededor de los grandes vasos sanguíneos del cuello que describimos antes puede en un momento dado causar el bloqueo momentáneo del flujo de la sangre al cerebro, lo que ocasiona una embolia. Tres son los factores que contribuyen a este evento: 1) una mala alimentación, 2) una tendencia innata a la aterosclerosis, trastorno que provoca que las paredes arteriales se espesen o endurezcan, y, según nosotros, 3) una contracción muscular extrema del cuello. En muchos casos, uno no sufriría una embolia sin el número 3.

Debe quedar claro para ahora que la relajación muscular es vital para un cuerpo sano. Hay varias maneras de lograrlo, pero muchas de ellas tienen efectos colaterales indeseables. Hemos descubierto que el movimiento suave y poco demandante es el medio más eficaz para relajar los músculos y recomendamos que nuestros clientes realicen esta parte de su mantenimiento cotidiano. Algunos clientes (en especial aquellos cuyos problemas fueron causados, en primer lugar, por falta total de ejercicio) cuestionan con indignación: "¿Tendré que practicar estos ejercicios el resto de mi vida?". Bueno, si tú visualizas que tu vida estará por completo libre de estrés, la respuesta es "No". El resto de nosotros necesitamos hacer algo para contraatacar los efectos físicos del estrés cotidiano. Todos tenemos nuestra propia manera de lidiar con él. La que aquí presentamos ofrece varias ventajas: no se trata de consumir drogas ni alcohol, no se requiere gastar dinero o comprar ropa especial, ni siquiera salir de casa. El único efecto colateral es aumento en el bienestar, la energía, la flexibilidad, la fuerza y la relajación general; lo único que deberás invertir será tu tiempo y tu atención. Tú le dedicas tiempo y energía a muchas cosas diferentes en la vida... ¿acaso no vale la pena destinarlos a tu salud y bienestar?

Al igual que con muchos otros ejercicios presentados en este libro, ahora realizarás, de manera consciente, actividades que, hasta ahora, habías hecho en forma inconsciente; añadirás el elemento de la conciencia cinestésica a movimientos que quizás hayan sido mecánicos. Lo que hagas tal vez no sea tan importante como la manera en que lo hagas.

Cuando trabajes para mejorar la calidad de tu movimiento, concéntrate en tres aspectos.

El primero es el *aislamiento*, o el aprender a utilizar el músculo, o grupo de músculos, apropiados para una acción particular. Si tensas el cuello cuando intentas alzar un objeto, no sólo agobias los músculos del cuello al realizar algo para lo que no están equipados, sino que también utilizas músculos del brazo que no son los que habrías empleado si el cuello hubiera estado flojo. Esto significa que estás dejando de lado muchos músculos importantes. Cuando tensionas muchos más músculos que los que necesitas para una acción específica, tu sistema nervioso trabajará con gran monotonía. Esto es destructivo para dicho sistema y para los músculos que necesitan la estimulación neurológica. Puedes terminar con mala coordinación, músculos muy contraídos, articulaciones dañadas, flujo sanguíneo limitado y falta de garbo. Por tanto, aislamiento significa trabajar un músculo o un grupo de músculos al tiempo que se deja descansar a los demás.

El segundo aspecto es aprender a usar la contracción muscular, el esfuerzo y la resistencia para fortalecer los músculos en una forma equilibrada y útil. Hay un cúmulo de libros, vídeos e instructores a tu alrededor que te informarán que es bueno fortalecer tus músculos y te indicarán cómo hacerlo. Algunos de nuestros clientes llegaron a nosotros —con tensión en la espalda, torceduras de músculos, articulaciones en mal estado, tendones desgarrados, tendinitis y otras lesiones relacionadas con el ejercicio— porque sólo conocían este tipo de trabajo muscular. Si tú fortaleces sólo algunos conjuntos de músculos y descuidas a sus oponentes, si fortaleces los músculos sin relajarlos, puedes ocasionarte mucho daño físico.

El tercer aspecto consiste en desarrollar un sentido de alargamiento por medio del movimiento. Esto incluye visualizar que los músculos son largos, así como estirarlos físicamente en forma balanceada. Estirarse en exceso, al igual que tensionarse en exceso, es poco sano para los músculos y los debilita. Cuando te esfuerzas por conseguir la flexibilidad, pero no te contraes después de estirarte, o cuando estiras algunos músculos y dejas rígidos a sus oponentes, puedes sufrir daños de postura y estructura —músculos, tendones e incluso ligamentos desgarrados—, los cuales sanan con lentitud.

Cuando enseñamos a practicar ejercicios, diseñamos el programa de modo que refleje los principios que hemos expuesto. Hay que introducir a una persona al movimiento en etapas. La primera consiste en alistar tu cuerpo para dicho movimiento, mediante la relajación y la conciencia cinestésica. Cuando estás relajado y eres sensible a tu cuerpo, tus ejercicios serán mucho más efectivos, puesto que tendrás mayor capacidad para sentir qué músculos estás usando, qué movimientos son en verdad útiles, qué cambios están ocurriendo, etcétera. Para esta etapa empleamos el masaje, el movimiento pasivo, la visualización y ejercicios muy suaves cuyo propósito principal es aumentar tu conciencia corporal.

La segunda etapa del ejercicio es el movimiento realizado sin la resistencia de la gravedad o con muy poca resistencia. Incluye movimiento realizado en agua, donde la fuerza de la gravedad se reduce, y algunos ejercicios que se practican acostado boca arriba, lo cual requiere muy poca resistencia. Incluso este tipo de ejercicio suave activa los músculos lo suficiente como para mejorar su circulación, su elasticidad y, hasta cierto punto, su fortaleza. La tercera etapa es el movimiento no vigoroso que, de todas maneras, requiere algo de resistencia a la gravedad. Un ejemplo es sentarte con las piernas cruzadas y, con lentitud, encorvar la columna vertebral hacia adelante de manera que tu cabeza baje hacia el piso.

La cuarta etapa es, desde luego, el ejercicio vigoroso, que estimula la contracción de los músculos y aumenta su tamaño y fortaleza.

En los ejercicios siguientes tratamos todos estos aspectos del movimiento. Sin embargo, su objetivo principal es hacer que tomes conciencia de tu propio movimiento: cómo lo sientes ahora; cómo puede sentirse cuando intentas realizarlo en formas diferentes; cómo responde tu cuerpo a diferentes tipos de movimiento; dónde residen tus fortalezas y debilidades, tus tensiones y tu flexibilidad. Todos los ejercicios incluidos en este libro involucran el uso de tus músculos; los que se presentan en este capítulo se relacionan con la manera de conocerlos.

La parte baja del cuerpo

5.1

Comencemos con tus pies, puesto que sostienen todo tu cuerpo y, en realidad, nunca obtienen la atención que merecen.

Párate, descalzo, y encuentra cuál es tu posición natural, aquella que de manera automática asumes cuando necesitas estar de pie por un cierto tiempo. Es posible que te pares en forma desbalanceada, cargando todo tu peso, o la mayor parte de éste, sobre uno de tus pies, con la cadera correspondiente caída a un lado, la columna encorvada hacia un lado, en esa dirección, y la otra pierna más o menos colgante. Esta postura a menudo se desarrolla porque los músculos son más fuertes de un lado de tu cuerpo que del otro y empujan todo tu cuerpo hacia su propio lado. La mayoría de las personas tiende a caminar y pararse con más fuerza sobre un pie que sobre el otro, y esto puede afectar la postura, la alineación de la columna y la cantidad de tensión que se ejerce sobre las articulaciones de la pierna.

Ahora párate con los pies separados a lo ancho de las caderas e intenta distribuir tu peso de manera equilibrada sobre ambos. Siente cómo se encuentran con el piso. ¿Está cargado tu peso sobre las puntas, sobre los talones o sobre los dedos de tus pies? ¿Está cargado más hacia el lado externo o interno de tus pies? Intenta equilibrarte sobre cada pie, por turnos, al levantar el otro y mantenerlo suspendido un minuto. ¿Dónde colocas tu peso en el pie que te sostiene? ¿Sientes alguna diferencia entre los dos pies en términos de cuán bien te sostiene? Por lo regular sentirás que uno es mucho más fuerte. A continuación, alza uno, mantenlo arriba unos segundos y después déjalo caer de manera que golpee el piso con cierto impacto; no lo detengas, sólo deja que se relaje para que caiga al piso. ¿Qué parte del pie golpea el piso primero, o con más fuerza? Es probable que sea la parte en la que te apoyas con mayor fuerza cuando estás de pie o caminas. Repite la caída del pie 10 o 15 veces y observa si puedes dejarlo caer en tal forma que todas sus partes golpeen el piso con equilibrio y al mismo tiempo. Realiza este ejercicio con el otro pie y después practícalo de modo que muevas cada uno alternadamente. ¿Sientes que un pie baja con más pesadez o más rigidez que el otro? En este punto deberá resultar obvio para ti cuál es tu pie más fuerte, si es que no lo sabías ya.

5.2 Masaje para los pies

Siéntate en una silla cómoda o en el piso, con la espalda contra la pared, y toma uno de tus pies. Si mientras permanecías de pie en forma alternada sobre cada pie te diste cuenta de que uno de ellos te sostenía mejor, ahora sujeta el otro. Es probable que éste sea el más débil y tenso de los dos. Ahora aprenderás cómo darte el masaje de pies más eficaz que puedes recibir.

Deja descansar la parte inferior de una pierna, justo arriba del tobillo, sobre el otro muslo (con la rodilla doblada), sostén tu tobillo con una mano y los dedos de los pies con la otra, y gira el pie con lentitud. Deja que los músculos de tu pierna se relajen, mientras tus manos realizan todo el trabajo. Estira el pie en cada dirección hasta donde te resulte cómodo y tira ligeramente de los dedos. Después suelta tu tobillo y gira el pie por sí solo. (Siempre que realices un movimiento giratorio, asegúrate de hacerlo en ambas direcciones, en el sentido de las manecillas del reloj y en el opuesto, un número igual de vueltas.) Golpea ligeramente con las puntas de tus dedos la zona alrededor del tobillo y hacia arriba por la espinilla, y siente cómo con esto logras que la sangre circule hacia el pie.

Préstale mucha atención a los dedos de tus pies. Sujétalos todos y hazlos girar juntos, y luego uno por uno. Primero toma el dedo y gíralo de manera pasiva, después suéltalo y observa si puedes conseguir que gire, o incluso se menee, por su cuenta (ver figura 5.2 A).

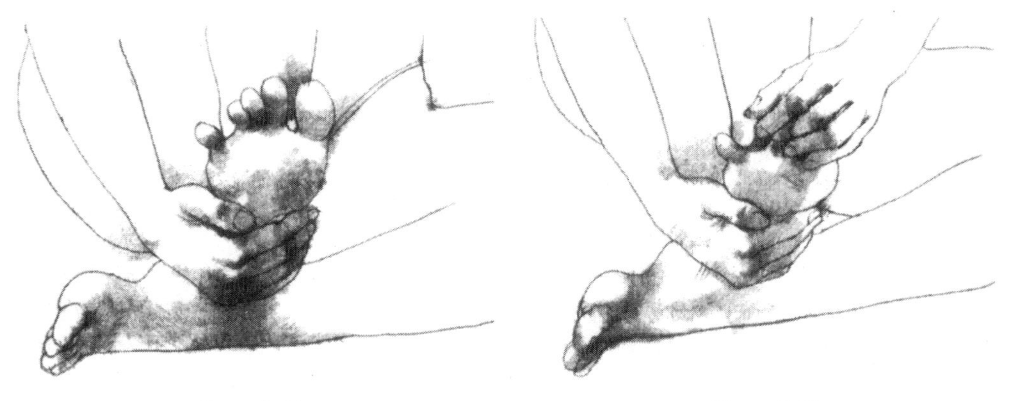

Figura 5.2A Figura 5.2B

Tal vez necesites sujetar todos los otros dedos para ayudar a uno de ellos a moverse por sí mismo (ver figura 5.2 B). Al principio quizás observes que sólo el dedo gordo puede hacerlo, pero si eres paciente podrías conseguir que todos lo realicen. Estamos acostumbrados a utilizar el pie como si se tratara de sólo un bloque grande y no diferenciado, pero, de hecho, su estructura es muy similar a la de la mano, con un número y acomodo similares de articulaciones y huesos. Es capaz de alcanzar gran sensibilidad, agilidad y flexibilidad, tal como lo han demostrado las personas con discapacidad en las manos.

Tomando cada dedo del pie por separado, presiónalo hacia abajo con un dedo de la mano en tanto presionas para arriba contra este último con el dedo del pie; lo que se busca es que el dedo del pie se resista a la presión del dedo de la mano. Invierte el movimiento al colocar el dedo de la mano debajo del dedo del pie y oprimir hasta que éste se resista al hacerlo para abajo. Presiona sobre tu dedo del pie de un lado, mientras intentas resistir la presión con él. Después presiona con tu dedo de la mano del otro lado, y resístete de nuevo con el dedo del pie. Ahora procura girar el dedo del pie de nuevo, sin la ayuda de tus manos. ¿Gira mejor que antes? Detente e imagina que estás dando vueltas al dedo de tu pie y después, gíralo de nuevo. Si experimentas dificultades al principio, recuerda que hay personas que pueden dibujar, tocar música, conducir un automóvil, trabajar con un teclado de computadora y alimentarse con los dedos de sus pies, y que es probable que hayan empezado sintiéndose tan limitadas como tú. Con visualización y práctica, podrás tener acceso a tu movilidad y a lo largo del camino también conseguirás que la sangre circule hacia tus pies.

Dale masaje a los arcos de tus pies con los pulgares, primero con suavidad y después aumenta la presión en forma gradual. Los músculos del arco suelen estar muy tensos si el pie ha permanecido demasiado tiempo en una posición entumida; a menudo la forma de los zapatos fuerza al pie a adoptar un ángulo o forma poco naturales. Masajea el empeine con movimientos largos de los pulgares, de los dedos de los pies al talón (siempre da masaje hacia el corazón). El músculo tibial anterior se desplaza hacia abajo por la pantorrilla, hasta el empeine; al darle masaje a este último, relajas los músculos de la pierna desde las rodillas casi hasta los dedos de los pies.

Continúa dándole masaje a todas las partes del pie. Observa si distingues cada uno de los músculos que se encuentran alrededor al darle masaje. ¿Sientes dónde se traslapan y se cruzan los músculos? ¿Sientes cómo un músculo particularmente tenso puede ocasionar rigidez en los que lo rodean? Con los dedos de las manos, busca el músculo tibial anterior a lo largo del empeine y hacia arriba, por la espinilla. Después sigue los músculos flexores largos comunes, que se desplazan desde la planta del pie hasta la parte de atrás de la pantorrilla. Frota, pellizca y palpa los músculos de la pantorrilla, les encantará.

¿Cómo sientes el pie ahora? ¿Se ve diferente su color del color del otro pie? Ponte de pie y siente cómo te sostienen ambos pies; ¿se ha convertido el pie rígido en el pie relajado? Ahora, por supuesto, tendrás que darle al otro pie el mismo tratamiento y ver cómo se comparan entre sí.

Ejercicios en la tina de baño

El ejercicio en el agua resulta excelente para cualquier persona cuyos músculos se hayan debilitado por enfermedad o por falta de uso, puesto que tonifica y fortalece los músculos sin cansarlos. Si bien tal vez utilices justo los mismos músculos que emplearías fuera del agua, la sensación de esfuerzo es mucho menor, ya que tus músculos no sentirán la misma resistencia creada por la fuerza de la gravedad. A todos se nos ha dicho que sólo es posible fortalecer los músculos mediante un gran esfuerzo ("sin dolor no hay beneficio"), pero esto no necesariamente es así. Practica estos ejercicios durante 10 días, 20 minutos al día, antes de continuar con otros más vigorosos.

Necesitarás llenar la tina de baño para practicar en agua profunda, así que no te preocupes si chapoteas. Si no tienes acceso a una tina, ojalá puedas realizar los ejercicios para la alberca o el mar, que describimos más adelante.

5.3

Siéntate en la tina de baño con las rodillas ligeramente dobladas y los dedos de los pies tocando el lado de la tina. Al doblar y flexionar los pies, lleva los talones a la pared y luego aléjalos. Repite este movimiento por lo menos 20 veces o hasta 100 si puedes; es muy relajante. Durante un viaje de negocios rebosante de estrés, por ejemplo, si el único momento del que dispones para relajarte es el que pasas en la tina, alterna entre este ejercicio y el ejercicio 5.4; dedícale más tiempo a éste.

5.4

Para sentir lo que es un movimiento fácil en verdad, reclínate contra la parte de atrás de la tina, con las piernas estiradas, y dobla ligeramente y estira cada pierna, por turnos; después dobla una mientras estiras la otra. Tus pies deberán deslizarse por el piso. Imagina que éstos dirigen el movimiento. Repítelo de 30 a 40 veces. Ahora dóblate hacia adelante, estira los brazos hacia tus pies y, al sentarte con lentitud, recorre tus pantorrillas y tus corvas con los dedos de tus manos.

5.5

Dobla una rodilla, sostenla con las manos y llévala a tu pecho; después lanza la pierna de regreso al agua. Haz lo mismo con la otra pierna. Repite 15 a 20 veces con cada pierna.

5.6

Lleva ambas piernas a tu pecho y deslízate hacia el agua (si no tienes oídos delicados y si puedes evitar golpearte la cabeza). Lanza ambas piernas hacia el agua y, conforme golpeen el lado de la tina, empújate hacia arriba con los pies. Repite esto cinco o seis veces.

Regresa al ejercicio 5.4 y repítelo 100 veces.

5.7

De ser posible, colócate sobre tu abdomen en la tina, sosteniéndote con los brazos de una barra o de un lado del baño para no resbalarte. Dobla la pierna y gírala en el agua; sólo tu pie deberá estar fuera, en el aire. Repite el movimiento con la otra pierna.

Ejercicios en la alberca

No necesitas saber nadar para disfrutar y beneficiarte con el movimiento en una alberca, que ejerce muy poca resistencia gravitacional. Aquí describiremos algunas de las infinitas posibilidades de movimiento, experiméntalas.

5.8

Párate con la orilla de la alberca a tu lado, en agua que por lo menos te llegue a la cintura. Agárrate de la pared lateral de la alberca y, de frente a ella, deja que una de tus piernas se mueva con libertad, como si no pesara. Siente la liviandad y la facilidad de movimiento. Ahora dobla y flexiona tu pie varias veces. Mueve la pierna, manteniéndola derecha, en círculos grandes; siente un estiramiento en la cadera en todos los ángulos. Acuérdate de formar círculos tanto en el sentido de las manecillas del reloj como en el contrario. Ahora levanta una rodilla hacia adelante y, al moverla con lentitud hacia los lados y hacia atrás, dóblala y da puntapiés con la parte de abajo de la pierna una y otra vez, hacia adelante, hacia los lados y hacia atrás, tan alto como puedas.

5.9

Párate con la espalda contra la pared y lleva tus rodillas, una por una, a tu pecho. Tira de cada rodilla hacia tu pecho para estirar más, y después deja caer tu pierna.

5.10

Sujétate de la pared lateral de la alberca con ambas manos y escala la pared con los pies hasta que se encuentren a unos 60 o 90 centímetros debajo de tus manos. Luego intenta enderezar las piernas, esto podrá darte un buen estiramiento. En esa posición, continúa "marchando" sólo con los talones; mantén los dedos y las puntas de tus pies en su lugar en la pared.

Dedica unos dos meses a los ejercicios siguientes para las piernas.

5.11

Acuéstate, de preferencia sobre un piso alfombrado, aunque también te servirá un tapete o una sábana en el piso. Acuéstate bien estirado, con los dedos de los pies apuntando al techo. Con lentitud, apunta y flexiona un pie a la vez. Cuando apuntes con el pie, los dedos deberán bajar hacia el piso; cuando lo flexiones, los dedos deberán retroceder, hacia la espinilla. Observa cuáles músculos participan en ambos movimientos, apuntar y flexionar. Ahora intenta realizar este ejercicio en la forma más relajada posible. Imagina que hay cintas atadas a los dedos de tus pies de las que alguien tira para moverlos. Haz el menor esfuerzo posible con el resto de tu cuerpo, mientras sigues apuntando y flexionando con el pie en la forma más completa que puedas. ¿Qué músculos se mueven en tus piernas, caderas y espalda?

5.12

La gravedad es la forma de resistencia de la que se dispone con mayor facilidad. Para fortalecer los mismos músculos del ejercicio 5.11, puedes resistirte a su movimiento al utilizar el peso de tu cuerpo. Párate, álzate hasta quedar sobre las puntas de los pies y mece éstos hacia atrás hasta que tus talones se encuentren sobre el piso. Es probable que necesites sostenerte de algo para mantener el equilibrio, pero asegúrate de que sólo te mezas y no te contengas; todo tu peso deberá cargarse sobre tus pies. Repite este movimiento oscilatorio 30 veces e intenta estirar tus pies un poco más cada vez.

5.13

Acuéstate boca arriba de nuevo, con las piernas estiradas por completo, y gira un tobillo. Al hacerlo, observa si participan en el movimiento otros músculos de la pierna. Tal vez estés poniendo rígidos músculos a todo lo largo de tu pierna hacia arriba, conforme das vuelta a tu tobillo; intenta no hacerlo. Imagina que los dedos de tus pies dirigen el movimiento y que el resto de tu pie sigue en forma pasiva; permite que se relaje el mayor número posible de músculos de tu pierna. Gira el tobillo por lo menos 50 veces en cada dirección y después descansa mientras imaginas que aún mueves tu pie. Visualiza que tu tobillo gira sin esfuerzo y con suavidad, sin ayuda de los otros músculos de la pierna. Ahora gira el mismo pie de nuevo, y verifica si observas alguna diferencia en la manera como se mueve. Detente y comprueba cómo sientes ese tobillo en relación con el otro —¿más suelto?, ¿más caliente?, ¿más ligero?— antes de que repitas este ejercicio con el otro tobillo.

5.14

Siéntate en una silla y deja que tu pantorrilla izquierda descanse sobre tu muslo derecho. Gira el tobillo izquierdo varias veces en ambas direcciones. Ahora sujeta los dedos de tu pie izquierdo con la mano derecha y, mientras das vuelta al pie, resístete a su movimiento con la mano. Hazlo con mucha lentitud y ten cuidado de no ejercer una presión dolorosa sobre el tobillo. Repite esto con la otra pierna.

5.15

Párate y, manteniendo ambos pies asentados por completo en el piso, cambia tu peso con un movimiento circular: apóyate con fuerza en tus talones y después en el lado izquierdo de tus pies; con lentitud, cambia tu peso a los dedos de tus pies y después al lado derecho de los mismos. Gira 20 veces en esta forma.

Al relajar los pies y aumentar su provisión de sangre, has proporcionado ya una base más fuerte para trabajar con los músculos de la pierna. Los ejercicios más populares para las piernas están concebidos para sólo dos propósitos: adelgazarlas o aumentar la fuerza muscular. Sin embargo, lo que intentamos hacer es ayudar a que se muevan en una forma que mejore no sólo su propio funcionamiento, sino también la manera como operan en relación con el resto del cuerpo.

5.16

En el piso de nuevo, gira sobre tu abdomen, con la cabeza volteada a un lado. Dobla una pierna a la altura de la rodilla y gira la pantorrilla de esa pierna, tanto en el sentido de las manecillas del reloj como en el contrario (ver figura 5.16 A). Imagina que el pie dirige el movimiento, que la pantorrilla no pesa, que la rodilla se mueve con fluidez y sin esfuerzo y que los muslos, las caderas y la espalda están en descanso completo. Cuantos más músculos relajes, con mayor claridad observarás qué músculos están diseñados para utilizarse en este movimiento y cuánto esfuerzo se requiere en realidad para éste, que no es mucho.

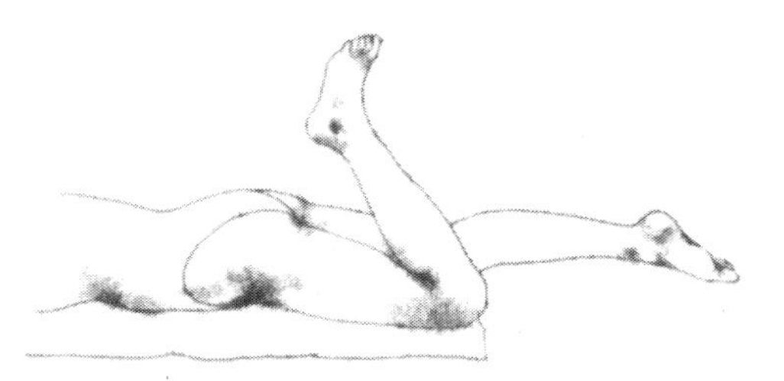

Figura 5.16A

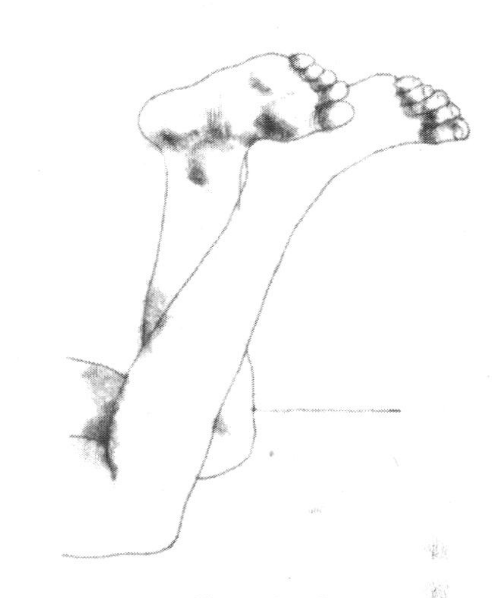

Figura 5.16B

Después de que repitas este ejercicio con cada pierna, levanta ambas pantorrillas y deja que la derecha descanse sobre la izquierda, mientras giras la pantorrilla izquierda (ver figura 5.16 B). El propósito en este caso es dejar que la pierna derecha quede completamente pasiva y permita a la izquierda realizar todo el trabajo. ¿Permite la pierna derecha que se le cargue? Invierte el movimiento; deja descansar la pierna izquierda sobre la derecha, y comprueba si resulta más fácil o más difícil de este lado dejar que la pierna se relaje. ¿Parece más fuerte una pierna que la otra? ¿Es más fuerte una pierna y la otra, más relajada? ¿O es una pierna más fuerte *y*, a la vez, más relajada?

5.17

Acostado boca arriba, levanta una pierna, sujeta el muslo de esa pierna arriba de la rodilla con ambas manos, con el pie colgando suelto, y agita con vigor los músculos del muslo. Sube las manos a la mitad del muslo y agita de nuevo la pierna. A medida que tus manos suban por tu pierna, toma conciencia de los diferentes músculos que tocas y de sus sensaciones. Siente dónde están tensos y dónde están sueltos, dónde se resisten al movimiento y dónde lo permiten. Estira bien ambas piernas y observa si sientes alguna diferencia en la sensación entre ellas. Ahora incorpórate. ¿Hay alguna diferencia en la manera en que tus piernas te sostienen? ¿Te sostienes con más firmeza y solidez sobre una que sobre la otra? ¿Hay alguna diferencia en la manera en que cada pierna se une a la pelvis y a la cadera? ¿Parece trabajar más arduo un muslo o una pantorrilla que el otro para cargar tu peso?

Repite el ejercicio con la otra pierna.

5.18

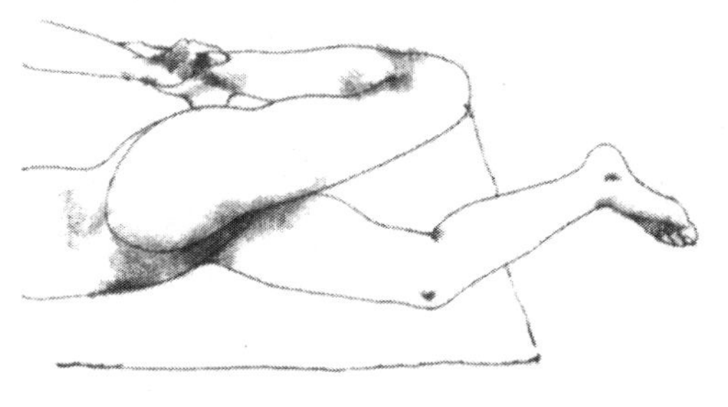

Figura 5.18

Acuéstate de lado, lleva la parte superior de la rodilla a tu pecho y sujeta tu tobillo; lleva el pie hacia atrás, lo más cerca de la nalga como sea posible, y después tira de la rodilla hacia atrás, detrás de ti, tanto como puedas (ver figura 5.18). Repite este movimiento cinco o seis veces; levántate, siéntate en una silla y observa cómo sientes los dos lados de la pelvis. Es probable que el lado que moviste se sienta más suelto, más largo, más ligero, más caliente, más vivo. Éste es un ejercicio que los bailarines o atletas realizan de pie, pero, al hacerlo acostado, relaja la pelvis y la parte frontal del muslo con la misma eficacia y es mucho menos riguroso. (Si eres fuerte y estás en buenas condiciones, tal vez prefieras realizarlo de pie y sujetado de una mesa para mantener el equilibrio.) Ahora acuéstate de nuevo y repite el ejercicio del otro lado.

5.19

Acostado boca arriba con ambas rodillas dobladas, estira con lentitud la pierna derecha hasta que la asientes bien en el piso. Dobla lentamente la rodilla derecha y acerca el talón derecho a la cadera derecha, mientras dejas que la pierna izquierda se enderece hasta quedar asentada por completo en el piso. Dobla la pierna izquierda mientras enderezas la derecha. Tus pies deberán tocar siempre el piso y todo movimiento deberá hacerse con lentitud y fluidez.

Coloca las manos sobre tu abdomen y siente cómo los músculos de éste se tensan conforme tus piernas se doblan y enderezan; siente también cómo funcionan los músculos de tus muslos y caderas.

Ahora intenta imaginar que sólo tus pies realizan este movimiento, como si alguien más los sostuviera y los moviera, o como si fueran lo bastante fuertes para moverse sin la ayuda de toda la parte de abajo de tu cuerpo. Respira concentrándote en tu abdomen y deja salir toda la tensión que ahí se encuentra. Relaja las caderas y los muslos y enfoca toda tu atención en tus pies. Observa cuánta tensión muscular innecesaria puedes eliminar mientras realizas este movimiento. Verifica también qué músculos trabajan más. No esperamos que puedas aislar los músculos exactos y citarlos por sus nombres en latín, pero sí pretendemos que intentes sentir dónde se encuentran: ¿en la parte interna del muslo? ¿En la parte de arriba de las caderas? ¿En la parte externa de los muslos? Cada cuerpo funciona en forma diferente de todos los demás; lo que queremos es que percibas cómo lo hace el *tuyo*.

5.20

Puedes crear resistencia sin utilizar pesas para el entrenamiento en fuerza. Siéntate con la espalda contra la pared, las rodillas contra el pecho y los pies bien asentados sobre el piso. Intenta enderezar una pierna mientras creas resistencia al movimiento al sostener primero la espinilla (ver figura 5.20 A) y después la parte de atrás del muslo (ver figura 5.20 B), con ambas manos.

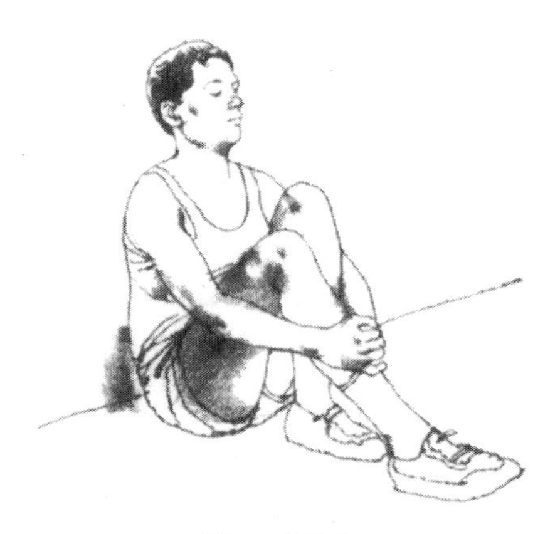

Figura 5.20A

Tu pierna debe trabajar contra la presión de tus manos. Cuando la pierna haya conseguido enderezarse por sí misma, intenta doblarla de nuevo mientras empujas con ambas manos contra la parte frontal del muslo (ver figura 5.20 C). (No te resistas al movimiento de la pierna con tanta fuerza que tenses tus hombros, apenas con la fuerza suficiente para hacer funcionar los músculos de los muslos.) Repite este ejercicio varias veces.

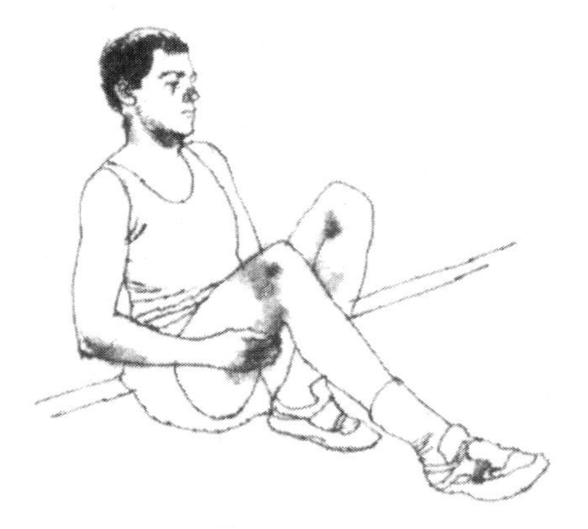

Figura 5.20B

5.21

A continuación, párate frente a una pared. Sujétate de una silla o un mostrador de ser necesario, para equilibrarte; pon la planta de un pie bien asentada contra la pared y, con lentitud, inclínate hacia adelante de modo que la rodilla se doble

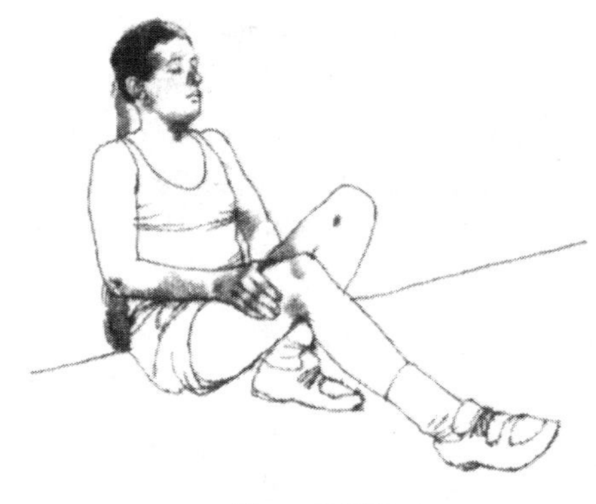

Figura 5.20C

hacia el pecho. El movimiento crea resistencia de manera automática: cuando el cuerpo se incline hacia adelante, el pie y el tobillo se resistirán al movimiento; cuando la pierna se enderece, la pelvis se resistirá.

Con este ejercicio se estira toda la parte de atrás de la espalda y el área de la ingle de la pierna de apoyo y, en forma pasiva, trabaja los tendones de la corva y los músculos del área de la espinilla. Para relajarte después del mismo, dobla la parte superior de tu cuerpo hacia tu pierna levantada; así estirarás los músculos que han trabajado.

5.22

Para aflojar los músculos tensos de las caderas y la parte externa de los muslos, acuéstate de lado con una almohada bajo la cabeza, gira hacia adelante hasta que la parte alta de tu rodilla descanse en forma cómoda sobre el piso y empieza a frotar ligeramente los músculos tensos con el puño flojo.

No golpees con el puño en sí; más bien, deja que el movimiento provenga de la muñeca. Tu mano deberá rebotar en forma leve del músculo después de golpearlo. (También puedes comprar *bongers*, los cuales tienen una pelota de hule pegada a una manija flexible y están diseñados para este fin; con éstos llegarás más lejos.) Muévete hacia arriba y hacia abajo por la pierna, desde la rodilla hasta la cadera y hacia atrás, a los glúteos.

La mayoría de las personas se sorprende al darse cuenta de cuánta tensión cargan en los músculos de las nalgas, aunque esto en realidad no es de extrañar pues éstos realizan gran parte del trabajo de sostenernos mientras estamos de pie o caminamos.

5.23

El ejercicio siguiente puede ser difícil para los músculos de los muslos, pero si ya los calentaste y aflojaste con el ejercicio anterior, te resultará mucho más fácil. Siéntate con los glúteos entre los pies, la parte interna del muslo y la pantorrilla en descanso sobre el piso y los pies apuntando a cada lado. Desde esta posición, levántate sobre las rodillas, usando para ello sólo la fuerza de los músculos del muslo. Como antes, intenta no permitir que los músculos de tu espalda y abdominales realicen el trabajo por ti; incluso los músculos de la nalga, que sí participan en este movimiento, deberán estar lo más relajados posible. Haz que trabajen tus muslos. Bájate ligeramente hacia la izquierda, de manera que termines sentado sobre tu talón izquierdo, y observa dónde sientes un estiramiento en esta posición. Álzate de nuevo y acuérdate de usar sólo los muslos; bájate hacia el talón derecho (ver figura 5.23). Continúa con este patrón: te bajas primero entre tus muslos, después a la izquierda, entre los muslos, a la derecha y de nuevo entre los muslos, tan lento como sea posible, cuatro o cinco veces.

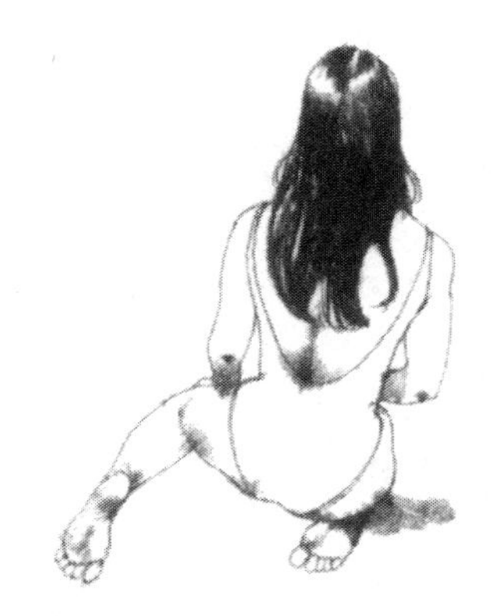

Figura 5.23

Luego párate, con los pies separados y el peso balanceado en forma equitativa sobre ambos pies, y verifica si notas alguna diferencia en tu posición de como la sentías al principio. Fortalecer tus piernas le dará a todo tu cuerpo un cimiento más sólido sobre el cual descansar y moverse.

5.24

Acuéstate boca arriba, con las rodillas dobladas y los pies bien asentados sobre el piso. Mueve las piernas de modo que los pies formen círculos grandes sobre el piso, uno en el sentido de las manecillas del reloj y el otro en el opuesto (quizás esto te parezca complicado, pero descubrirás que se mueven así en forma natural). De nuevo, imagina que los pies dirigen el movimiento y relaja tu abdomen y la parte baja de la espalda.

Concentra la atención en los músculos de tus piernas. Ahora deja que una pierna descanse en tanto la otra traza círculos, haciéndolos lo más grandes que sea posible; después mueve ambas piernas simultáneamente de nuevo. No olvides cambiar de dirección: la pierna que formó círculos en el sentido de las manecillas del reloj deberá también hacerlo en el sentido contrario, y viceversa.

5.25

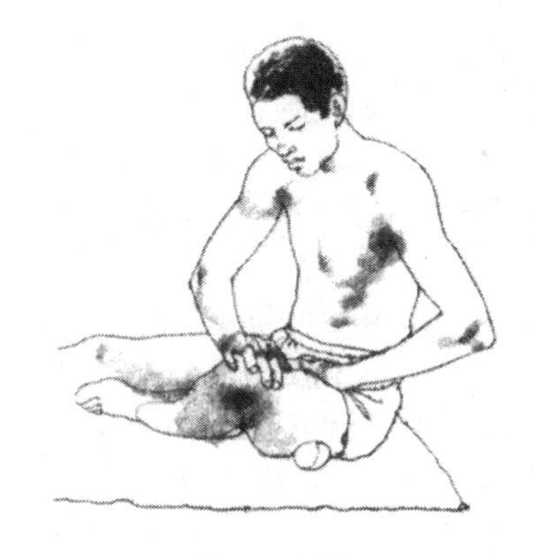

Figura 5.25

Realiza el ejercicio 3.10 del capítulo sobre articulaciones (3 de este libro). Ahora masajea la parte interna de tus muslos, desde la ingle hasta las rodillas, y concéntrate en las áreas donde sientas que hay más resistencia.

Puedes relajar los músculos externos del muslo al colocar una pelota de tenis bajo el muslo y después presionarlo hacia abajo, contra la pelota (ver figura 5.25). Mueve la pelota de un punto a otro, a lo largo de la parte de abajo del muslo. Por último, presiona hacia abajo sobre las rodillas, a la vez que te resistes al movimiento con los muslos.

Haz que trabajen los músculos de tus muslos; no dejes que los de tu espalda o los abdominales lo hagan por ellos.

Presiona lo más fuerte que puedas y resístete a la presión con toda la firmeza posible. Ahora presiona sin resistirte. ¿Te permiten tus muslos más movimiento ahora que antes?

5.26

Para estirar los músculos de las partes interna y externa de los muslos, así como las caderas y la parte baja de la espalda, practica los ejercicios 3.37 y 3.38 del capítulo sobre articulaciones (3 de este libro).

Siempre recuerda respirar profundo, de modo que tu abdomen se expanda y se suelte constantemente; impide que tu abdomen y la parte baja de tu espalda intenten participar en el movimiento.

Ahora, practica un estiramiento más difícil: baja lento ambas rodillas, a la vez, hacia la parte media, es decir, una hacia la otra. No fuerces demasiado este estiramiento; deberás sentir uno bastante grande en las caderas y los muslos, pero no obligues a tus rodillas a que lleguen al piso.

Repite los ejercicios 3.37 y 3.38 por lo menos 30 veces con cada pierna y después realiza lo mismo con resistencia: al subir tu rodilla, presiónala con la mano.

5.27

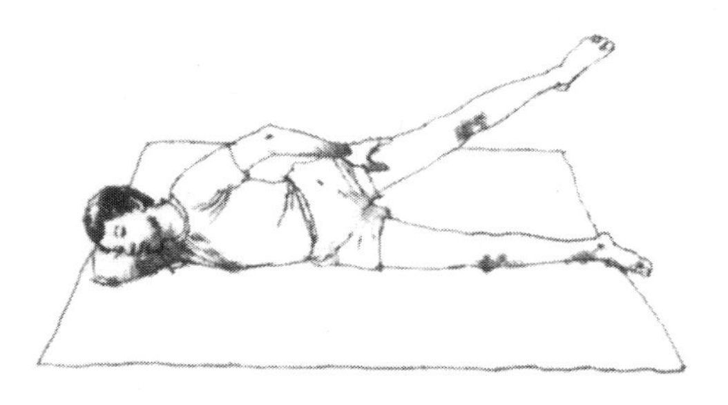

Figura 5.27

Acuéstate sobre un costado con ambas piernas rectas y levanta la parte superior de una de ellas. Imagina que tu pierna no pesa y que tu pie es tirado por un cordel. Baja la pierna y repite el movimiento.

Después de subir y bajar cada pierna siete veces, haz lo mismo con resistencia: sube la pierna mientras presionas hacia abajo sobre el muslo con la palma de tu mano (ver figura 5.27). Presiona tan fuerte como puedas resistir el movimiento ascendente de la pierna, de modo que los músculos de los muslos tengan que trabajar duro. Asegúrate de que ellos, y no la espalda, las caderas o el abdomen, trabajen. Cuando hayas levantado la pierna tan alto como puedas, llévala hacia adelante de modo que quede perpendicular a tu cuerpo, y bájala con lentitud mientras presionas hacia arriba sobre el muslo con tu mano. Los efectos de este ejercicio son similares a los que se logran con las máquinas Nautilus; la diferencia reside en que tú puedes variar, de manera automática, la cantidad de resistencia y evitar así tensionar el músculo que trabaja.

5.28

Siéntate con las piernas cruzadas, en la posición conocida en el yoga como medio loto, con el pie izquierdo en descanso sobre el muslo derecho. ¿Sientes alguna tensión en esta postura y, de ser así, en dónde? Cuando inviertes la postura, es decir, cuando el pie derecho descansa sobre el muslo izquierdo, ¿sientes algún dolor o tensión y, de ser así, es en los mismos lugares que en el otro lado? Durante unos minutos, siéntate o acuéstate de manera cómoda y masajea las áreas que te duelen o se tensan en esta posición. Puedes frotar con las yemas de tus dedos, sobar con vigor con las palmas de tus manos y golpear percusivamente con el puño flojo y los dedos relajados. Intenta asentar bien las palmas de tus manos sobre el área tensa y sacudirlas de modo que hagan vibrar los músculos que se encuentran debajo de ellas. Si sientes dolor o tensión alrededor del tobillo, aprieta y frota el pie y la pantorrilla, cerca del tobillo; si es alrededor de las rodillas, golpéalas y frótalas. Regresa a la posición de medio loto y verifica si ya te sientes más cómodo.

Sostén dicha postura y, sujetando tus rodillas, gira toda la parte superior de tu cuerpo desde la pelvis para arriba, con un giro lo más grande posible. Realiza este movimiento tanto en el sentido de las manecillas del reloj como en el contrario, primero con el pie derecho más alto y después con el izquierdo. ¿Te ayuda esto a que sea más cómodo mantener la posición?

Si eres bastante flexible, intenta estos mismos ejercicios en la posición de loto completo, con cada pie en descanso sobre el muslo opuesto. Intenta sentarte en esta postura al menos durante uno o dos minutos, aunque sea para identificar dónde se localizan las tensiones de tus músculos; sin embargo, no permanezcas más tiempo en ella si te resulta incómoda. Este ejercicio activa músculos que no utilizas con regularidad.

Aprender a caminar

Cuando un bebé aprende a caminar, se ha enseñado a sí mismo, en esencia, una serie complicada de movimientos y cambios gravitacionales. Muchos músculos deben usarse para conseguir realizar este acto de equilibrio extraordinario. Es un logro tan grandioso que resulta una pena que el proceso de aprender a caminar por lo regular termine ahí, después de que el bebé ha dado con la manera de trasladarse de un sitio a otro sobre dos pies mientras se balancea para permanecer erguido. Sería positivo que también pudiéramos enseñarle cómo caminar bien, colocando un peso igual sobre cada pie, levantando los pies a la altura suficiente como para permitir el movimiento completo de los músculos y huesos del pie, doblando la parte del frente de la rodilla mientras se endereza la corva... y todo eso sin tensionar las caderas, las rodillas y los tobillos. Por desgracia, la mayoría de los niños aprende su estilo de caminar al observar a sus padres, por lo que, en forma inconsciente, se perpetúan las pautas perjudiciales de movimiento.

Desde luego, la manera en que caminas puede verse alterada a lo largo de tu vida por muchos otros factores, pero las adaptaciones que hagas casi siempre serán por completo inconscientes. Es inusual que una persona decida caminar en una forma particular, excepto quizá como parte de una actuación o imitación. Un estilo de caminar puede ser común no sólo dentro de una familia, sino dentro de todo un grupo cultural. Los colonizadores de Estados Unidos se percataron de que los nativos americanos caminaban con los dedos de los pies apuntando hacia adentro. En su libro *I Know Why the Caged Bird Sings* (Sé por qué canta el pájaro enjaulado), Maya

Angelou recuerda que su comunidad negra sospechaba que los blancos no eran completamente humanos porque —entre otras cosas— caminaban "sobre sus talones, como caballos, en vez de hacerlo sobre las puntas de los pies, como la gente".

5.29

Cuando has hecho algo de la misma manera durante el tiempo suficiente —y puesto que la infancia es un tiempo muy largo—, se dificulta mucho cambiarla. Una forma de involucrar músculos que por lo general no integran nuestro patrón de caminata es caminar —descalzo, de ser posible— sobre una superficie irregular. Cuando te paras en la arena o en la hierba, cuando subes a un cerro o bajas del mismo, cada paso requiere un posicionamiento ligeramente diferente del pie y, por tanto, de la pierna, la cadera y la espalda. Si puedes, camina varios kilómetros al día sobre una superficie suave durante dos meses.

Muchos de nosotros, cuando caminamos, tensionamos las caderas, la parte baja de la espalda y el abdomen, al mover las piernas desde esta región en vez de hacerlo por la fuerza de los propios músculos de la pierna. Cuanto más mantengas tu atención y tu conciencia concentradas en tus pies y tus piernas, y cuanto menos utilices la parte baja de tu espalda y las caderas, más eficaz será tu caminar. ¿Qué es el movimiento eficaz? Es el movimiento que enriquece la función corporal en vez de disminuirla. El caminar es un movimiento diseñado para ser realizado por las piernas. Si tú utilizas sobre todo los músculos de tus piernas para caminar, las fortalecerás y aumentarás su capacidad para caminar. Si caminas usando sobre todo la fuerza de tu espalda y tus caderas, que no se concibieron para este propósito, las agobiarás y al mismo tiempo debilitarás tus piernas.

La pelvis es una de las tres principales áreas con carga de estrés de nuestro cuerpo, junto con las rodillas y el cuello. Debido al movimiento limitado que realizamos en nuestra vida cotidiana, se vuelve rígida. La manera en que la mayoría de las personas camina es una razón por la que existe esta rigidez. Cuando caminamos con pies rígidos, tobillos tensos y rodillas trabadas, todo el choque del impacto de cada paso es conducido en forma directa a las articulaciones pélvicas, en vez de distribuirse de manera equilibrada y ser absorbido a lo largo del camino por las demás articulaciones. Este tipo de caminar contribuye directamente a la artritis en las caderas y las rodillas, y también a la fragilidad de la pelvis que tan a menudo se encuentra en las personas mayores. En forma ideal, el impacto debe ser recibido primero por el pie, después por el tobillo, luego por la rodilla y, por último, y en el menor porcentaje, por las caderas. Esto sólo puede suceder si los pies y las rodillas son fuertes y están relajados y flexibles. Todo el trabajo que has realizado con tus pies, piernas, caderas y pelvis será el primer paso para tener una pelvis más fuerte y de manera natural mejorará las actividades que tus piernas practican más: pararte y caminar. Descubrirás que podrás estar de pie con menos tensión y fatiga y que tu caminar será más fácil y más benéfico para todo tu cuerpo.

Con el tiempo, el caminar rígido y desequilibrado puede causar no sólo daño en los tobillos, las rodillas y las caderas, sino también problemas de espalda como ciática y un endurecimiento extremo del tejido conjuntivo, que a menudo se desarrolla en los músculos internos o externos de los muslos.

5.30

El siguiente paso es estar consciente de cómo sueles caminar. La mejor manera de observar tu propio caminar es hacerlo con zapatos —puesto que por lo regular los llevas puestos cuando sales a caminar— sobre un piso duro, para que puedas escucharte al hacerlo. Camina sobre el piso en la manera usual, a tu ritmo normal, y presta atención a cómo se siente, se ve y suena tu caminar. ¿Hace más ruido uno de tus pies que el otro al golpear el piso? ¿Arrastras alguno de tus pies, o ambos? ¿Tiendes a lanzar un puntapié al frente? ¿Están trabados en su lugar tus rodillas o tobillos? ¿Caminas sobre las puntas de tus pies o golpeas con los talones o caminas sólo sobre las partes externas de tus pies? (Deberás tener algunas pistas con respecto a esto por el trabajo que hiciste antes con los pies.)

Ahora camina exagerando con pesadez cualquier peculiaridad que hayas descubierto en tu caminar y observa cómo lo sientes en las piernas, las caderas y la espalda. En un menor grado, esto es lo que tu estilo de caminar le hace a tu cuerpo con cada paso que das.

En nuestras clases de movimiento, a menudo le pedimos a un alumno que camine por la habitación y hacemos que el resto de la clase imite su estilo de andar, para demostrar en qué grado es individual ésta y para llevar a cada alumno a percatarse de cómo afectan al cuerpo los diferentes patrones de tensión.

Por tanto, cuando empieces a corregir la manera en que caminas, no te sorprendas si en un principio la sientes muy poco natural. Es posible que percibas que los movimientos que realizas te hacen ver extraño y exagerado, pero si te miras al espejo mientras caminas, verás que no es así.

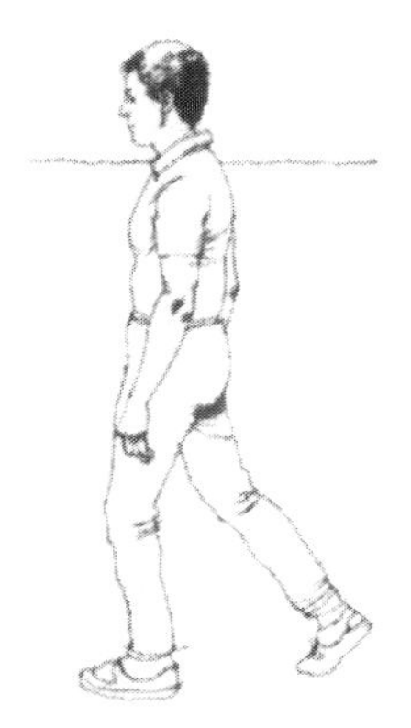

Figura 5.31

5.31

Hay tres cosas muy sencillas por recordar al caminar con menos tensión. La primera es doblar las rodillas al dar el paso (ver figura 5.31). Puede parecer raro tener incluso que mencionar esto, pero resulta asombroso cuántas personas caminan con rodillas trabadas por completo, bien sea arrastrando los pies de modo que apenas se levantan del piso o, de hecho, dando un puntapié frente a ellas con cada paso. Puedes corregir esto al imaginar que con cada paso que das vences algún pequeño obstáculo, como una vara. Ello hará que te levantes lo suficiente como para doblar la rodilla también de modo suficiente, pero no bastante como para aparentar que vas marchando... aunque al principio pueda verse de esta manera.

Lo segundo que hay que recordar es poner cada pie abajo con un impacto igual. Casi todos caminamos más pesadamente sobre un pie que sobre el otro, como podrá informártelo cualquier reparador de calzado. Escuchar tu estilo de caminar te ayudará a corregir esto. Practica tu caminar de modo que cada pie haga el mismo sonido al golpear el piso.

La tercera clave es bajar el pie con el talón primero, y después girarlo hasta que el peso se transfiera a la punta y a los dedos. El peso debe quedar distribuido de manera equilibrada en cada parte del pie, a su turno. Esto es mucho más fácil y más natural si doblas las rodillas. Muchas personas tienden a caminar con pesadez sobre los talones, tendencia que se vuelve aún más pronunciada cuando lo hacen con rapidez. Otros "aterrizan" pesadamente sobre las puntas de sus pies, lo cual puede crear lordosis y debilitar la zona lumbar.

Los músculos de los muslos, las caderas y las nalgas son en extremo fuertes —unos de los más fuertes del cuerpo— y, por tanto, son capaces de desarrollar una tensión extraordinaria.

Si descubres que se te dificulta mucho cambiar la manera en que caminas, esto puede deberse a una tensión habitual en estas áreas. Algunas veces la tensión de un músculo puede ser tan profunda y persistente que cualquier movimiento que el músculo intente realizar tan sólo la empeora. Es aquí donde pueden ser más útiles las técnicas de masaje y trabajo corporal.

El abdomen y la espalda

Los músculos de la espalda, en particular los de la parte baja, también ayudan a mantenernos derechos, tarea difícil para la cual necesitan ser flexibles y fuertes. Sin embargo, en la mayoría de las personas, dichos músculos tienden a estar tensos y a ser débiles: tensos porque acostumbramos limitar su amplitud de movimiento y débiles porque esta tensión restringe la circulación y limita aún más la facilidad de movimiento que fortalece los músculos de manera natural.

Muchas personas creen que deben fortalecer sus músculos abdominales para sostener la parte baja de la espalda. Esta idea está cerca de ser correcta, aunque no del todo. Es cierto que un abdomen débil ejerce una tensión adicional sobre la parte baja de la espalda, que, incluso bajo condiciones óptimas, ya tiene toda la tensión que puede soportar.

No obstante, es tan incorrecto pretender que el abdomen sostenga la parte baja de la espalda como desear que ésta sostenga a aquél: ambos conjuntos de músculos tienen funciones específicas y ambos deben fortalecerse de modo que puedan funcionar con eficacia y con la mayor independencia posible. Además, este principio se aplica a todos los músculos del cuerpo.

Fortalecer y relajar el abdomen sí elimina parte de la tensión de los músculos de la parte baja de la espalda.

También ayuda a la digestión, en especial en los intestinos, y puede reducir el vientre prominente si la causa de éste son músculos flojos. La respiración también mejora cuando el abdomen está lo bastante relajado como para expandirse por completo con una respiración profunda.

La parte baja del abdomen tiene menos tejido conjuntivo que lo sostiene que la parte alta, sólo una hoja fuerte y no dos, razón por la cual tiende a desarrollar hernias. La parte baja del abdomen se beneficia mucho con la liberación de la tensión que alberga, debido al mejoramiento de la circulación. Todos los ejercicios de relajación para la parte baja de la espalda son buenos para la hernia, como el 5.4 de este capítulo.

Los tres primeros ejercicios abdominales deberás realizarlos en la tina de baño. Efectúa estos ejercicios en el agua durante dos semanas y después continúa con los demás.

5.32

En agua lo bastante honda como para que cubra todo tu cuerpo, dobla poco a poco ambas rodillas y llévalas a tu pecho. Mantenlas ahí durante unos segundos y después enderézalas lentamente. Haz esto cinco o seis veces.

5.33

Lleva las rodillas al pecho, mantenlas ahí con una mano sobre cada rodilla y gíralas juntas, mientras presionas los muslos contra el abdomen. Dales vuelta unas 10 veces en cada dirección. Masajea tu abdomen bajo el agua con las palmas de las manos, presionando hondo hasta donde lo sientas cómodo.

5.34

Ya que estás en la tina, intenta el ejercicio siguiente. Puede ayudar a mejorar tu digestión y el funcionamiento de tus órganos internos.

Siéntate en la tina, inhala e infla las mejillas. No exhales mientras te deslizas y te hundes en el agua, con todo y la cabeza. Deja salir poco a poco el aire por la boca hasta que sientas que has vaciado tus pulmones. Siéntate de nuevo, respira con normalidad y repite el ejercicio cinco veces más.

Los ejercicios siguientes se realizan fuera del agua.

Acuéstate boca abajo en el piso. Dobla y endereza tus rodillas de manera alternada, con rapidez, 100 veces. Mantén las manos sobre tu abdomen e intenta no utilizar los músculos de éste para el presente movimiento. Este ejercicio es bueno para la parte inferior del abdomen, incluyendo uno con alguna hernia.

Lleva las rodillas a tu pecho, sujétalas con las manos y muévelas en círculos en direcciones opuestas. Relaja tu abdomen, muslos y espalda. Deja que tus rodillas sean movidas en forma pasiva por tus manos. Ahora abrázalas y gíralas juntas.

Ya estás preparado para ejercicios más vigorosos.

5.35

Acostado boca arriba, asienta por completo los pies sobre el piso y alza una cadera a la vez, lo más que puedas, hasta que sientas que los músculos en ese lado del abdomen se estiran con suavidad (ver figura 5.35). Éste es un ejercicio útil para aliviar el estreñimiento y el dolor causado por los gases.

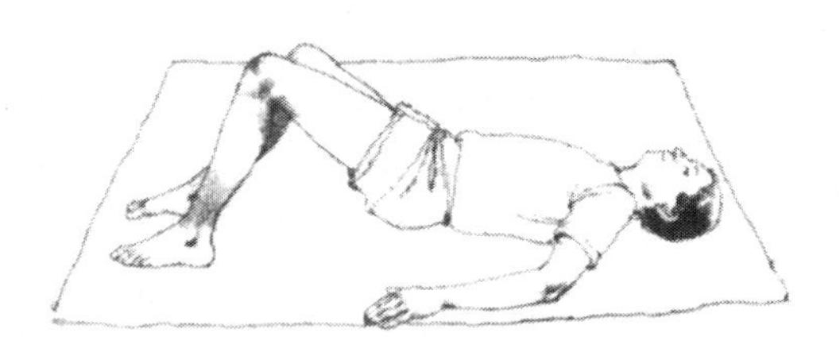
Figura 5.35

Regresa a los ejercicios 5.32 a 5.35 después de relajarte de los ejercicios siguientes, más enérgicos.

5.36

Acostado boca arriba, dobla las rodillas, llévalas a tu pecho y endereza las piernas hacia arriba, de manera perpendicular a tu cuerpo. Ahora, baja las piernas con lentitud hacia el piso. Mantén flexionados los pies, esto ayudará a que tu espalda no se tense durante este ejercicio. Después de practicar el movimiento varias veces con ambas piernas, hazlo con cada una por separado.

5.37

Acuéstate boca arriba, con las piernas estiradas. Comienza por respirar hondo "hacia" el abdomen y expandirlo por completo con la respiración, por lo menos cinco veces. Levanta ambas piernas del piso unos centímetros, con los pies juntos (ver figura 5.37 A) y gíralas seis veces en cada dirección. Separa los pies a lo ancho de las caderas (ver figura 5.37 B) y repite el giro.

En todos estos ejercicios debes recordar mantener los pies flexionados y no permitir que los músculos abdominales se tensen. Es útil darle masaje al abdomen conforme mueves las piernas e imaginar que son los pies los que tiran de las piernas

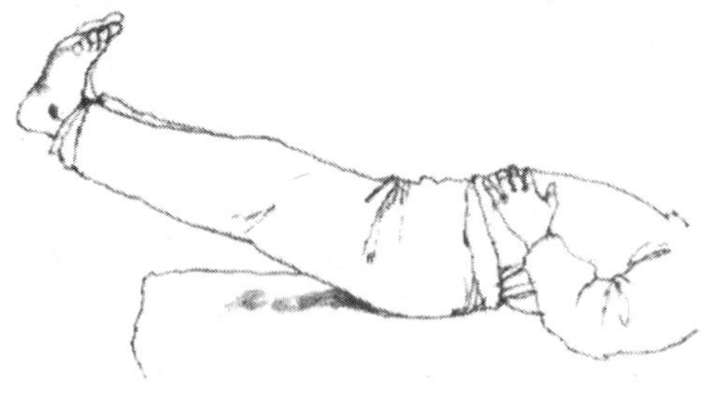
Figura 5.37A

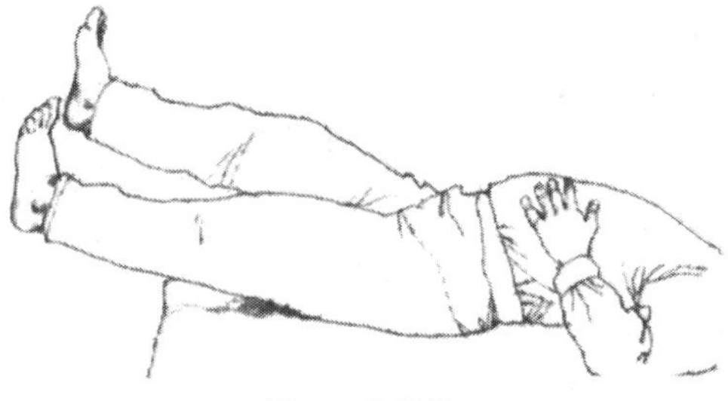
Figura 5.37B

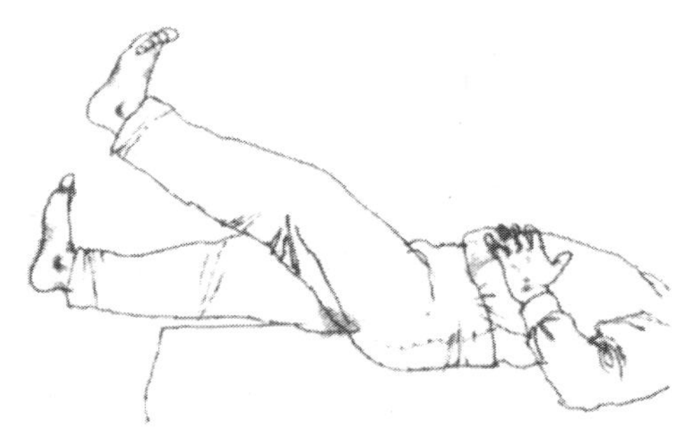

Figura 5.37C

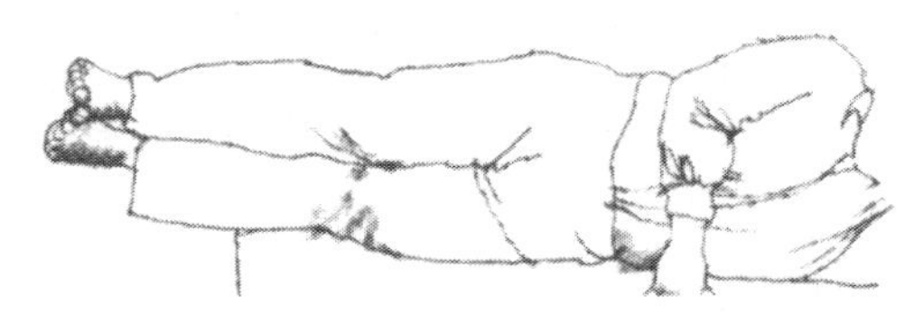

Figura 5.38A

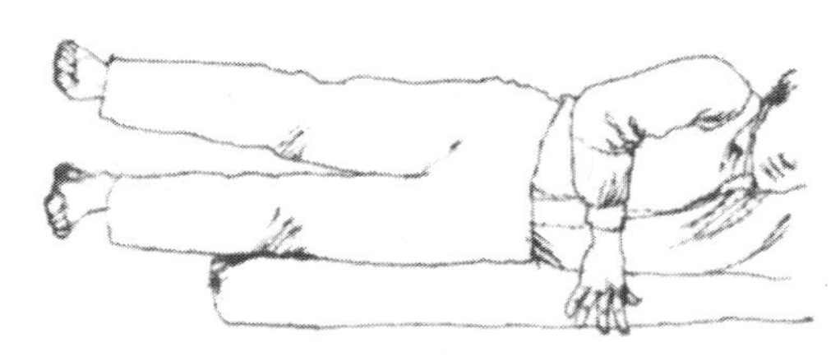

Figura 5.38B

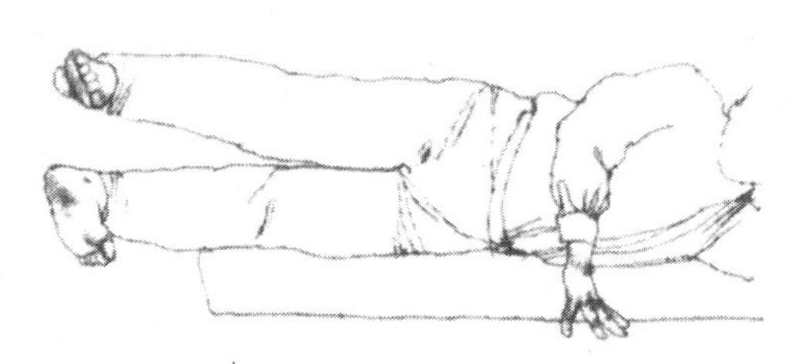

Figura 5.38C

hacia arriba junto con ellos y no el abdomen el que se tensa para mantenerlas arriba. Ahora sostén los pies abiertos a lo ancho de las caderas, pero uno más separado del piso que el otro (ver figura 5.37 C) y repite el giro. Realiza lo mismo con el otro pie en alto.

5.38

Acostado de lado, con la cabeza sostenida por una almohada firme, o por tu brazo, realiza la misma serie de elevaciones de la pierna descritas en el ejercicio anterior (ver figuras 5.38 A, 5.38 B y 5.38 C). Mantén la parte superior de un brazo frente a ti para guardar el equilibro, pero no la uses como ayuda en el movimiento. Imagina que los pies levantan las piernas y respira hondo al moverte.

El torso

Para relajar y fortalecer los músculos de la espalda, nada puede compararse con el masaje. La espalda, al ser el centro del cuerpo, termina —para bien o para mal— por involucrarse con casi todos los movimientos que realizamos. Al igual que las caderas y las piernas, puede tensarse tanto que cualquier movimiento que intentemos efectuar podría sólo aumentar la tensión. Dicho con sencillez, los músculos de la espalda están sobretrabajados y nada apreciarán más que permanecer quietos por completo y dejar que las manos de otra persona liberen la tensión y restituyan la circulación en ellos.

Para muchas zonas del cuerpo es adecuado el automasaje, pero en el caso de la espalda, su práctica resulta difícil. En el ejercicio 7.17 del capítulo sobre masaje de este libro encontrarás algunas ideas; dicho ejercicio será una preparación excelente para los de la espalda si no consigues que alguien te dé un masaje. (¡Tan pronto aprendamos todos a esperar un masaje como uno de nuestros requisitos cotidianos y derechos inalienables, más felices y saludables nos sentiremos!)

5.39

El ejercicio siguiente te ayudará a ubicar dónde se localizan las tensiones en tu espalda. Prevenimos a quienes sufren problemas serios de espalda o están preocupados por ella que obtengan la autorización de su médico antes de realizarlo, pues puede resultar algo riguroso para la columna vertebral.

Primero, toma un palo de escoba o un taco de billar grueso, colócalo en el piso y acuéstate sobre él de modo que quede directo abajo de tu columna vertebral. Respira hondo e intenta relajar los músculos de tu espalda. Para cualquiera que esté acostado sobre la parte de arriba de un palo de escoba por primera vez, esta última instrucción puede parecer bastante ridícula —¿cómo puedes relajarte cuando duele tanto?—, pero lo asombroso es que la presencia de dicho palo no tiene que causar dolor: duele sólo en los puntos donde los músculos están tensos y dejará de doler si logras relajarlos. Por eso es que este ejercicio, aunque parezca un cierto tipo de tortura, es tan efectivo... ¡tienes un buen incentivo para relajarte! Así que intenta soportar el dolor por un momento. Visualiza que los músculos de tu espalda se alargan, se estiran y se suavizan, respira profundo e imagina que tu respiración fluye hacia las zonas adoloridas. Envíate el siguiente mensaje: "Estoy respirando profundo; mi espalda se está relajando, alargando, ampliando y estirando; los músculos de mi columna están tan suaves como la mantequilla, se derriten sobre este palo de escoba; mis vértebras están acojinadas con suavidad y separadas por grandes espacios". Puedes grabar estas palabras, o algo parecido, para escucharlas mientras practicas el ejercicio. Quizá necesites varias sesiones antes de que tu espalda se sienta cómoda con el palo. Si al principio te resulta imposible acostarte con toda la columna sobre él, colócalo de modo que sólo una parte de ella esté encima y mueve tu espalda poco a poco.

Ya acostado sobre el palo, realiza los ejercicios siguientes.

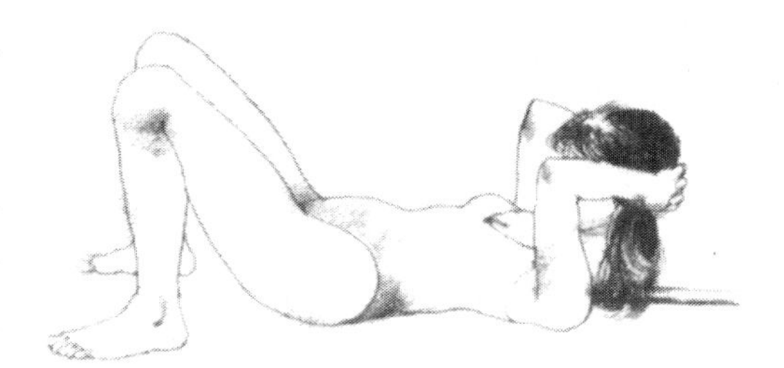

Figura 5.39A

Pon tus manos bajo tu cabeza y álzala, llevando la barbilla a tu pecho. Asegúrate de no tensar tu cuello (ver figura 5.39 A). Muchas personas sienten menos dolor o no sienten dolor alguno en esta posición. Baja la cabeza y levántala de nuevo tres o cuatro veces.

Con la cabeza en descanso sobre el palo, sube una rodilla a tu pecho, respira hondo, baja la pierna y sube la otra rodilla hacia tu pecho (ver figura 5.39 B).

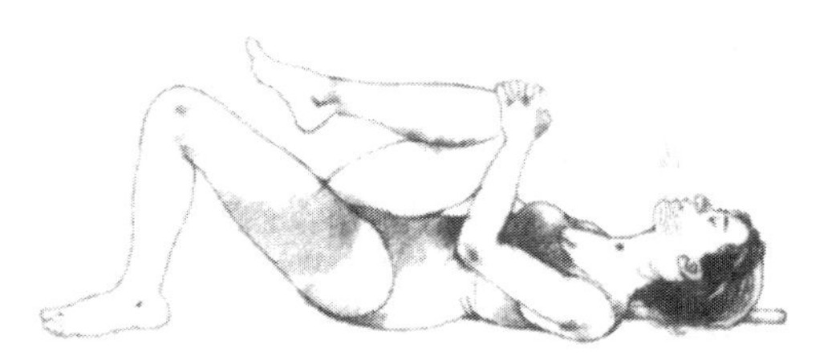

Figura 5.39B

Asienta por completo ambos pies sobre el piso, sube la pelvis para estirar la parte baja de la espalda y respira profundo (ver figura 5.39 C). Baja la pelvis hacia el palo de escoba.

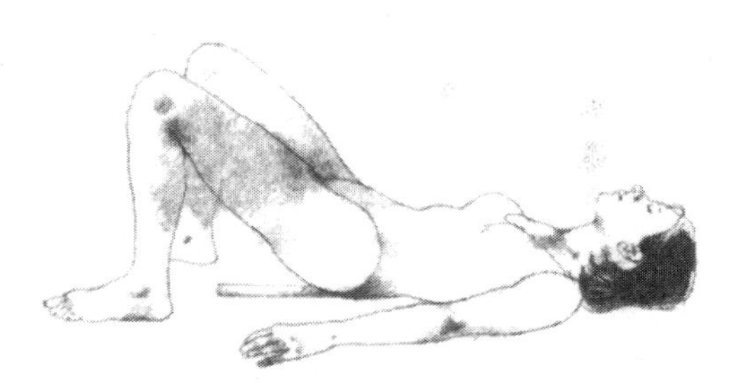

Figura 5.39C

Concéntrate en tu cabeza. Siente cada lado de tu cara por separado y visualiza que cada uno se relaja, también por separado. Imagina que cada ojo a su vez es grande, líquido y suave. Sigue la sensación de cada ojo hacia adentro, hacia las partes internas profundas del cerebro, e imagina que tu cerebro es también un músculo que se suaviza y relaja. Relaja mentalmente el cráneo y la piel que lo cubre, incluso las raíces de tu cabello. Deja que tu frente se relaje. Siente tu quijada y la suavidad y la pesadez relativas de la misma, así como de tu lengua y tu dentadura. Puede resultarte relajante aplicar las palmas de las manos sobre tus ojos (ver el ejercicio 8.5 del capítulo sobre visión, 8 de este libro).

Cuando gires para separarte del palo, acuéstate boca arriba unos minutos, lleva una rodilla a tu pecho, sostenla con ambas manos y gírala, en el sentido de las manecillas del reloj y en el contrario, 40 o 50 veces. Realiza lo mismo con la otra rodilla. Esto borrará cualquier efecto posterior de la presión sobre tu columna.

Ahora observa cómo sientes tu espalda. Si alguna zona permanece aún adolorida después de separarte del palo o alguna causó dificultades particulares cuando estabas acostado sobre él, convierte a esta zona en tu objetivo.

Si deseas realizar más ejercicios para la espalda, consulta el capítulo sobre columna vertebral de este libro, que se dedica por completo a ejercicios para músculos de la misma. Puedes comenzar con los ejercicios dirigidos a una zona objetivo específica. Sin embargo, te sugerimos que practiques todos los movimientos para la espalda presentados en el capítulo, de modo que relajes por completo toda la espalda y la mantengas en equilibrio. También deberás darle masaje, con la ayuda de las instrucciones incluidas en el capítulo sobre masaje (7 de este libro), o intercambiar masajes con un colega.

5.40

La serie de movimientos siguiente está diseñada para aislar —esto es, para utilizar músculos específicos para fines específicos— y coordinar partes diferentes de la columna. Estos movimientos se realizan sobre manos y rodillas, como se muestra. El primero se conoce como la Vaca-Gato en el yoga. En la primera parte, para la Vaca: poco a poco, alza la cabeza y llévala hacia atrás; después, imagina que mueves una vértebra a la vez (comenzando por las vértebras del cuello y trabajando hacia abajo, hasta el cóccix), curvea la columna para que asuma una forma cóncava, con el abdomen en el punto más bajo y la cabeza y el trasero algo elevados. Después, imagina de nuevo que mueves cada una de las vértebras a la vez; empieza por el cóccix y, poco a poco, avanza hasta la cabeza, arquea la espalda en forma convexa, como la espalda de un gato enojado (ver figura 5.40 A). La parte media de tu espalda estará entonces en el punto más alto y tu cabeza y trasero, abajo y algo sumidos. Alterna estos dos movimientos varias veces, tomando por lo menos un minuto para cambiar de la posición de la Vaca a la del Gato. Intenta concentrar tu movimiento en los propios músculos de la espalda, sin tensar demasiado los hombros o el abdomen. Observa hasta dónde se extiende tu conciencia; ¿puedes, de hecho, sentir el movimiento de las vértebras a lo largo de toda su trayectoria hasta la columna, o hay zonas en las que sencillamente no las sientes? Puedes realizar este movimiento fren-

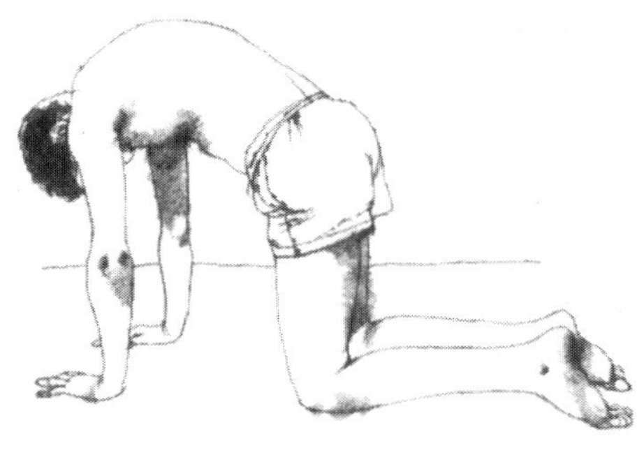

Figura 5.40A

te a un espejo, pues observarlo te ayudará a sentirlo más y a localizar tu sensación en la zona que de hecho está en movimiento. Este ejercicio ayuda a recrear los espacios naturales entre las vértebras, equilibra la distribución de la presión sobre los discos intervertebrales y mejora la circulación, facilitando así el movimiento en toda la columna.

Hay tantas maneras de mover la columna cuando estamos sobre manos y rodillas que resulta difícil nombrarlas todas.

Para aliviar la tensión en la parte baja de la espalda, gira las nalgas, manteniendo los brazos y las piernas lo más fijos que sea posible. Después puedes variar el movimiento al permitir que tus muslos giren hacia adelante y hacia atrás mientras giras las caderas, lo que aumentará la amplitud de los giros y hará que los músculos de los muslos trabajen.

Después, gira todo tu torso, de modo que el peso cambie hacia adelante, sobre tus manos, y de regreso sobre tus rodillas a medida que giras.

Ahora mantén la pelvis lo más fija que puedas y gira el pecho y la parte alta de la espalda. Realiza esto primero con el peso distribuido de manera equitativa sobre ambas manos todo el tiempo, para que el giro involucre más que un movimiento hacia arriba y hacia abajo; después gira para que tu peso cambie de una mano a la otra, lo que implica un movimiento más de un lado a otro (ver figura 5.40 B).

Mantén fijo todo tu torso y tu peso sobre ambas manos y gira los hombros, primero juntos y en la misma dirección, y después en forma alternada, de modo que uno de ellos esté arriba mientras el otro está abajo.

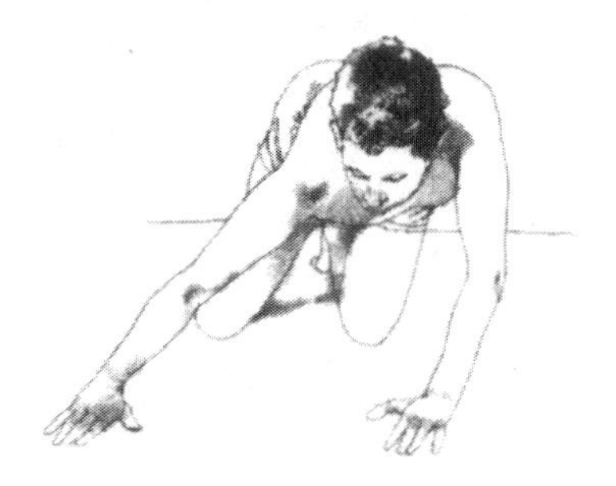

Figura 5.40B

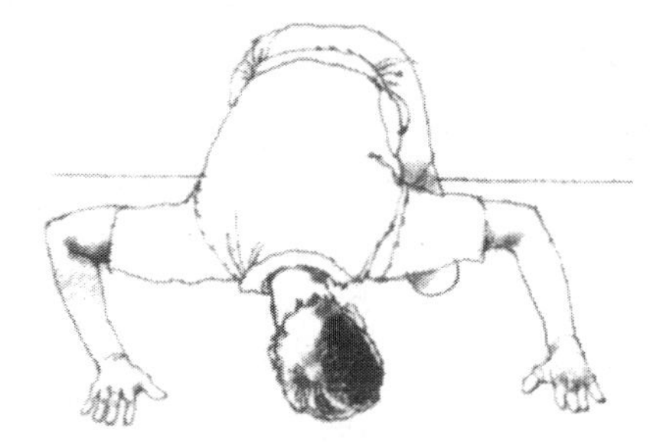

Figura 5.40C

Por último, baja la cabeza al piso, con la espalda arqueada, de forma que la parte de arriba de tu cabeza toque el piso y cargue con parte de tu peso (ver figura 5.40 C); gira todo tu torso para que la presión se mueva alrededor de la parte de arriba de tu cabeza en círculos.

De todos los ejercicios incluidos en este libro, éstos son los más difíciles de describir. Si no te ha sido fácil seguir las instrucciones, limítate a apoyarte en manos y rodillas y a empezar a moverte en cualquier forma que sientas que es mejor para ti. Después comienza a experimentar con diferentes tipos de movimiento. Utiliza estas sugerencias como punto de arranque y sigue adelante para ver cuántas formas distintas puedes encontrar de mover tu columna. Cualquiera de estos movimientos, y todos ellos, beneficiarán los músculos de la misma.

5.41

Nadar es una oportunidad maravillosa para aislar tu torso del resto de tu cuerpo. Al nadar imagina que los dedos de tus pies te empujan, que los dedos de tus manos te conducen y que los pies, pantorrillas, muslos, espalda, brazos u hombros no necesitan hacer esfuerzo alguno.

5.42

Respirar hondo constituye la mejor manera de obtener conciencia de los músculos anteriores (frontales) del torso.

Acuéstate boca arriba con las rodillas dobladas o, si te resulta cómodo, con las rodillas dobladas hacia los lados y con las plantas de los pies juntas, de modo que las piernas asuman una forma de diamante. Esta postura abre la ingle y la pelvis y estira ligeramente los músculos abdominales. Prueba practicar ambas y ver cuál es la mejor para ti; si ambas se sienten bien, observa en qué maneras se siente diferente cada una. Asienta bien las manos sobre tu abdomen e inhala lento y profundo; permite que tu respiración lo infle. Sube las manos al diafragma y deja que tu respiración lo expanda; por último, mueve las manos a tu pecho y siente cómo tu respiración lo alza.

Comienza por expulsar el aire con lentitud; siente primero cómo se desinfla el pecho, después el diafragma y luego el abdomen.

Respira con normalidad varias veces.

EL CUELLO

Tu cuello trabaja 16 horas al día sosteniendo tu cabeza, lo que representa una carga bastante pesada. Los músculos de tu cuello pueden ser algunos de los más tensos de todo tu cuerpo. Los músculos laterales del cuello llegan a sentirse tan duros al tocarlos, que podrían confundirse con huesos. En este libro se ofrecen múltiples ejercicios para relajar estos y otros músculos del cuello: en los capítulos 1 (1.10 y 1.24), 2 (2.18), 3 (3.26), 4 (4.2, 4.21, 4.26, 4.27 y 4.28), 6, 7 y 8 de este libro, y en el 11 de *Sanación personal avanzada*. El ejercicio siguiente es tan sólo para que percibas los músculos de tu cuello.

5.43

Siéntate en forma cómoda y gira la cabeza con lentitud (ver figura 5.43 A). De inmediato notarás si el movimiento es suave o si se trata de una serie de movimientos algo bruscos. Tal vez te percates de que se suscitan rechinidos o crujidos a medida que la cabeza da vueltas; no te preocupes por ellos, aunque sí indican rigidez del cuello. Ahora, mueve la cabeza hacia arriba y hacia atrás, extendiendo la garganta; después hacia abajo y hacia adelante, hasta que la barbilla toque tu pecho. Observa si hay alguna tensión o dolor en la garganta o en la parte de atrás de tu cuello. Inclina la cabeza hacia la izquierda y después alza la barbilla lo más que puedas, estirando los músculos laterales de la derecha; repite este movimiento del otro lado.

Puedes probar la flexibilidad y la fuerza de tu cuello por medio del uso de la resistencia. La mayoría de las personas descubre que tiene más fuerza que flexibilidad, pero el cuello necesita ambas. Coloca tus manos bajo la barbilla para alzar la cabeza y después con las palmas hacia abajo en la parte de arriba de tu cabeza para bajarla. Procura bajar la barbilla al pecho mientras empujas hacia arriba sobre él con los dedos de las manos. Intenta alzar la cabeza en tanto la empujas hacia abajo con la palma de la mano.

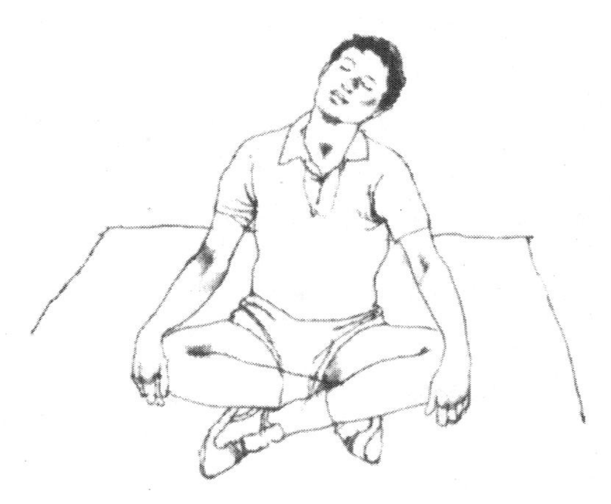

Figura 5.43A

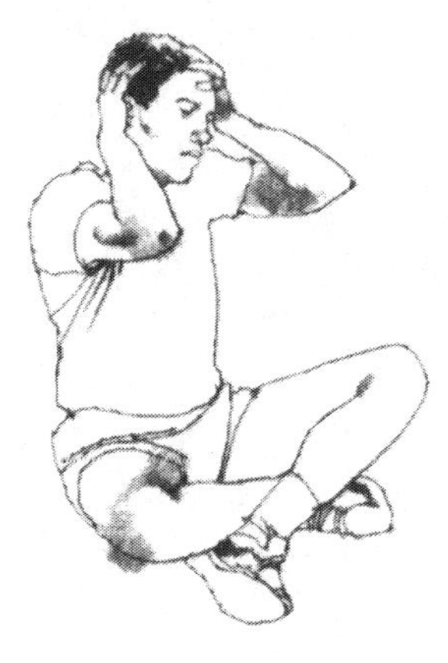

Figura 5.43B

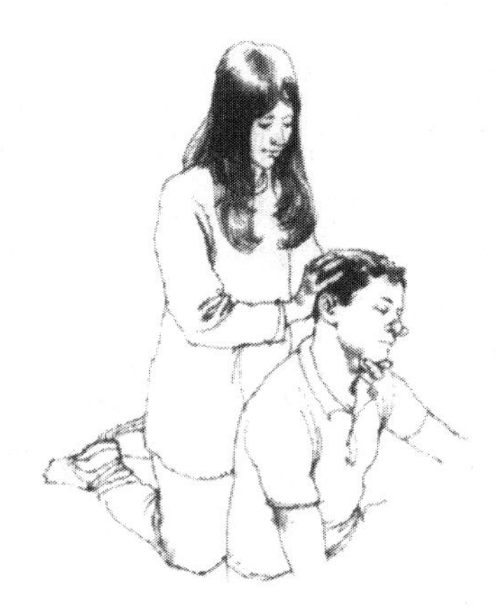

Figura 5.43C

¿Qué tiene más fuerza, tus manos o tu cuello? Sostén la cabeza con ambas manos, intenta moverla hacia arriba y hacia abajo y en círculos, sin resistencia alguna del cuello (ver figura 5.43 B). ¿Se relaja lo suficiente tu cuello como para moverlo en forma pasiva, o insiste en participar?

Practica este ejercicio con otra persona que sostenga y mueva tu cabeza (ver figura 5.43 C). ¿Puedes relajarte mejor con alguien más que contigo mismo? Si te resulta difícil relajar el cuello, practica los ejercicios que hemos descrito ya para ese fin, y luego regresa a éstos y realízalos de nuevo.

Brazos

5.44

Este ejercicio se efectúa en una alberca. Párate con el agua hasta el pecho y deja que tus brazos floten, en forma holgada, con las palmas en descanso sobre el agua. Gira el torso con lentitud de lado a lado y deja que tus brazos sigan el giro. Siente cuán ligeros pueden estar tus brazos cuando se mueven, cómo son entidades separadas de tu torso, como si estuvieran atados a éste sin cuerdas. Intenta memorizar ese sentimiento.

Ahora sostén tu antebrazo izquierdo con la mano derecha y mueve el brazo izquierdo hacia atrás y hacia adelante varias veces en el agua. No dejes que tu brazo izquierdo participe; es la misma entidad suelta, pasiva, flotante que al principio. Ahora, realiza lo mismo con la otra mano.

5.45

De pie o sentado en una silla, mueve todo el brazo en círculos grandes (ver figura 5.45). Imagina que tu brazo es ligero y largo, y que los dedos de tus manos dirigen el movimiento. Golpea una superficie dura con los dedos 100 veces y después mueve los brazos en círculos de nuevo.

Lleva a cabo el mismo ejercicio mientras sostienes pesas en las manos. Empieza con pesas ligeras y aumenta el peso de modo gradual a medida que se incremente tu fuerza.

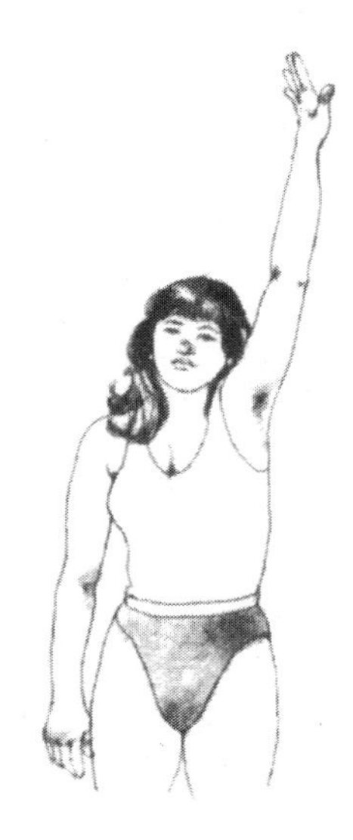

Figura 5.45

5.46

Siéntate en una silla o en un sofá y sostén tu codo sobre el brazo de la misma, un escritorio o almohadas. Con la mano colgando suelta desde la muñeca, mueve los antebrazos en círculos grandes. Imagina que las puntas de los dedos de tus manos dirigen el movimiento y que los músculos de tus brazos no trabajan en absoluto.

Ahora mueve los antebrazos mientras sostienes pesas con las manos. En forma gradual, conforme tus brazos se fortalezcan, aumenta el peso.

Regresa al ejercicio 1.13 del capítulo sobre respiración (1 de este libro). Practícalo durante cinco días, aumentando el número de estiramientos a 100. Sólo entonces continúa con los ejercicios siguientes.

5.47 Empujar y alejarte

De pie ante una pared, estira los brazos frente a ti y apoya las palmas de las manos en la pared (ver figura 5.47 A). Dobla ligeramente los codos conforme transfieres más de tu peso a tus brazos y enderézalos, empujándote (poco a poco) para separarte de la pared. Inhala mientras doblas los brazos y exhala en tanto te empujas para alejarte. Después de repetir esto cinco veces, voltea las manos hacia adentro, de modo que

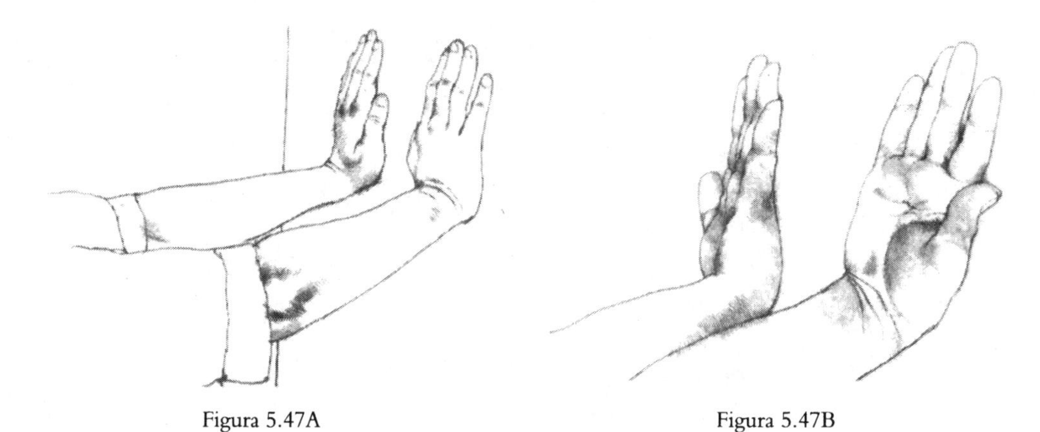

Figura 5.47A Figura 5.47B

tus dedos apunten hacia abajo y de nuevo dóblate y endereza los hombros cinco veces. Haz lo mismo con el dorso de tus manos contra la pared (ver figura 5.47 B), con los dedos en vez de las palmas contra la pared (ver figura 5.47 C) y con los nudillos (ver figura 5.47 D).

5.48 Levantarse

Colgar de una barra y tirar del peso de todo tu cuerpo hacia arriba es, en definitiva, un ejercicio vigoroso y fortalecedor. En este caso, evita utilizar los mismos músculos una y otra vez. Puedes variar la manera de asir la barra, bien sea con los dedos o con el dorso de las manos frente a ti (ver figuras 5.48 A y 5.48 B). También puedes variar el ángulo en el cual alzas tu cuerpo: intenta llevar tu cabeza y tus hombros al otro lado de la barra, y no mantenerlos del mismo lado que el resto de tu cuerpo (ver figura 5.48 C).

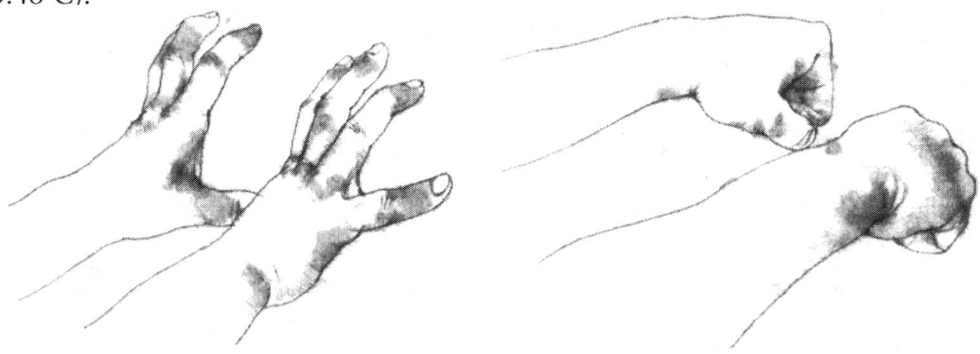

Figura 5.47C Figura 5.47D

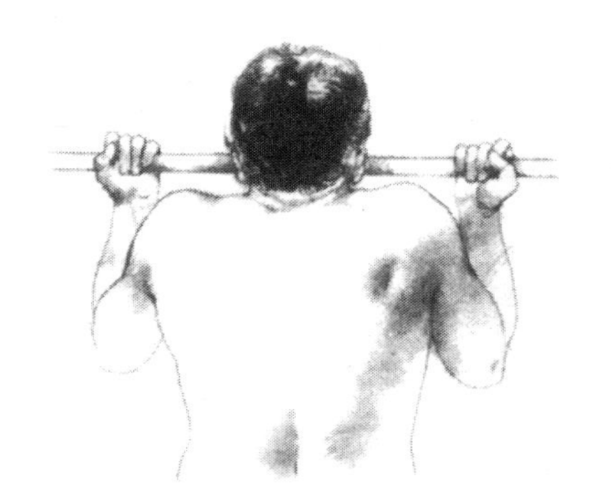

Figura 5.48A

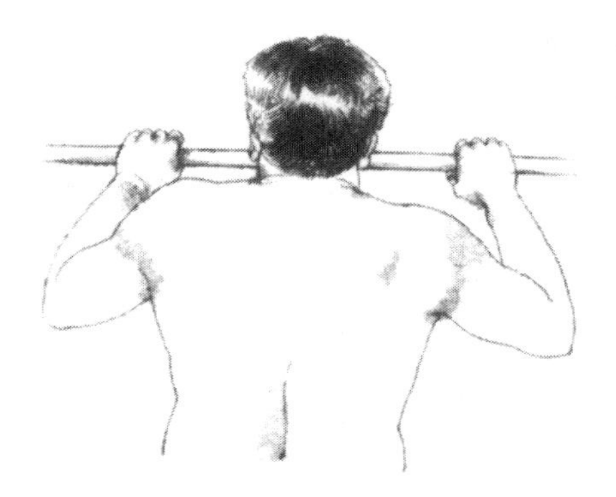

Figura 5.48B

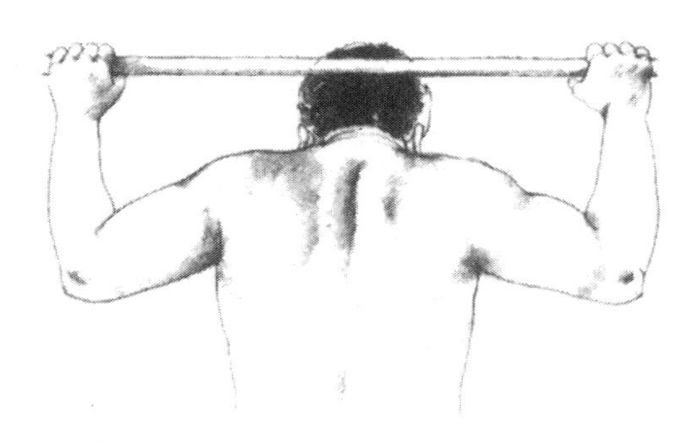

Figura 5.48C

La cara

En último lugar, cobremos conciencia de los músculos de la cara. Estos músculos son fuertes y en extremo móviles, diseñados para la tarea de expresar y comunicar nuestros sentimientos, desde el más fuerte hasta el más sutil. A menudo nuestras emociones dejan su marca en la cara mucho después de que el sentimiento ha pasado, en la forma de tensión muscular retenida en la quijada, alrededor de la boca, los ojos, la frente, etcétera. Mover y masajear los músculos faciales a menudo causa una sensación de desahogo emocional, conforme borramos los efectos de las emociones difíciles.

5.49

Observa el diagrama de los músculos de la cara de la figura 5.49. Después mírate al espejo y toca cada uno de tus músculos; a medida que lo haces, experimenta movimientos diferentes para ese músculo en particular.

Observa en cuántas direcciones diferentes se mueve el músculo y cuántos tipos diferentes de movimiento ocasionan que lo haga.

Maureen utilizó este ejercicio para aprender a mover cada ceja por separado y para mover la nariz, de modo que si ambicionas hacer lo mismo, el presente ejercicio te resultará útil.

Los músculos de la cara

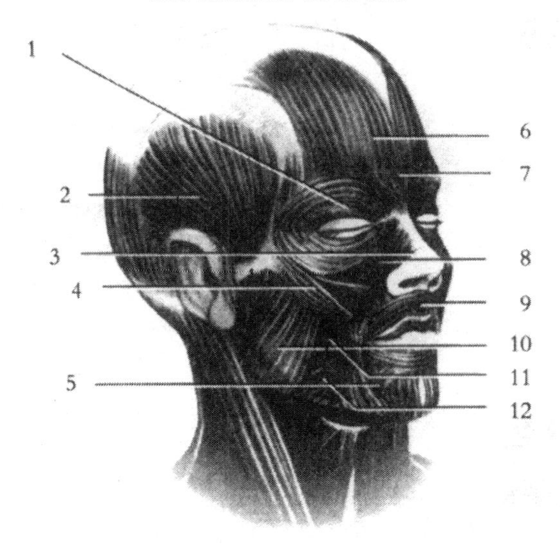

1 *Orbicularis oculli* (orbicular de los párpados): amplía y estrecha los ojos; los abre y los cierra.
2 *Temporalis* (temporal): hace que los ojos se muevan.
3 *Compressor naris* (transverso de la nariz): aprieta la nariz.
4 *Zygomaticus* (cigomático, mayor y menor): tira de las partes externas de los labios hacia afuera y hacia arriba.
5 *Depressor labialis* (depresor labial): tira del labio inferior hacia abajo.
6 *Frontalis* (frontal): alza la frente y las cejas.
7 *Procerus* (piramidal de la nariz): frunce el ceño.
8 *Levator labii superioris* (elevador propio de labio superior): alza los labios de manera vertical, para gruñir, reír con sarcasmo, sonreír.
9 *Orbicularis oris* (orbicular de los labios): frunce los labios.
10 *Masseter* (masetero): mastica y cierra la quijada.
11 *Buccinator* (buccinador): mastica, abre y cierra la quijada.
12 *Risorius* (risorio de Santorini): sonríe (con la boca cerrada).

5.50

Los músculos de la quijada son fuertes en especial y pueden tensarse mucho en momentos de intensa concentración o emoción, sobre todo enojo. Abre la boca y estira las quijadas lo más ancho que puedas —con lentitud—; observa si hay alguna sensación de restricción en el movimiento y, de ser así, dónde. Hazlo varias veces, intentando estirar las quijadas un poco más cada vez. Después deja que cuelguen sueltas mientras les das masaje con las puntas de los dedos. ¿Sientes alguna zona sensible o adolorida? Es conveniente darle masaje profundo. Empieza justo debajo de la oreja y avanza hacia abajo y hacia arriba, hacia la barbilla, tanto arriba como abajo de la quijada. Golpea con firmeza con las puntas de los dedos; deja tu muñeca suelta por completo para que la mano se mueva con libertad, en vez de golpear con las propias puntas de los dedos.

Mueve la quijada de nuevo y abre bien la boca (¿se estira más que antes?); mueve la quijada a la izquierda, a la derecha, hacia adelante (hacia el espejo) y hacia atrás (hacia la garganta); muévela en un círculo completo. Ahora cierra la boca y repite todos estos movimientos; concéntrate en la barbilla más que en la quijada. Después abre la boca, estira la quijada de nuevo y bosteza varias veces, abriendo la boca tanto como puedas. Algunas veces incluso pensar en bostezar es suficiente para provocar un bostezo enorme y satisfactorio. Siente ahora cómo éste relaja tu quijada, tu garganta, tu frente y tus ojos.

Si deseas realizar ejercicios para parpadear, consulta el capítulo sobre Visión (8 de este libro); con respecto a giros de los ojos, consulta los ejercicios 8.2 de este libro, y 16.12 y 16.13 de *Sanación personal avanzada*.

Uso de pesas

Te recomendamos consultar de nuevo la sección sobre aislamiento presentada al principio de este capítulo.

Muchas personas que trabajan con pesas con fines de fisicoculturismo de manera inconsciente hacen trabajar músculos que no se necesitan para el movimiento y, como resultado, tensionan y lesionan esas zonas accesorias, por ejemplo, el abdomen y las rodillas. Tu meta más importante deberá ser deshacerte de este hábito.

El segundo concepto que necesita cierto ajuste es el de "sin dolor, sin tensión y muchos beneficios". Si estás en la década de los 20 o los 30 años, toma una decisión seria. Puedes desarrollar el cuerpo más fuerte posible *ahora*, lo que significa "para los próximos cinco años", pero tender a sufrir lesiones al llegar a los 40, o puedes tener un cuerpo ágil y fuerte que acumule fuerza durante muchos años. Es posible que a los 40 y los 50 esté más fuerte que a principios de los 30, y permanezca en buenas condiciones y capaz en los 70.

Al aislar los músculos y trabajar con ellos por separado, permitirás que tu sistema nervioso funcione con mayor eficacia y sostenga tus músculos. En la práctica, esto significa varios aspectos:

- Primero que nada, trabaja con pesas lo bastante ligeras como para poder usarlas sin tensión. Por ejemplo, utiliza pesas de 20 kilos y no de 25, o de 30 y no de 35; así no utilizarás tantos músculos accesorios como lo harías con un peso mayor.
- Segundo, utiliza tus articulaciones en su amplitud completa de movimiento. En cada ángulo utilizarás una combinación diferente de músculos o fibras musculares. Mover una articulación con lentitud y suavidad permitirá que cada uno de sus músculos se fortalezca.
- Tercero, trabaja con músculos que por lo regular no se activan mucho. Por ejemplo, si alzas los brazos o las piernas hacia los lados (abducción) y los traes de regreso (aducción), desarrollarás los músculos laterales que no participan mucho en la mayoría de las actividades cotidianas.

Hay otros principios para el uso saludable de las pesas.

Los músculos de la parte superior de tus brazos o tus muslos pueden ser muy fuertes y disfrutar al trabajar con pesas muy pesadas, pero tus muñecas o tobillos, que también toman parte en el levantamiento, quizá no cuenten con la fuerza suficiente para hacerlo sin dañarse. Trabaja en el fortalecimiento de tus muñecas con pesas más ligeras antes de desafiar a los músculos de tus brazos. Usa pesas con las que puedas girar la muñeca.

Trabaja en fortalecer los músculos de las espinillas (que flexionan tus pies) antes de utilizar su ayuda para fortalecer los muslos.

Los músculos de la espinilla requieren mucho más trabajo que los músculos gastrocnemios de las pantorrillas, que en la mayoría de las personas están sobredesarrollados, de todas maneras.

Utiliza tu respiración como ayuda para este ejercicio. Exhala cuando realices el esfuerzo e inhala cuanto te relajes. Por ejemplo, cuando desarrolles los músculos de tu hombro al levantar una pesa con el brazo estirado, inhala antes de alzarlo y exhala poco a poco a medida que lo levantas lentamente. Cuando trabajas con los bíceps al doblar los codos mientras sostienes una pesa, exhala al doblarlos. Para desarrollar los tríceps, los oponentes de los bíceps, necesitas levantar las pesas al enderezar los codos. De nuevo, exhala mientras realizas el esfuerzo.

Emplea la visualización. Después de levantar las pesas varias veces, detente y visualiza que lo haces sin esfuerzo, que tu movimiento es suave y fácil. Ahora, levanta las pesas de nuevo.

No hay nada como un sano desafío para los músculos. Por otro lado, no hay nada tan destructivo como una tensión excesiva para tu cuerpo.

En este punto, con seguridad habrás captado la diferencia entre la contracción muscular apropiada y la inapropiada. A tus músculos les encanta que los utilices en las formas para las cuales se concibieron. Al activar el mayor número posible de ellos, así como dejarlos descansar cuando lo necesitan, puedes mantenerlos felices y en buen funcionamiento, para beneficio de todo tu cuerpo.

6

Sistema nervioso

Reprograma tu sistema de control

Los nervios son tu sistema de comunicación corporal, banco de información y servicio de mensajería. Todo lo que ocurre en el interior de tu cuerpo sucede por la información que tus nervios transportan al cerebro y desde el cerebro. Todo lo que sientes, todo lo que sabes, todo lo que haces es posible gracias a la cooperación entre tu sistema nervioso y el resto de tu cuerpo.

Los distintos nervios cumplen funciones diferentes y especializadas, pero todos tienen importantes características en común. Por ejemplo, al igual que algunos otros tejidos corporales especializados, las células nerviosas, o neuronas, no se dividen para reproducirse. Las neuronas responden a estímulos eléctricos o químicos y ellas mismas conducen electricidad. Todas tienen prolongaciones, con las cuales se conectan en una red de trabajo, lo que permite a cada neurona recibir la información eléctrica que necesita de otras neuronas o de los órganos sensoriales, y enviar información a otros nervios o músculos o glándulas.

Los impulsos nerviosos —las cargas que llevan la información que al final dirige cada actividad del cuerpo y la mente— son recibidos por prolongaciones llamadas dendritas, interpretados en el cuerpo de la célula y enviados a través del axón de la célula hacia el siguiente objetivo.

El funcionamiento de tu sistema nervioso podría compararse con el de un sistema de circuitos electrónicos, aunque ningún sistema fabricado por el hombre se acerca en lo más mínimo a lo intricado que es. Cuando una neurona es estimulada por una carga eléctrica, experimenta cambios químicos que crean un pequeño impulso eléctrico y ocasionan que la neurona estimulada emita sustancias químicas de su axón hacia las dendritas o los cuerpos de las células de las neuronas vecinas. Afuera del cerebro, por lo general las neuronas no se tocan realmente entre sí; su contacto es mediante este derrame químico, que se vacía en el diminuto espacio que los separa. Esta forma de contacto entre las neuronas se conoce como sinapsis. Las sustancias químicas expelidas, llamadas neurotransmisores, hacen que ocurran en las neuronas vecinas cambios similares a los que ocurrieron en la primera neurona; de esta manera la carga eléctrica original es llevada desde la primera neurona por una vía que puede incluir a muchas otras neuronas. Estas cargas eléctricas, o impulsos, transportan información sensorial sobre el ambiente externo o interno del cuerpo al cerebro, así como órdenes de éste de realizar varios tipos de movimiento a todas las demás partes del cuerpo.

Debido a que el sistema nervioso es tan complejo, y a que llega a todas las partes del cuerpo, es más fácil entenderlo si lo estudiamos en secciones o divisiones. La primera división que suele hacerse es entre las partes central y periférica del sistema nervioso. Se trata, sobre todo, de una división geográfica o anatómica, más que funcional, ya que en su mayoría las partes periférica y central funcionan juntas como una unidad, una unidad en extremo compleja y asombrosamente bien coordinada, pero, aun así, una unidad.

El sistema nervioso central consiste en el cerebro y la médula espinal, una compacta cuerda de nervios, o manojos de neuronas, que corre a lo largo de la columna vertebral, y está cercada y protegida por ella. La inmensa mayoría de nuestras fibras nerviosas está contenida en el interior del sistema nervioso central. Los nervios que yacen en el exterior del cerebro y de la médula espinal reciben en conjunto el nombre de sistema nervioso periférico. Este último se conecta con el sistema central mediante pares de nervios. Hay 12 pares de nervios craneales, 10 de los cuales conectan el cerebro con varias partes de la cabeza, la cara y la garganta, en tanto que los demás —el vago y los nervios raquídeos accesorios— lo conectan con puntos del torso. Provenientes de la médula espinal, entre las vértebras, salen los 31 pares de nervios raquídeos, que se ramifican una y otra vez para conectarse con otros nervios y, al final, llegar a cada parte del cuerpo, cada órgano, músculo o articulación; cada centímetro de la superficie corporal.

Dentro del sistema nervioso periférico hay, de nuevo, una serie de divisiones importantes. Para empezar, neuronas llevan información al cerebro proveniente de los órganos, los vasos sanguíneos, la piel y los órganos de los sentidos. Estas neuronas, y las vías por las que viajan a lo largo del cuerpo, se denominan aferentes, de la palabra en latín que significa *llevar hacia*, dado que transportan información hacia el cerebro, que es considerado siempre como el lugar central del sistema nervioso.

También se llaman neuronas sensitivas, puesto que toda la información que llevan es reunida por medio de nuestros sentidos físicos. Cuatro de éstos, la vista, el oído, el olfato y el gusto, se denominan sentidos especializados. Los órganos encargados de ellos se localizan en la cabeza y en ninguna otra parte. El sentido del tacto, en cambio, puede encontrarse en cualquier parte del cuerpo. Diferentes tipos de receptores nerviosos fueron concebidos para responder a distintas categorías de sentido del tacto, como presión, temperatura y textura, pero a cada parte de tu cuerpo le fue suministrado cada tipo de receptor. Algunas zonas, como los labios, las manos y los genitales, tienen una abundancia mucho mayor de receptores nerviosos que el resto del cuerpo.

Existen también series por completo distintas de neuronas que llevan órdenes del cerebro al resto del cuerpo. Se llaman eferentes, o que *llevan afuera*, ya que se desplazan desde el cerebro hacia el exterior. Responden a órdenes provenientes del cerebro, por lo general con impulsos motores cuya finalidad es mover una parte específica del cuerpo de una manera específica.

De nuevo en el interior del sistema nervioso algunas neuronas controlan las acciones voluntarias, como casi todas las clases de movimientos musculares. Si te pica un mosquito, los nervios aferentes de este sistema, también conocidos como sensitivos, llevan información desde el lugar en donde te picó hasta tu cerebro, sobre la ubicación e intensidad de la comezón. Después de recibir los datos, el cerebro activa los nervios eferentes (llamados nervios motores porque propician un movimiento) necesarios para mover tu mano a la región apropiada y rascar hasta que tus nervios sensitivos informen a tu cerebro que ya no hay comezón. Los nervios que participaron en el movimiento de los músculos esqueléticos se denominan nervios somáticos. Tal vez no siempre estés consciente de esta clase de actividad, pero no es automática: tienes la posibilidad de elegir, en este caso, entre rascarte o no.

Luego vienen los nervios, conocidos como el sistema nervioso autónomo, que controlan funciones involuntarias e inconscientes, sobre todo de tejido muscular liso, como la digestión, la circulación y la respiración. Éstos también tienen vías aferentes y eferentes; la diferencia es que sus actividades por lo general transcurren sin que nos percatemos de ellas.

Por ejemplo, si la presión dentro de un cierto vaso sanguíneo se ha incrementado mucho, los nervios que atienden a ese vaso se lo comunicarán al cerebro, el cual activará las funciones autorreguladoras del sistema nervioso autónomo que se encargarán de reducir la presión.

Y en cuanto a la división final, que será muy importante para nuestra relajación terapéutica, existen las dos divisiones del sistema nervioso autónomo: el simpático y el parasimpático. Tal vez ayudaría más pensar en el simpático como la parte del sistema autónomo que "anima", y en el parasimpático como la parte que "calma". El sistema nervioso simpático controla sobre todo nuestra respuesta ante las emergencias, en tanto que el parasimpático controla la relajación y la digestión. Estos dos sistemas desempeñan a menudo funciones contrarias, y al hacerlo se equilibran entre sí. Por ejemplo, el sistema autónomo, en su conjunto, controla el ritmo de tus latidos. La labor del sistema nervioso simpático consiste en acelerar el ritmo cardíaco cuando es necesario, en tanto que la tarea del parasimpático es aminorarlo. El sistema nervioso simpático contrae el esfínter de la vejiga y el parasimpático lo relaja; y así sucesivamente.

El sistema nervioso simpático es, tal vez, el vínculo más directo entre tu mente emocional y tu cuerpo, al traducir estados emocionales, de un modo casi instantáneo, en cambios físicos de tu cuerpo. ¿Por qué llamar a las emociones "sentimientos" de no ser porque las sentimos físicamente? El sistema nervioso simpático responde en especial ante la rabia, el miedo y la ansiedad. Mucha de nuestra tensión física crónica o recurrente tiene sus raíces en la actividad o, más bien, en la actividad excesiva, del sistema nervioso simpático.

En vista de que esta tensión física ejerce un efecto destructivo tan generalizado en todo el cuerpo, es crucial que comprendamos su fuente, y aprendamos a hacerla menos peligrosa.

Quizá te interese saber que la fuente de la reacción emocional está vinculada tanto con las partes más antiguas y primitivas de nuestro cerebro, que compartimos con otros animales, como con los centros más desarrollados. Cuando estas partes tan desarrolladas del cerebro deciden que enfrentamos algo por lo cual debemos enojarnos o asustarnos, los impulsos nerviosos viajan con toda rapidez y al final ocasionan la liberación de hormonas estimulantes en varios órganos o, en una emergencia extrema, dentro del torrente sanguíneo. Esto puede tener un efecto muy perturbador en tu cuerpo.

En una vida que no está dominada por la ansiedad, es el sistema parasimpático el que está más activo: se encarga de la digestión, la evacuación, etcétera, para alimentar, limpiar y regular al organismo. Cuando la ansiedad se vuelve una visita muy frecuente o prolongada, el sistema nervioso simpático toma el control y, en vez de equilibrar las acciones del parasimpático, las inhibe. Una de las principales funciones de este último es permitir que te relajes. Es probable que no estés consciente de lo que en verdad sucede cuando no puedes relajarte.

¿Qué le ocurre a tu cuerpo cuando estás sometido a un fuerte estrés? Y, ¿por qué? Muchos de los cambios parecen destinados a darnos la fuerza de luchar contra un enemigo o huir de un agresor, que es el motivo por el que la respuesta se denomina respuesta de "lucha o huida". Envuelve a todas las partes del sistema nervioso, así como al sistema endocrino. La función del sistema nervioso autónomo en esta situación suele ser la de incrementar la actividad del sistema nervioso simpático. Tu ritmo cardíaco se acelera, tus pulmones se mueven con más rapidez. Tu digestión se inhibe, desde las glándulas salivales (es por esto que la ansiedad produce sequedad en la boca) hasta los 750 centímetros de intestinos, al parecer con la conjetura de que el cuerpo tiene asuntos más urgentes que atender en ese momento que hacer que la comida siga su curso. Todos los músculos de esfínteres, que actúan como compuertas entre las diferentes partes del sistema digestivo, se cierran. El hígado segrega grandes cantidades de azúcar almacenada hacia tu torrente sanguíneo; los músculos esqueléticos disponen de más glucosa y se contraen más. Esto es lo que hace que la persona aterrada pueda correr a tal velocidad, o la que está enfurecida golpee con tal fuerza.

El miedo hace que la sangre drene proveniente de algunas zonas superficiales y algunos órganos y, de manera automática, lleve al cuerpo a adoptar una posición defensiva casi en cuclillas, conocida como reflejo de sobresalto: los hombros y la cabeza hacia adelante, el abdomen sumido con firmeza, las rodillas dobladas, las manos tensas. También provoca que los ojos se muevan con ira de un modo destinado a tener un amplio panorama general, útil tal vez para detectar peligros potenciales, pero sin detalles claros y precisos. Resulta interesante que el miedo también garantice que la experiencia atemorizante se imprima de un modo vívido e inmediato en la corteza de la memoria, de una manera en que la rabia no necesariamente lo hará. Para fines de simple supervivencia, es muy útil recordar qué es peligroso, de manera que podamos reconocerlo si vuelve a aparecer para amenazarnos. El problema es que la mente tiende a ser muy asociativa y rastrea nuestros recuerdos relacionados con el miedo y el estado de la mente/cuerpo que los acompañan si se nos recuerda incluso algo similar a lo que nos asustó. Terminamos por estar innecesariamente intranquilos buena parte del tiempo.

Entonces, aquí estás: tu corazón late con violencia, la epinefrina y el azúcar se arremolinan por tu sangre, la sangre misma fluye con tal velocidad que en realidad forma remolinos y vorágines y sobrecalentamiento, con corrientes que se trasponen y crean fricción y se vuelven viscosas en el interior de los vasos sanguíneos, lo que dificulta al corazón su bombeo. Tus pulmones introducen cantidades enormes de aire que no puede permanecer en ellos el tiempo suficiente para ser utilizado, así que gran parte de su trabajo se desperdicia. Una gran proporción de tus músculos está contraída y no se relajará de nuevo hasta que sea utilizada de un modo vigoroso o la epinefrina haya abandonado tu torrente sanguíneo. Tu estómago no puede digerir su contenido, ni los intestinos deshacerse del suyo, hasta que el sistema nervioso simpático deje de ejercer su control.

En este momento, serás afortunado si en verdad tienes hacia dónde correr, o alguien a quién golpear, porque tu cuerpo está listo para ello; de hecho, lo exige. El problema para muchos lectores de este libro es que no tienen acceso a estas formas de desahogo físico. La mayoría de las ansiedades de nuestros tiempos es provocada por factores menos tangibles que los depredadores que amenazaban la vida y para protegernos de los cuales es probable que se haya concebido el sistema nervioso simpático. Preocupaciones financieras, presiones laborales, temores sobre nuestro desempeño profesional, en los estudios o en nuestras relaciones, situaciones que nos enfadan y son difíciles de cambiar, éstos son los adversarios a los que nos enfrentamos casi todos nosotros. Esto es lo que activa el sistema nervioso simpático exactamente de la misma manera que si cayéramos en un río infestado de cocodrilos. Nadar a toda velocidad para escapar de ellos consumiría la epinefrina y el azúcar de la sangre, haría trabajar a los músculos contraídos de brazos y piernas hasta forzarlos, en un momento dado, a relajarse, y aprovecharía la actividad acelerada de los pulmones y el corazón; en resumen, siempre y cuando lograras huir de los cocodrilos, tu cuerpo alcanzaría el equilibrio de un modo natural, dejando que el sistema nervioso simpático se tranquilizara y el sistema nervioso parasimpático hiciera su trabajo de volver todo a la normalidad. Sin una relajación total los nervios no podrían recuperar su funcionamiento normal y nuestra respuesta nerviosa más adelante se entorpecería. Sin una relajación completa uno no podría sobrevivir en la selva.

Cuando nuestro problema no son los cocodrilos, cuando nuestro problema es, digamos, un jefe ruin y demasiado exigente que sólo se asemeja a un cocodrilo, lo que sucede es que nos atoramos con todos los efectos de la estimulación del sistema nervioso simpático, incapaces de "deshacernos de ella" como pretende el cuerpo que lo hagamos. La sangre sigue inundada de azúcar y hormonas activas, que nos dejan con una sensación de tensión, temblor y sobreestimulación. Nuestros músculos permanecen contraídos. El corazón y los vasos sanguíneos siguen trabajando muy arduo durante un período prolongado después de que el sistema nervioso simpático recibió el estímulo inicial. Dicho sistema sigue en alerta, y se demora la señal al sistema nervioso parasimpático de reanudar sus funciones. Aquí es donde la ansiedad mental se transforma en tensión física crónica, ambas combinadas para generar estrés.

Es probable que imagines cuáles trastornos de salud guardan una relación clara con el estrés. El primero y más letal de la lista lo constituyen las enfermedades cardiovasculares: ataques cardíacos y presión arterial alta, ocasionados exactamente por las condiciones presentes en la estimulación del sistema nervioso simpático, y causa número uno de muerte prematura en los países occidentales. Los siguientes son los problemas digestivos de cualquier clase, desde úlceras hasta cáncer de colon —que es uno de los cánceres letales más comunes—, ocasionados por oclusiones frecuentes del sistema digestivo. El colon se cierra en momentos de tensión extrema, pero a menudo respondemos a ella comiendo, lo que incrementa todavía más la carga para el colon. La tensión innecesaria en los músculos de la espalda provoca dolores en esta zona. Éstos son apenas algunos de los trastornos derivados de la sobreexcitación, sin clímax ni relajación, del sistema nervioso simpático. Podría afirmarse que la reducción del estrés le sumaría muchos años a nuestra vida.

Casi ninguno de nosotros pasa todo el tiempo sitiado por un ataque a gran escala del sistema nervioso simpático. No sobreviviríamos mucho tiempo así. De lo que sí padecemos casi todos es de una perturbación del equilibrio entre el funcionamiento del sistema nervioso simpático y el sistema nervioso parasimpático, en la cual domina el primero. Muchos de nosotros creamos vidas que fomentan esta situación, con ruido, desafíos, presiones y estimulación mucho más frecuentes que el silencio, el descanso y la contemplación cuando, en realidad, para nuestra salud necesitamos tanto estimulación como descanso. Nos hemos vuelto tan adictos a las sensaciones, a los estímulos, que asociamos nervios demolidos y agotados con sentirnos vivos en plenitud. O, en palabras más amables, anhelamos la excitación.

Es necesario entender el costo que tener demasiada excitación representa para nuestro cuerpo.

Para restablecer un equilibrio sano entre las dos ramas del sistema nervioso autónomo, se requieren dos elementos. Primero, cuando el sistema nervioso simpático ha sido estimulado, se le debe permitir alcanzar un clímax, es decir, hay que dejar que el cuerpo realice lo que el sistema nervioso simpático lo ha programado para hacer: trabajar arduo, dejar salir vapor y luego relajarse. El grado en el cual necesitamos hacer esto depende de cuánto se ha estimulado el sistema nervioso simpático. Si llegas a un punto en el que tiemblas de terror, te sientes inquieto y ansioso o sencillamente estás tan tenso que no puedes relajarte, tu sistema nervioso simpático habrá sido activado en forma poderosa y requiere un desahogo fuerte. Lo mejor que podrías hacer sería correr, caminar muy rápido, golpear un saco de arena o una almohada o llevar al sótano muchos objetos desechables que puedas romper y arrojarlos contra la pared con la mayor fuerza posible, mientras sigas enojado. Te ayudaría a calmarte mucho más rápido. Algunos psicoterapeutas le dan a sus pacientes pedazos de mangueras y los ponen a golpear sillas, almohadas u otros objetos, con la esperanza de darles justo esta clase de desahogo, y si el paciente está bajo el dominio del sistema nervioso simpático, esto es muy útil.

Sin embargo, la sobreestimulación del sistema nervioso simpático no siempre produce una reacción tan fuerte. Por lo general, los síntomas son más benignos: estreñimiento, diarrea, insomnio o una simple sensación general de estrés podrían indicarte que tu sistema nervioso autónomo todavía no ha recobrado el equilibrio. Es muy importante prestar atención a estas señales, no suprimirlas, porque es posible que sean los únicos indicios de que está en gestación un problema grave. Un esfuerzo físico tan vigoroso, incluso violento, ayuda después de una alerta fuerte del sistema nervioso simpático, por lo que un ejercicio más suave te ayuda a recuperarte del estrés general. Consume el incremento de azúcar en la sangre y elimina de tu sangre el exceso de epinefrina. Consigue que tu respiración sea más profunda y regula tu circulación. Ayuda a tu sistema digestivo a reanudar su funcionamiento normal. En resumen, convence al sistema nervioso simpático de que ha hecho su trabajo y ahora puede descansar.

Tal vez parezca un poco extraño pensar en influir conscientemente en la función de un sistema concebido para actuar de un modo automático, pero la idea no es nueva en absoluto. Los yoguis la llevaron un paso adelante, hacia el control consciente del sistema nervioso autónomo, y han demostrado en una forma satisfactoria para los observadores científicos que en verdad es posible reducir o acelerar el pulso, bajar o subir la presión sanguínea y la temperatura corporal, y disminuir el ritmo de la respiración, todas las funciones autónomas que mencionamos. En todo ello puede influir el control consciente. Ni siquiera necesitas el riguroso entrenamiento de un yogui; lo que deberás hacer es comprender el funcionamiento de tu sistema nervioso autónomo y tomar más conciencia de cómo te afecta.

La segunda técnica necesaria para equilibrar el sistema nervioso autónomo es aprender a imitar y, por tanto, a estimular, la acción del sistema nervioso parasimpático. Para lograrlo, tienes que averiguar qué cosas te tranquilizan y relajan. Por ahora debe ser bastante obvio por qué en general no puedes relajarte con sólo decírtelo a ti mismo, cuando la orden exactamente opuesta ha sido difundida a todo tu organismo. No es sólo tu mente la que te tensa; son los nervios, los músculos y los órganos. A todos ellos se les puede persuadir de que se relajen, pero habrás de dirigirte a ellos de manera directa, tanto mental como física. Hay varios caminos para ello, y todos podemos encontrar el que se adapte mejor a nuestras necesidades y gustos.

CÓMO APELAR AL SISTEMA NERVIOSO PARASIMPÁTICO

Tal vez la manera más fácil y mejor para empezar es con la respiración. El sistema nervioso simpático acelera la respiración y el parasimpático la aminora; todo tu cuerpo se dejará guiar por tu ritmo de respiración. Si reduces de manera consciente su ritmo y respiras más profundo, diriges a todo tu sistema nervioso autónomo a un estado de tranquilidad.

Después de trabajar con miles de personas, hemos observado una y otra vez que muy pocas respiran con la profundidad debida. Cuando empiezan a aprender a relajarse, lo primero que descubren es que respiran poco, pocas veces y de manera superficial, y que es muy fácil olvidarse de esta función cuando están concentradas en algo más.

Cuando intentan respirar hondo, lo hacen con la misma sensación de tensión que imprimen a otras actividades físicas. Aspirar con violencia una enorme cantidad de aire hacia los pulmones no provocará que tu respiración sea más profunda; tus pulmones la expulsarán con la misma velocidad con que la hiciste entrar.

Para respirar de un modo profundo, pleno, necesitas inhalar lento, seguir inhalando con lentitud hasta que los pulmones ya no puedan sostener más aire y exhalar todavía con más lentitud, hasta que queden casi vacíos. Tus pulmones tienen millones de diminutos sacos de aire, llamados alvéolos. Con la respiración promedio se introducen 500 ml de aire, cerca de una novena parte de la inspiración máxima posible. Una respiración superficial como ésta llena sólo los alvéolos superiores. Inhalar con lentitud les permitirá a todos ellos expandirse hasta alcanzar su capacidad entera y recibir la máxima cantidad de oxígeno. Esto es importante porque es en los alvéolos inferiores donde ocurre el mayor intercambio de oxígeno y dióxido de carbono.

Las células de todo tu cuerpo dependen del oxígeno que provea "combustible" para sus actividades. Tus células utilizan oxígeno con constancia, y lo toman de la sangre. A medida que lo hacen, el nivel de oxígeno en ella baja y el de dióxido de carbono se incrementa. La sangre cuyo oxígeno se ha agotado va a los pulmones, en donde intercambia su excedente de dióxido de carbono por un nuevo suministro de oxígeno. Entonces, el dióxido de carbono es expulsado de los pulmones cuando exhalas. Al igual que sucede con muchos otros procesos, tu organismo se interesa en mantener un estado de equilibrio, en este caso entre los niveles de oxígeno y dióxido de carbono. Por tal razón, exhalar es tan importante como inhalar.

Necesitas casi vaciar tus pulmones de dióxido de carbono para hacer espacio para oxígeno fresco.

Padezcas o no de problemas neurológicos, si logras seguir con lo expuesto en este capítulo, te sugerimos que dediques seis meses a trabajar con él. Si encuentras difíciles algunas partes, posponlas para cuando te resulten más fáciles y consulta a tu grupo de apoyo y, de ser posible, a un practicante de la sanación personal.

6.1

El ejercicio siguiente te ayudará a respirar con mayor plenitud. Primero adopta una posición por completo relajada, ya sea sentado o acostado, con la cabeza y la espalda apoyados y los brazos y las piernas en descanso. Cierra los ojos y vacía los pulmones al exhalar por la nariz hasta que sientas que los pulmones están del todo vacíos. Tal vez sientas cómo la zona del diafragma (debajo de la caja torácica) se sume y se eleva mientras lo haces. Luego empieza *con lentitud* a inhalar, *sólo* por la nariz. Deja que el oxígeno entre en los pulmones de forma gradual y tómate el tiempo necesario para que cada parte del pulmón se llene. Intenta sentir que esto sucede. Visualiza tus pulmones mientras lo haces, e imagina que los alvéolos se inflan como globos diminutos. Tu caja torácica se expandirá hacia afuera y tu diafragma ejercerá presión hacia abajo en tanto tus pulmones se inflan. Sigue inhalando con lentitud hasta contar 10.

Cuando sientas que los pulmones han alcanzado su máxima capacidad, no exhales; sostén la respiración hasta contar 30.

Luego exhala *lento* y sigue exhalando hasta que tus pulmones estén tan vacíos como lo estaban al principio del ejercicio. No inhales. Continúa sin respirar el mayor tiempo posible, y luego inhala de nuevo con lentitud. Efectúa todo este proceso tres veces.

Si empezaste este ejercicio con un pulso rápido, tal vez descubras que ahora es más lento. Esto se debe en parte a que tu cuerpo asocia en forma automática respiración lenta con un latido cardíaco más lento. Asimismo, a que la sangre con poco oxígeno obliga al corazón a trabajar más, en tanto la sangre rica en oxígeno facilita su trabajo.

También estiraste y fortaleciste los tejidos de tu corazón, pulmones y vasos sanguíneos, así como los músculos del pecho, el abdomen y las costillas. La ansiedad provoca que estos músculos se mantengan rígidos; la respiración les permite expandirse, contraerse y relajarse. Todas estas áreas responden al estímulo del sistema nervioso simpático.

6.2

Para que el ejercicio respiratorio sea aún más eficaz, practícalo como sigue. Inhala de un modo lento y total y, mientras sostienes el aire en los pulmones, saca el pecho y mete el abdomen al mismo tiempo, luego saca el abdomen y mete el pecho. Alterna esta forma de hacerlo: pecho adentro, abdomen afuera; pecho afuera, abdomen adentro, cinco o seis veces; luego exhala con lentitud y plenitud. Antes de inhalar repite los mismos movimientos con el abdomen y el pecho, de nuevo cinco o seis veces. Repite todo este proceso tres veces. Luego relájate y respira con normalidad, y percibe cómo se siente tu cuerpo. Tal vez adviertas una mayor sensación de relajación en los músculos, sobre todo los de la espalda y los hombros.

Te recomendamos que consultes ahora el capítulo sobre respiración (1 de este libro), que contiene más ejercicios para realizar respiraciones profundas y percatarte mejor de lo que la respiración le hace a tu cuerpo. No hay mejor ayuda para relajar tu cuerpo y tranquilizar tu mente.

6.3 Masaje

Las siguientes instrucciones de masaje están dirigidas al terapeuta masajista. Si tú vas a recibir el masaje, por favor entrégaselas a quien vaya a dártelo para que las lea, ya que el masaje concebido para el sistema nervioso es un tanto diferente de otros técnicas.

Un buen masaje hará todo lo que se supone que debe hacer el sistema parasimpático y, si es lo bastante bueno, lo hará incluso por encima de las tenaces objeciones del sistema nervioso simpático. Es difícil pensar en muchas cosas que transformen un organismo de un modo tan completo. No obstante, con este fin recuerda que un masaje lento y suave es el más efectivo. Un masaje rudo o demasiado enérgico no es apropiado para un cuerpo que ya sufre una sobreestimulación.

La mejor manera de empezar un masaje cuyo propósito específico es tranquilizar y relajar a alguien es trabajar con la espalda, a lo largo de la columna vertebral, pero no sobre ella, en las raíces del sistema nervioso periférico. Al relajar los músculos de la columna, se envían mensajes de relajación por toda la espalda, los brazos y las piernas. Si se relajan los músculos de la parte alta de la espalda los movimientos del pecho serán más libres y fáciles; relajar los músculos de la parte baja de la espalda causa el mismo efecto en el abdomen, por lo que tanto la respiración como la digestión mejoran. Si la médula espinal lleva la sensación de relajación al cerebro, ésta puede comunicarse a cada parte del cuerpo. Recuerda, el cerebro responde a la información sensorial con órdenes motrices. Cuando los sentidos, en este caso el del tacto, transmiten sensaciones agradables y calmantes al cerebro, éste tiende a dejar que los músculos se relajen, que es lo mejor para disfrutar esas sensaciones.

No intentes empezar esta clase de masaje con presión profunda, ya que la tensión en esta situación no se concentra en músculos específicos sino que invade todo el cuerpo. Unos golpecitos suaves y sacudidas son mucho más efectivos. La activación del mecanismo de lucha o huida tensa los músculos con el fin de alistarlos para un movimiento inmediato y vigoroso, lo que contrae las fibras de los músculos y el tejido conectivo, al tiempo que en el torrente sanguíneo se libera epinefrina y azúcar almacenada. A menos que se les permita a estos tejidos aflojarse, las sustancias irritantes de la sangre permanecerán en los tejidos. Los golpecitos y las sacudidas crean un movimiento en los tejidos que satisface la necesidad de movimiento de los músculos y elimina las sustancias estimulantes de modo que la relajación y la función normal pueden regresar. La presión profunda quizá sólo genere una resistencia que ocasione que los músculos se pongan todavía más rígidos; no debe usarse hasta que sientas que el proceso de relajación se ha iniciado.

Cuando des los golpecitos, deja que tus muñecas caigan en forma suelta, más que aguijonear con las puntas de los dedos. Cuando sacudas, coloca las puntas de todos los dedos sobre la zona sin levantar la mano. Puedes comenzar en la parte de arriba de la columna o en el extremo inferior —pregunta qué se siente mejor— y trabaja a todo lo largo de ella. Luego da golpecitos, sacudidas y masajea con suavidad los músculos de los hombros, por debajo y alrededor de los omóplatos y por toda la espalda hasta las nalgas. Éstas se tensan cuando hay ansiedad, como respuesta al cierre del esfínter anal, así que deben recibir masaje junto con la espalda para liberar la ansiedad.

Dar masaje al cuero cabelludo también ayuda a la relajación profunda. No se sabe si el masaje directo en la cabeza afecta los nervios craneales. La corteza visual del cerebro se localiza por debajo de la nuca. Parece que cuando los ojos están tensos, los músculos que cubren esta parte del cráneo se ponen tensos. Sin importar si la razón es neurológica o de postura, el masaje de la parte de atrás del cuello y de la cabeza ejerce un efecto tranquilizante y puede mejorar la visión.

Algunos nervios simpáticos tienen sus terminaciones en el cuero cabelludo, en donde hacen que el cabello se erice durante el miedo o la estimulación. El masaje del cuero cabelludo es muy placentero después de que los folículos capilares han sido estimulados de esta manera; parece llevar la estimulación a un clímax y luego dejarla pasar. Por el motivo que sea, el masaje al cuero cabelludo se siente estupendo y es una de las maneras más rápidas de relajar a una persona agitada. Aquí, dar golpecitos es en la mayoría de los casos menos agradable y efectivo; los músculos son más delgados y no absorben la percusión muy bien. Dar sacudidas es bueno, y también lo es dar "pellizcos" suaves como palpando: el tipo de movimiento que haces cuando te lavas el cabello. Tomar mechones gruesos de cabello y tirar de ellos con mucha suavidad es una buena técnica, siempre y cuando no lastime.

Después de un extenso masaje de la columna y el cráneo, tu cliente debe mostrar señales evidentes de relajación. Su postura debe ser más floja; incluso en el caso de que esté acostado, la diferencia será obvia. Al contacto con tus dedos los músculos se sentirán más suaves y tal vez más calientes. Observarás que su respiración es más profunda y lenta.

A menudo escucharás gorgoteos o ruidos sordos provenientes del abdomen, lo que indica que sus procesos digestivos se han reanudado. El masaje crea las condiciones mediante las cuales los mensajes de relajación del sistema nervioso parasimpático pueden ser escuchados por el cuerpo.

Los ejercicios de respiración resultan útiles en este momento. Pídele que se acueste boca arriba y condúcelo por el ejercicio de respiración descrito antes, u otros ejercicios del capítulo sobre respiración (1 de este libro). Puedes hacer que estos ejercicios sean más eficaces si das masaje al pecho, la parte superior de los brazos y el área pectoral superior, donde se unen los brazos y el pecho; si das ligeros golpecitos a lo largo y alrededor del esternón y la clavícula; y si presionas levemente con ambas palmas sobre el pecho o el abdomen. Consulta el capítulo sobre masaje (7 de este libro) si quieres una descripción más detallada de las técnicas de masaje.

6.4

La siguiente técnica de gran utilidad en el trabajo corporal es el *movimiento pasivo*. Éste no funciona al principio de la sesión de masaje porque los músculos de la persona todavía están bajo las órdenes de contraerse y trabajar, y será muy difícil para ella permitirte que los muevas. Los brazos, en especial, se resistirán a la relajación. Imagina a un niño dormido al que lleva cargado su papá, suelto como una muñeca de trapo. Éste es el efecto que quieres lograr ahora.

Con tu cliente todavía acostado boca arriba, desliza tus palmas por debajo de su cabeza hasta que la sostengas por completo, y levántala unos 7 a 10 cm. Gira su cabeza con lentitud de lado a lado (ver figura 6.4A). No tienes que mover el cuello; sólo voltea las palmas de tus manos de modo que la cabeza descanse primero en una y luego en la otra. A algunas personas les resulta muy difícil dejar que le hagan este movimiento debido a que los músculos de su cuello están tan acostumbrados a la tensión que no pueden relajarse. Si el cuello de tu cliente está rígido y no es fácil moverlo, primero pídele que te permita hacerlo, luego demuéstrale que puedes soportar el peso de su cabeza sin problemas y que no la harás girar con rudeza ni le provocarás dolor. Con frecuencia esto es suficiente para que la persona te permita hacerlo. De no ser así, intenta lograr que se centre en los ejercicios respiratorios, que la relajarán y la distraerán.

Después de girar la cabeza de lado a lado hasta que el cuello parezca más suelto, puedes levantar la cabeza desde abajo y llevar la barbilla hacia el pecho. Con el cuello doblado de este modo, mueve de nuevo la cabeza de un lado a otro varias veces, baja la cabeza hacia la mesa, levántala de nuevo y repite el movimiento. Asegúrate siempre de sostener por completo la cabeza; piensa en un bebé recién nacido cuyo cuello debe sostenerse todo

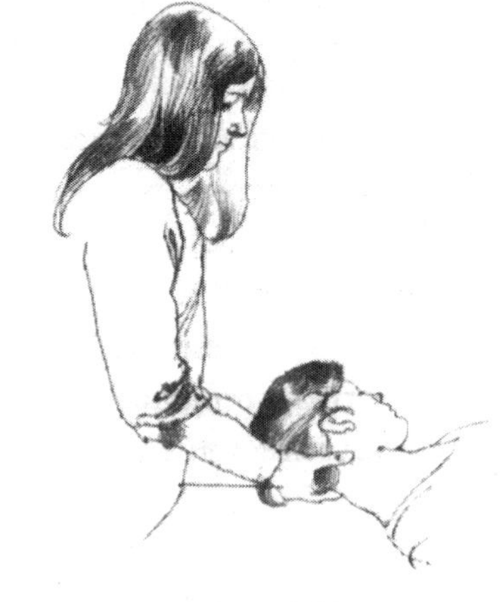

Figura 6.4A

el tiempo y trata a tu cliente como si su cuello fuera igual de flexible. Esto le dará la misma sensación de soltura.

A continuación, mueve las piernas. A casi toda la gente se le facilita más permitir el movimiento pasivo de las piernas que de los brazos, tal vez porque aquéllas son más pesadas y se requiere más esfuerzo para levantarlas o moverlas. Consulta el capítulo sobre masaje de este libro, ejercicio 7.26, si deseas conocer más movimientos para las piernas. Además de ellos, puedes sostener las piernas por el tobillo, levantarlas con suavidad y sacudirlas con fuerza. Si consigues la participación de otra persona, pónganse cada uno a un lado del cliente, levanten la pierna y láncela de uno al otro (ver figura 6.4B). No sólo es delicioso hacer esto o que alguien te lo haga, también es en extremo relajante porque requiere que la persona que es movida se desentienda por completo de la pierna. El ejercicio tiene un efecto poderosamente relajante en la parte baja de la pelvis.

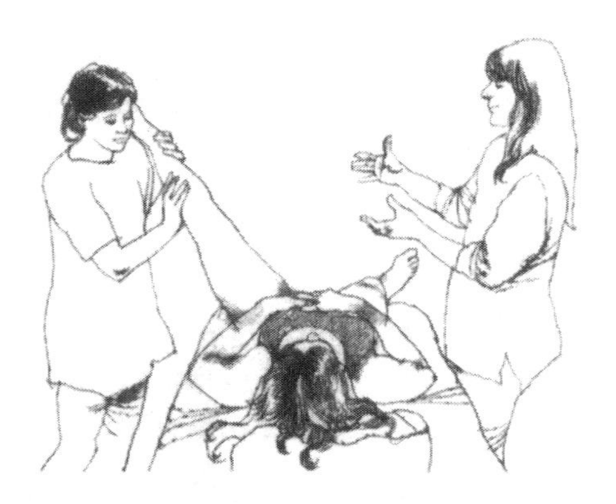

Figura 6.4B

Por último, mueve los brazos. Tal vez al principio te resulte más fácil que la persona se acueste de lado, con la cabeza apoyada sobre una almohada. En esta posición, coloca una palma en cualquiera de los lados del hombro y gíralo con suavidad; asegúrate de que no mantenga el brazo rígido mientras lo haces. Levanta el brazo y gíralo desde el hombro, hasta donde resulte cómodo. Pídele que se acueste boca arriba y estira el brazo en todas las direcciones que puedas: hacia los lados, hacia arriba o hacia los lados y hacia arriba al mismo tiempo. Sostén el brazo por la muñeca y sacúdelo y estíralo al mismo tiempo. Levántalo bien extendido, como si señalara hacia adelante, sostenlo por la muñeca y sacúdelo, dejando que todo el brazo oscile como si se lo llevara el viento. Cuando la persona esté lo suficientemente relajada como para permitirte que realices esto, el sistema nervioso autónomo habrá empezado a equilibrarse.

Por supuesto que estas instrucciones no son sólo para terapeutas y masajistas. Si crees que te será útil, muéstrale este capítulo a tu compañero favorito de masajes y sugiérele que empiece a trabajar (y que cuente contigo cuando él esté estresado). Dar un masaje es mucho más agradable que presenciar un ataque de ansiedad. Recomendamos de manera amplia que veas a un terapeuta masajista o intercambies masajes con algún integrante de tu grupo de apoyo de sanación personal, de preferencia dos veces por semana durante un mes, antes de seguir con los demás ejercicios de este capítulo.

SOLTARTE EN TU INTERIOR

Ya mencionamos que el sistema digestivo se cierra de manera total durante la estimulación del sistema nervioso simpático. En el transcurso de la mayor parte de nuestra vida, la comida es procesada en forma continua por el conducto alimentario, que incluye la boca, el esófago, el estómago, los intestinos y el recto. Esto requiere movimientos frecuentes de los músculos lisos de estos órganos. Si los alimentos no se procesan en forma normal, la afectación es doble: dejamos de recibir los nutrientes de los mismos y retenemos materia tóxica que en condiciones normales sería eliminada. ¿Por qué se recomiendan los alimentos con alto contenido de fibra para combatir el cáncer? Por la sencilla razón de que estimulan el paso de estos materiales tóxicos para que salgan del organismo lo más rápido posible. Pero cuando el sistema nervioso simpático ha ordenado el cierre del sistema digestivo, el endurecimiento de los músculos lisos y el cierre de esfínteres para que todo quede inmóvil en su lugar, incluso los alimentos con mucha fibra no ayudarán.

Los esfínteres son, en su mayoría, músculos en forma de anillo que rodean las aperturas de porciones del tubo digestivo y actúan como válvulas, abriéndose y cerrándose en respuesta a la presión y a las órdenes del sistema nervioso autónomo. El primero en el conducto alimentario se encuentra en la parte superior del esófago; se abre cuando deglutimos para permitir la entrada de la comida hacia el esófago. El siguiente está entre el esófago y el estómago (el esfínter esofágico inferior). El siguiente es la válvula pilórica, ubicada entre el estómago y el intestino delgado, seguido de la válvula ileocecal entre el intestino delgado y el grueso. Por último están los esfínteres anales, el voluntario y el involuntario, al final del recto. (La vejiga, aunque no forma parte del conducto alimentario, también termina en un músculo de esfínter que impide que la orina entre a la uretra. Este esfínter también es controlado por el sistema nervioso autónomo.)

Cuando el sistema nervioso simpático está en alerta total, todos estos esfínteres se contraen con firmeza para asegurar que no pase el alimento al interior del sistema. El movimiento de los alimentos estimula varias secreciones y procesos digestivos, y el cuerpo, que está listo para la lucha o la huida, quiere retrasar dichos procesos y guardar su energía para lo que considera asuntos más urgentes. Esto deja al sistema digestivo en una especie de estado de animación suspendida. La digestión regresará a la normalidad cuando el cuerpo se relaje, cuando el sistema nervioso simpático se desconecte y el parasimpático se conecte. Si tal conexión no se hace de una manera total, si el cuerpo permanece en un estado de semitensión, la digestión se dificultará en forma crónica.

Ejercer tensión y luego liberarla en los músculos de los esfínteres es una manera más de indicarle al sistema nervioso parasimpático que ahora puede proceder con su actividad tranquilizadora y normalizadora. Estamos en deuda con Paula Gerber, de Israel, por desarrollar ejercicios para el relajamiento de esfínteres, los cuales utilizamos en nuestro trabajo con el sistema nervioso. Estos ejercicios para esfínteres se hicieron para generar al principio una tensión máxima y luego, como resultado de la misma, el relajamiento máximo de los esfínteres. Estos ejercicios, a propósito, siempre han causado buenos efectos en pacientes con esclerosis múltiple, enfermedad del sistema nervioso cuyos síntomas incluyen pérdida del control de la vejiga.

6.5

Empezamos con un ejercicio que tal vez ahora te resulte familiar: el arco vertebral. Ponte de pie con los pies separados a lo ancho de tu cadera y los brazos colgando sueltos a los costados; ahora empieza con mucha lentitud a doblarte hacia adelante, formando una curva con tu espalda al tiempo que te doblas. Imagina que doblas una vértebra a la vez. Primero baja la barbilla al pecho, continúa el movimiento hacia adelante con la cabeza mientras permites que le sigan los hombros, la parte superior y la parte media de la espalda. Deja que tus brazos caigan flojos hacia adelante y cuelguen frente a ti, siguiendo el movimiento de tu cuerpo. Dóblate hasta donde te sea cómodo y quédate así colgado durante unos segundos. Visualiza el cambio que esta postura crea en tu columna vertebral: imagina cómo se extienden los espacios entre las vértebras y visualiza la curva convexa de la parte baja de la espalda, por lo general cóncava. Permite que los músculos que sostienen erguida la columna se relajen y expandan; en esta posición no tienen que hacer trabajo alguno, pero es posible que sigan rígidos —ya que están acostumbrados a estarlo—, a menos que los guíes hacia la relajación de un modo consciente.

Ahora inhala de manera prolongada y completa por la nariz, sostén el aire y exhala con lentitud y plenitud, de nuevo por la nariz. Inhala otra vez, exhala por completo y, sin volver a inhalar, contrae la región anal lo más que puedas y sostén la contracción unos 15 segundos. Deja de contraer, inhala, exhala por completo y, sin inhalar, contrae los esfínteres de la vejiga, como si detuvieras la orina para impedir que salga, durante 15 segundos. Deja de contraer la vejiga, inhala, no exhales, infla las mejillas y relájalas e ínflalas alternadamente durante 10 segundos en total. Sigue inhalando mientras trabajas con las mejillas. Ahora exhala, no inhales, y contrae tus músculos anales de nuevo. ¿Sientes que los controlas mejor? Respira con normalidad. Tal vez observes que ahora lo haces con mucha más profundidad de manera automática, casi como si al dejar de contraer se creara un vacío que succionara aire al interior de tus pulmones.

Intenta inclinarte un poco más. Enderézate con lentitud, desdobla la columna de un modo tan gradual como cuando la doblaste, e imagina que mueves cada vértebra por separado, una a la vez.

Repite todo el proceso cinco veces. Éste es un ejercicio recomendable para practicarlo todos los días.

Las mujeres también pueden hacerlo con los músculos de la vagina. La tensión sexual y la tensión o trauma emocionales relacionados con el sexo provocan que muchas mujeres pongan rígidos los músculos vaginales de forma inconsciente y la contracción a menudo es tan poderosa que afecta la vejiga y el ano. Liberar la tensión vaginal ayuda a liberar todo el piso pélvico y a poner en buenas condiciones el útero al estimularlo para que se relaje también.

Al tiempo que efectúas el ejercicio, toma conciencia de los músculos que rodean el esfínter con el que estás trabajando. Apretar de modo inconsciente el ano, la vejiga o la vagina puede tensar los músculos de las nalgas, los muslos, el abdomen y la parte baja de la espalda, los que se relajan si se relaja la contracción del esfínter. Todos estamos sujetos, hasta cierto grado, a esta tensión inconsciente porque con mucha frecuencia debemos retrasar la defecación hasta que el momento sea oportuno o conveniente. Lo mismo sucede para orinar o dejar salir un gas intestinal. Cuando surge la necesidad de hacer esto y nosotros, por alguna razón, no la atendemos, los esfínteres —y los músculos que los circundan— se ponen rígidos en forma automática y permanecen presa de una parálisis parcial hasta que dejamos salir lo que tenga que salir. Con este ejercicio los esfínteres se ponen rígidos por completo y luego se relajan por completo. Antes mencionamos cómo el ejercicio vigoroso, incluso violento, puede eliminar el estrés al permitir alcanzar un clímax de tensión, y así anular las señales del sistema nervioso simpático. Este ejercicio es de la misma clase.

A propósito, el ejercicio es recomendable para el sistema nervioso periférico no sólo por la relajación de esfínteres, sino porque el estiramiento de la columna vertebral libera la presión sobre los nervios raquídeos. Como mencionamos, los nervios periféricos se ramifican provenientes de la médula espinal entre cada par de vértebras. Si los huesos están muy cerca unos de otros, ejercen presión sobre estas raíces nerviosas. Cuando ello ocurre, los nervios tienen menos capacidad de conducir mensajes de ida y vuelta al cerebro y su funcionamiento se deteriora, con una sola excepción: la presión sobre el nervio puede ser en extremo dolorosa y *ese* mensaje no tiene problema alguno para llegar al cerebro.

6.6

Acuéstate boca arriba con las rodillas dobladas y los pies bien asentados en el piso, separados a lo ancho de tu cadera o más; esta posición te permitirá estar más consciente de tus sensaciones pélvicas. ¿Percibes si retienes tensión en tu área pélvica? Y, ¿distingues en dónde se centra esa tensión?

Antes de que inicies el ejercicio siguiente, regresa al 6.1, repítelo varias veces y observa si le ayuda a la pelvis a relajarse. También sería buena idea vaciar la vejiga antes de continuar con él.

Cierra los ojos y contrae los músculos que los circundan lo más que puedas; sostén cada pulgar contra las cuatro puntas de los dedos y apriétalos lo más que puedas; aprieta los labios con fuerza (ver figura 6.6). Ahora, con todas estas áreas contraídas, inhala por la nariz y exhala con fuerza por la boca, con un enérgico sonido "¡Ch! ¡ch!". Pon rígida la vejiga hasta contar 15 y relájala. Relaja los ojos, las manos y la boca antes de volver a inhalar. Respira con normalidad durante varias respiraciones.

A continuación repite todo el proceso como se indicó, pero esta vez, en vez de apretar la vejiga como si impidieras la salida de la orina, presiona sobre ella como si intentaras expulsarla. Esto te da un tipo por completo diferente de relajación: en vez de incrementar la contracción retentiva hasta llevarla a un clímax, se opone a ella y ejerce presión en

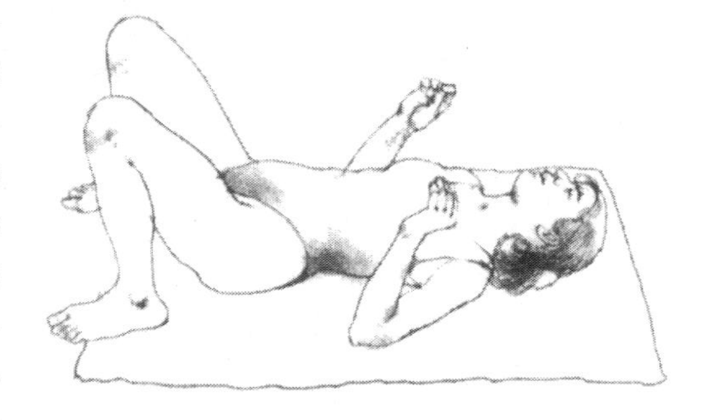

Figura 6.6

la dirección contraria. Imagina lo cansado que sería mantener la mano cerrada con el puño apretado durante horas seguidas y qué alivio sentirías al estirar por fin los dedos en la dirección contraria, o sacudir la mano con soltura. Esto es similar a lo que realizas con el esfínter de tu vejiga.

Efectúa también este ejercicio con el esfínter anal: primero apriétalo como para impedir la defecación y luego empuja como para dejarla salir (si alguna vez has padecido problemas de estreñimiento, estarás muy familiarizado con esta manera de empujar). Procura utilizar los músculos abdominales, de las nalgas y la parte baja de la espalda lo menos posible, y concentra el esfuerzo en el propio ano. Las mujeres pueden efectuar el mismo proceso con la región vaginal.

Otro ejercicio que relaja de un modo más indirecto la tensión pélvica consiste en levantar la pelvis (ejercicio 4.8 del capítulo sobre columna vertebral de este libro). Por cierto, dicho movimiento, si se hace unas mil veces, puede producir contracciones tan intensas que sirve para provocar que se presente una menstruación retrasada o para aliviar el estreñimiento. No se recomienda en las primeras semanas del embarazo. Para equilibrar este ejercicio, acuéstate boca arriba con las rodillas hasta el pecho, sostén una con cada mano y muévelas en círculo.

Los esfínteres superiores —del esófago, el estómago y el intestino delgado— pueden apretarse y relajarse mejor por medio de ejercicios respiratorios (ejercicio 1.14 del capítulo sobre respiración de este libro).

Conciencia cinestésica

Gran parte de este capítulo puede parecerte un repaso de los anteriores. Hasta ahora, casi ninguno de los conceptos que analizamos es por completo nuevo para ti; sólo te los presentamos con mayor profundidad, con más énfasis en cómo y por qué funcionan, ahora que ya experimentaste el hecho de que sí lo hacen. La conciencia cinestésica es tu sentimiento-sensación de tu cuerpo. La hemos incluido en cada uno de los ejercicios que realizamos hasta el momento, pidiéndote no sólo que hagas algo, sino también que prestes atención a qué sientes al realizarlo, no sólo si la sensación es buena o mala, fácil o difícil, sino cuál es la que percibes en la parte específica del cuerpo que estás moviendo.

Tomar conciencia de tus sensaciones es importante porque te ayuda a realizar los ejercicios con mayor eficacia. Sin embargo, es incluso más importante porque te ayuda a mantener el cerebro y el sistema nervioso despiertos y en funcionamiento. Cuando atiendes una parte específica de tu cuerpo, estimulas los nervios que conectan esa parte con tu cerebro y también estimulas el cerebro.

Prestar atención a lo que sientes, a lo que siente cada parte de tu cuerpo, fortalece tu conciencia cinestésica. Una de las mejores maneras de incrementar tu capacidad de hacerlo es moverte en formas que no son habituales para ti. El movimiento repetitivo conduce a la disminución de la sensación, no sólo porque tu mente consciente pierde interés, sino también porque creas un desequilibrio en la función del sistema nervioso. Cargas excesivas en algunas vías motoras y poca carga en otras pueden propiciar insensibilidad y agotamiento motriz.

Lo contrario de la capacidad de sentir es la insensibilidad. Ésta puede surgir, por ejemplo, en el alumno u oficinista que se siente obligado a permanecer inmóvil frente a un escritorio durante largos periodos de tiempo. Muchas de estas personas pueden pensar que no tienen alternativa, y que lo mejor es que repriman su creciente rigidez e incomodidad. En consecuencia, anulan estas sensaciones y las sustituyen con insensibilidad. La gente se vuelve insensible por una combinación de razones físicas y mentales, que incluyen, como en este caso, la necesidad percibida, así como el uso incorrecto, el movimiento repetitivo y la imposibilidad de imaginar nuevas maneras de moverse. Moverse de otras formas quita la carga a estos nervios y permitirá que otros entren en acción.

Tal vez por esto bailar es tan grato. Cuando lo hacemos, usamos toda clase de movimientos que no entran en juego en nuestras actividades cotidianas. Recomendamos ampliamente bailar, practicar yoga y muchas otras actividades en las que te mueves de otras formas. Sin embargo, una sugerencia elemental es efectuar tan sólo movimientos que impliquen doblar o estirar tus costados. La gente tiende a moverse casi siempre hacia atrás y hacia adelante, o hacia arriba y hacia abajo, y no hacia los lados.

Por esto es que la gran mayoría de las lesiones de espalda y de rodilla tiende a ocurrir como resultado de un movimiento lateral pronunciado. Por regla general, nuestros músculos no se estiran lo suficiente hacia los lados y, en consecuencia, no están preparados para ello.

Como introducción a los movimientos laterales, consulta el capítulo sobre la columna vertebral (4 de este libro).

Empieza con el arco vertebral, ejercicio 4.2, y continúa con la sección de "Estiramientos laterales" para la parte baja de la espalda.

El sistema nervioso central

Al trabajar con el sistema nervioso central no hacemos sino recrear la manera como sentimos y funcionamos, desde su mismísima fuente. Trabajar en el sistema nervioso central es recrear la sensación y la función en su fuente. Por ejemplo, para cambiar tu manera de andar no trabajes sólo con las piernas, sino con los nervios que llegan a la pierna y con todas las partes del cerebro que intervienen en su movimiento. Tal vez estés consciente de las posibilidades de aprender cosas nuevas, como andar en bicicleta o hacer malabares con tres naranjas, pero quizá no lo estés de la medida en que puedes reaprender a efectuar las actividades que has realizado toda tu vida.

Un pequeño ejemplo será suficiente para demostrar este concepto de una manera asombrosa. El profesor Boris Klosovski (neurocirujano y neurofisiólogo ruso, jefe de Neurocirugía de la Academia de Ciencias Médicas en Moscú, según se describe en *What to do about your brain-injured child*, de Glenn Doman, p. 189) realizó un experimento con perritos y gatitos. Tomó una camada de recién nacidos y los dividió en grupos iguales, un grupo de control y uno experimental. A los gatitos y perritos del grupo de control se les permitió un desarrollo normal, en tanto que a los del grupo experimental se les colocó en una mesa giratoria que daba vueltas con lentitud y vivieron en ella durante todo el experimento. Entonces, la única diferencia entre lo sucedido a cada grupo fue que el experimental veía un mundo que se movía, en tanto que el de control veía sólo todo lo que suelen ver los gatitos y perritos recién nacidos.

Cuando los animales tenían 10 días de nacidos, Klosovski empezó a sacrificar por pares a gatitos y perritos y a medir sus cerebros. (Estos relatos nunca tienen un final feliz para los animales experimentales.) El último par fue sacrificado el decimonoveno día. Los animales que estaban sobre la mesa giratoria tuvieron de 22.8 a 35.0% más crecimiento de las zonas vestibulares del cerebro —las regiones relacionadas con el equilibrio— que los de control. En este caso, las áreas del cerebro a cargo del equilibrio se desarrollaron como resultado del movimiento o la actividad. Otros movimientos o actividades pueden conseguir que se desarrollen otras partes del cerebro.

Todos nacemos con una cierta cantidad de programación ya codificada en el cerebro. No tenemos que aprender a llorar, succionar o tragar, todos ellos procesos físicos complicados; nacemos con las habilidades para hacerlo. Otras habilidades y avances físicos nos llegan en momentos predecibles y en orden predecible. El surgimiento de los dientes; la capacidad de sentarnos, gatear, caminar y hablar; alcanzar cierto tamaño y nivel de coordinación son parte de patrones normales de desarrollo humano que ya están "incorporados". Por supuesto, parte de este comportamiento se aprende: sería interesante saber si un bebé intentaría de modo natural caminar si viviera rodeado de gente que gateara. Tal vez el bebé ve gente que camina, es animado por sus padres a tratar de caminar y, por tanto, inicia la serie de intentos de ensayo y error que con el tiempo lo llevan a lograrlo. Aun así, la cantidad de aprendizaje que se puede alcanzar en estas primeras etapas está limitada por patrones de desarrollo programados con anterioridad. Un niño puede aprender a caminar (en contraposición a tener un deseo o tendencia instintivos a hacerlo), pero no puede, en esta etapa, aprender a conducir un elevador de carga: ni su intelecto ni sus músculos han alcanzado el grado necesario de desarrollo.

No obstante, incluso en esta etapa tan inicial, puede influirse en el patrón de desarrollo y su programa alterarse con los acontecimientos de la vida de una persona. Por ejemplo, según las estadísticas, es muy probable que un niño a quien se estimula de manera constante a hablar, se le recompensa cuando lo intenta, se le repiten palabras una y otra vez y se le señalan y nombran cosas, hable antes que uno al que no se le estimula de esta manera.

El desarrollo del cerebro puede dificultarse o intensificarse con las circunstancias de la vida. Daremos un ejemplo de nuestra propia experiencia: Meir y su hijo, Gull, nacieron con cataratas congénitas. Una catarata es una opacidad en el cristalino del ojo que cancela u obstruye la estimulación visual. El cerebro (es decir, la corteza visual del cerebro, la parte encargada de la visión) está programado para empezar a responder a esta estimulación visual sólo después de los dos meses de vida; lo "espera" y, de hecho, lo necesita para que la visión se desarrolle en forma normal. ¡Éste es un ejemplo excelente de cómo la sola información sensorial puede influir de un modo profundo en el cerebro! Si al ojo no lo estimula la luz, si no envía mensajes al cerebro sobre este estímulo en las primeras etapas de la vida, la corteza visual que está programada para recibir estos mensajes no se desarrolla en el momento apropiado y, una vez que pierde su momento para entrar a escena, por decirlo de alguna manera, nunca goza de otra oportunidad de desarrollarse de un modo pleno y adecuado. Por tal razón, los padres de Gull optaron por una cirugía para retirar las cataratas, lo que permitiría que la luz entrara a sus ojos y el desarrollo visual del cerebro se iniciara a tiempo. A Meir no le hicieron dicha cirugía sino hasta los cuatro años de edad. Esta operación y las demás que siguieron no dieron resultado. En consecuencia, Meir no empezó a desarrollar la corteza visual (con la práctica de ejercicios de visión) sino hasta los 17 años. Oftalmólogos le han comentado que, en su opinión, él es el único caso así en el mundo. Gull, que inició el desarrollo de la corteza visual a tiempo, tiene visión normal, mucho mejor que la de Meir.

El desarrollo de todos, ya sea del cuerpo o de las habilidades, destrezas, etcétera, depende tanto de la programación con la que nacemos como de los acontecimientos de nuestra vida, como lo ilustra la historia de Gull. No obstante, cuanta más edad tenemos, menos depende nuestro desarrollo de la codificación incorporada, y más de lo que nos sucede, de lo que hacemos o no hacemos. La programación cede ante el aprendizaje consciente, cognitivo, o la capacitación, o —si lo prefieres— la autoprogramación. Es posible que con el paso de los años sea más difícil adquirir nuevas habilidades, pero no hay duda de que casi todos poseemos capacidad de sobra en el cerebro. Está allí para que la aprovechemos, si queremos hacerlo.

Sin embargo, no es lo más fácil del mundo llegar a la etapa en la que una persona en realidad quiera aprender a cambiar. Por una parte, estamos acostumbrados a llevar a cabo actividades físicas de un modo automático e inconsciente, y a menudo oponemos mucha resistencia a tener que aprenderlas, o reaprenderlas de modo consciente. Si durante décadas has caminado, te has sentado, parado, respirado y usado tus ojos de una cierta manera, la idea de volver a aprender habilidades tan básicas desde el principio te puede parecer tediosa, irritante o incluso imposible. Pocos se dan cuenta del poder que tienen para influir en el funcionamiento de su cuerpo, o de qué manera la mente puede ser un aliado para hacerlo.

Así que, ¿qué motiva a una persona a realizar esta clase de trabajo? La respuesta suele ser el dolor, o la pérdida de la función. Los atletas y bailarines nos han mostrado los milagros para los que se puede entrenar al cuerpo humano, pero en su mayoría las personas no aspiran a dichos logros: están muy contentas con su funcionamiento normal (que con frecuencia es mínimo), hasta que desarrollan un dolor o limitación que se vuelve intolerable. Desde luego, lo que es intolerable varía de una persona a otra. Alguien puede estar muy bien adaptado a la vida en una silla de ruedas, en tanto que otro puede sentirse terriblemente limitado si no puede correr 15 kilómetros diarios.

Alguien puede estar más o menos resignado al inicio de la ceguera, en tanto que otro puede enfadarse ante la idea de usar lentes con incluso una mínima graduación, y elige dedicar el tiempo y el esfuerzo necesarios para realizar ejercicios oculares en vez de depender de la corrección artificial. Tendemos a preferir a los descontentos, pues son los que terminan por demostrar a los demás los resultados asombrosos que pueden lograrse con el cuerpo mediante la autoprogramación.

Supón que ha llegado el momento en el que alguien se entera de que necesita emprender algunos cambios en su vida. Tal vez lo acepte con alegría, quizás incluso le dé la bienvenida al desafío. Esto podría ocurrir, por ejemplo, en el caso de un hombre que sufrió un ataque cardíaco leve y ahora tiene un poderoso incentivo para perder peso, practicar algo de ejercicio, dejar de fumar: algo que quería hacer desde hacía mucho tiempo, pero que carecía de una auténtica razón para ello, de no ser por una vaga certidumbre de que sería "bueno para él". Otras personas pueden resistirse con amargura a la idea del cambio y el esfuerzo que requiere. Acaso una mujer agobiada por la artritis sepa que los ejercicios pueden reducir en gran medida su dolor y rigidez, pero resiente el hecho de que su enfermedad le haya impuesto tal necesidad. Los ejercicios que de otro modo podrían ser gratos se convierten en una carga y una tarea. El dolor, la rabia, el resentimiento y la frustración dificultan el mejoramiento de una persona así. Los pasos que deben darse tal vez parezcan demasiado difíciles, o quizá la persona los realice de manera inadecuada, o los haga muy bien aunque representen una enorme fuente de tensión, en cuyo caso los ejercicios le pueden parecer al paciente peores que el problema original. Todos estos problemas se derivan de manera directa de la resistencia emocional, *no* de una incapacidad física. En otras palabras, aquí de nuevo la mente y las emociones desempeñan una función importante en la conservación de nuestra salud.

Otro obstáculo, y más profundo, proviene de no creer que tu situación puede cambiar. Enfrentamos esta actitud muy a menudo cuando trabajamos con los ojos. La idea de que la visión no puede mejorar está arraigada con tanta fuerza en una inmensa mayoría de las personas que incluso quienes no piensan así, y quienes logran avances increíbles en su visión, a menudo enfrentan dificultades para creer en sus propios resultados. Muchos de nuestros clientes quieren en verdad hacer algo por sus ojos, pero sencillamente no pueden convencerse y aceptar que en realidad es posible. El índice de buenos resultados para estas personas es muy bajo.

Lo mismo ocurre con otras partes del cuerpo. Si tienes rigidez en la cadera, te has acostumbrado al dolor y a la limitación casi como una forma de vida, y crees con firmeza que la situación no puede cambiar, lo más probable es que no mejore, aun cuando realices todos los movimientos de los ejercicios de estiramiento y relajamiento. Esto se debe a que para cambiar la manera en que funciona tu cuerpo se requiere la participación tanto del cuerpo como de la mente. Si en el fondo no crees que obtendrás resultados —como el mejoramiento de la movilidad de la articulación de la cadera— ¿cómo va a poder el cerebro dar las órdenes de movimiento necesarias para lograrlo? Como hemos dicho, todo lo que sucede en tu cuerpo ocurre por los mensajes que entran y salen del cerebro transportados por los nervios. Si una parte de tu cerebro dice: "Levanta esa pierna ocho centímetros más", y otra parte contesta: "¿Bromeas?", imagina los mensajes contradictorios que tus nervios llevan de ida y vuelta a los músculos en relación con el levantamiento de la pierna. Sucede incluso que los músculos envían el siguiente mensaje al cerebro: "En realidad, esto no está tan difícil como creíamos", pero la parte del cerebro que grita: "No puedo hacerlo" lo grita tan fuerte que anula todo lo demás. Si no crees que puedes moverte de una manera nueva y diferente, inconscientemente seguirás moviéndote justo como lo has hecho siempre, y tal vez del mismo modo que ocasionó el problema en primer lugar. Cuando enseñamos los giros del hombro, instruimos a las personas a mover el margen externo de éste, en vez de los músculos que rodean el omóplato.

Para algunos este concepto parece extraño, novedoso —en realidad lo consideran imposible— y fuerzan el giro, desde el omóplato; tensan los músculos ya de por sí tensos, en vez de aflojarlos, y la tensión del hombro permanece como estaba, y la persona sigue convencida de que los ejercicios no funcionan.

Lo que cuesta más trabajo cambiar es lo que uno realiza con mucha frecuencia, de manera habitual, y que ha hecho durante mucho tiempo. Para algunos, la forma en que hacen las cosas parece tan arraigada e inalterable como el color de sus ojos. En ocasiones, la única manera de salir de este círculo es pedir a la persona que haga algo de manera por completo novedosa. Si intentamos ayudar a alguien que camina con inseguridad, empezamos por mostrarle la manera correcta de caminar... hacia atrás. Esto se debe a que tratar de cambiar su manera de caminar hacia adelante puede ser muy difícil en un principio; ha caminado así durante demasiado tiempo como para que lo cambie con facilidad. Se resistirá al cambio de un modo tanto físico como mental, pero estará mucho más abierto a aprender si se enfrenta a algo nuevo y diferente.

Mucha gente tiene hábitos terribles de lectura que son en extremo dañinos para sus ojos. La mejor manera de cambiarlos es enseñarle a leer de manera apropiada, de cabeza. Y así sucesivamente. *De esta manera, podemos descubrir nuevas habilidades, nuevas posibilidades de cambio y, creemos, abrir nuevas vías neurales que quizás hayan permanecido inactivas toda nuestra vida.*

La resistencia emocional a aprender y cambiar es el obstáculo más grande para mejorar nuestro funcionamiento. La resistencia emocional combina resistencia mental, de la que ya hablamos, con una emoción fuerte como el miedo, la rabia o la culpa. Por razones psicológicas demasiado complejas como para explicarlas de manera completa aquí, algunas personas experimentan estas emociones cuando intentan cambiar, o incluso cuando piensan en el cambio. Crean una tensión física que dificulta mucho el cambio. Por ejemplo, una persona cuyos padres están muy enfermos puede experimentar culpa al esforzarse por lograr una salud perfecta para sí misma. Si ellos están enfermos, ¿cómo puede ser tan insensible como para estar bien? O alguien que desea con desesperación mejorar puede sentir tanto miedo al fracaso que él mismo se pone obstáculos. De nuevo, sólo tres cosas pueden ayudar. La primera es romper los viejos patrones al actuar de forma por completo nueva. La segunda es la relajación física, que brinda un ambiente que conduce al cambio mental y emocional. El cuerpo de manera automática relaciona tensión con resistencia, y relajación con aceptación. La tercera es trabajar de modo directo en el propio problema emocional, con terapia, prácticas espirituales, diálogo con la gente implicada o cualquier medio que creas que más puede ayudarte.

Intentar imponer nuevas condiciones o nuevas conductas a tu cuerpo, cuando tu mente o tus emociones se oponen a ello, suscita resistencia automática. Lo único que desarma tal resistencia es la experiencia. Si realizas algo que nunca antes habías hecho, o lo haces de manera distinta, colocas de nuevo a tu cerebro y a tu sistema nervioso en el modo de aprendizaje, en donde el cambio es posible. Una de las razones por las que los niños aprenden tan rápido y con tanta facilidad es que están abiertos a nuevas experiencias, como no lo están los adultos. Los niños ansían con vehemencia el aprendizaje, el desarrollo, el cambio y la novedad; por otra parte, casi todos los adultos los enfrentan con indiferencia, disgusto, temor o aversión.

Una manera de crear nuevas experiencias es utilizar partes de nosotros mismos que hemos descuidado, de lo cual se derivan dos beneficios. Primero, si no hemos usado mucho algo, es menos probable que hayamos desarrollado patrones dañinos de uso. Por ejemplo, cuando queremos ayudar a una persona a tener mejor visión, a menudo es útil concentrarse en la visión periférica primero, ya que ésta suele ser un área subdesarrollada en la que la persona tendrá menos malos hábitos visuales que "desaprender". Segundo, cuando usas una parte de tu cuerpo, estimulas los nervios que la conectan con tu cerebro, y también estimulas la zona del cerebro que la controla. Cuando no usamos algo, los nervios y la zona del cerebro que tienen que ver con dicha parte "se olvidan" de ella y ellos mismos se vuelven inactivos. Al igual que con los músculos, las articulaciones y la columna vertebral, el principio de "úsalo o piérdelo" se aplica también a las vías nerviosas. Cuando sí las utilizamos, obligamos al cerebro y a los nervios a acordarse de ellas y a despertar. Con una mayor proporción de nuestro cuerpo y de nuestro cerebro despierta y en funcionamiento, ya no nos vemos obligados a depender tanto de una parte tan limitada de nosotros.

Despertar del sistema nervioso central

Una vez más, el masaje es una buena manera de empezar. Dos tipos de masaje sirven para estimular el sistema nervioso central. El primero se usa si quieres abrir todas las vías nerviosas posibles entre el cerebro y el área en la que estás trabajando. Cuando consideremos disfunciones nerviosas, debemos recordar el número tan asombroso de vías neurales que tenemos y las pocas que se activan con regularidad. Al trabajar con trastornos de los nervios, ponemos mucho énfasis en estimular, o "despertar", vías nerviosas que pueden utilizarse en vez de aquellas que se han dañado por enfermedad.

Por ejemplo, en el caso de un paciente con esclerosis múltiple, por lo general sólo una minoría de los nervios se ha dañado, y con frecuencia es posible "entrenar" a otros para que funcionen en vez de los lesionados. Esta idea no es tan extraña como parece. El tacto, y en particular la clase de tacto que describiremos a continuación, es muy útil para atraer la atención de los nervios inactivos.

Masaje neurológico

Coloca las puntas de los dedos, incluyendo los pulgares, en la zona en la que estás trabajando, y sacude o haz vibrar tus manos con vigor pero sin mucha presión. Sin levantar las manos del cuerpo de la persona, muévelas en forma gradual hacia arriba o hacia abajo, a la izquierda y a la derecha, en el área general que masajeas. Muchos tipos de contacto pueden ser ignorados por el cerebro, dado que después de repetir cierto número de veces dichas señales, sencillamente desplaza su atención hacia algo más. Tú recibes con constancia mensajes de contacto provenientes de cada parte de tu cuerpo, pero en su mayoría son ignorados, a menos que decidas de un modo consciente prestar atención deliberada a ellos. Esto ocurre incluso cuando otra persona te toca, si el contacto se repite muchas veces de forma similar. En contraste, un contacto vibrante ofrece un estímulo continuo que el cerebro tiene muchas menos probabilidades de ignorar. Si bien el músculo que se toca está pasivo, se le mueve en muchas direcciones diferentes cuando se le hace vibrar: arriba y abajo, hacia los lados, hacia el interior de los músculos y hacia la piel. Con cada estímulo sensorial hay una respuesta motriz.

El cerebro aprende que el músculo puede moverse de muchas maneras, con facilidad. Esto al final te dará más control sobre el movimiento.

También creemos que el masaje que ayuda al flujo del líquido cefalorraquídeo contribuirá al funcionamiento eficiente del sistema nervioso central. Este líquido nutre, lubrica y protege al cerebro y a la médula espinal de golpes y otros traumas. Sin embargo, si este flujo se obstruye puede acumularse en una región en particular y ejercer una presión que podría dañar el delicado tejido nervioso de esa zona. Por tal razón, es posible que el masaje que ayuda a mantener la cabeza y el cuello sueltos y flexibles también estimule el flujo consistente del líquido cefalorraquídeo. Crear y mantener un espacio entre las vértebras también es crucial. La mala postura y la falta de ejercicio con frecuencia dan como resultado vértebras muy juntas, o incluso fusionadas. Esto daña los discos que se encuentran entre las vértebras, comprime los nervios de la columna que salen de la médula espinal entre cada par de vértebras y —creemos— también puede interferir con el flujo del líquido cefalorraquídeo.

Para que dicho líquido fluya mejor, consulta el ejercicio 5.43 del capítulo sobre los músculos (5 de este libro), y continúa con los ejercicios 7.12 a 7.14 del capítulo sobre masaje (7 de este libro). Los ejercicios de estiramiento de la columna del capítulo 4 de este libro pueden ofrecer tantos beneficios para el sistema nervioso central como para la propia espalda.

Visualización

La visualización es una técnica que hemos utilizado una y otra vez a lo largo de este libro para aumentar la eficacia de tus ejercicios. Con mucha frecuencia, con sólo imaginar un acontecimiento, producimos en nosotros las reacciones físicas que ocurrirían si ese evento en verdad hubiera sucedido. Alguien con terror a caer puede experimentar un vértigo intenso con sólo pensar en una gran altura. Otra persona puede provocarse un ataque de vómito al pensar en algo "nauseabundo". Todas las reacciones físicas de la excitación sexual, incluso el orgasmo, pueden experimentarse con sólo pensar en sexo. Así es de poderosa la respuesta de nuestro sistema nervioso central a nuestros pensamientos.

Por ello, pensar, imaginar, visualizar los resultados que queremos obtener mediante nuestros ejercicios ayuda a hacerlos más efectivos. La tendencia del sistema nervioso central es ayudar al cuerpo a crear exactamente la situación que hemos visualizado. Por supuesto, hay un límite con respecto a cuánto puede ayudar, pero los resultados de sumar la visualización a la práctica del movimiento han sido lo bastante notables como para convertirla en una práctica cotidiana en nuestra enseñanza del movimiento.

No dejes que la palabra *visualizar* te asuste. Muchos poseen poca o ninguna habilidad para "ver" con los ojos de la mente, pero pueden trabajar con un sentido imaginado diferente, el del sentimiento, e imaginar cómo se sentiría el cambio que quieren. Si en verdad puedes visualizar los cambios que quieres propiciar, mucho mejor. Pero no te preocupes si no puedes hacerlo. Incluso decirte que algo está cambiando ayuda a crear el cambio.

6.7

Para sentir cómo funciona la visualización, empieza con un movimiento fácil, como levantar el brazo. Imagina primero que éste es muy pesado, tan pesado que se requiere un esfuerzo enorme para levantarlo. Si te ayuda, puedes imaginar que llevas un yunque atado a él. Ahora levántalo con lentitud y extiéndelo a un lado, lo más alto que puedas, todavía imaginando lo pesado que está. Siente qué reacción ocasiona en tu cuerpo esta combinación de movimiento y visualización. ¿De qué manera le afecta a tu brazo, hombro, pecho y cuello? ¿Qué músculos se ponen rígidos para ayudar al movimiento, cuáles permanecen relajados, cuáles se sienten débiles?

Baja el brazo, respira con profundidad y relájalo durante un minuto. Ahora visualiza que es más ligero que el aire o está lleno de helio por lo que no puede quedarse abajo, y permite lentamente que se levante de nuevo. ¿Sientes diferente el movimiento esta vez?

6.8

A continuación, intenta girar con lentitud el antebrazo. Acuéstate boca arriba o siéntate en una silla con brazos anchos y, con el codo apoyado, gira el antebrazo, en círculos lo más grandes posible. Siente cuáles músculos del brazo se aligeran cuando haces esto, y observa en dónde el movimiento deja de ser suave y se vuelve rígido o espasmódico. Gira el brazo unas 10 veces en ambas direcciones y luego déjalo descansar por completo. Ahora imagina que giras el antebrazo de nuevo, recordando las sensaciones de tensión o espasmo. Procura visualizar que el brazo se mueve sin esas sensaciones. Imagina tus músculos en relajación total y el movimiento suave, fluido y fácil, con las puntas de los dedos que describen un círculo perfecto en el aire. Puedes imaginar a alguien más que sostiene tu mano de un modo suave de las puntas de los dedos y que hacen círculos con tu brazo por ti mientras tú permaneces en una perfecta laxitud.

Después de visualizar este movimiento suave durante un minuto, gira el antebrazo de nuevo y conserva en tu mente esa imagen de movimiento ligero y fácil. ¿Descubres que tu sensación del mismo se acerca más ahora a lo que visualizaste?

Tras practicar el giro y la visualización del antebrazo una o dos veces, detente y, más bien, abre y cierra tus manos con mucha lentitud; toman por lo menos 30 segundos para enderezar por completo los dedos, y por lo menos 15 para doblarlos por completo. Concéntrate en los dedos mientras tanto. Cada dedo tiene músculos pequeños. Es posible abrir y cerrar la mano sin que intervengan en realidad dichos músculos, con sólo contraer el flexor y el extensor que se originan en tus brazos. Sin embargo, cuanto más te concentres en tus dedos, con mayor lentitud los moverás, y cuanto menos uses tu antebrazo, más probabilidades habrá de que hagas participar a los nervios que no usas con frecuencia. Una nueva parte de la corteza motora de tu cerebro se está poniendo a trabajar.

Un resultado probable de lo anterior es que el antebrazo trabaje con menos esfuerzo. Abre y cierra la mano por lo menos tres veces de esta manera, luego intenta girar el antebrazo de nuevo y observa si te resulta más fácil, más suave y más relajado.

Esto es apenas un ejemplo de un principio muy importante en el que se basan todos los ejercicios de sanación personal: que usar más partes del cuerpo, de una manera periódica, significa reducir la carga de tensión y fatiga sobre el cuerpo en su conjunto. Cuando se pone a trabajar a cada parte para desempeñar su propia función específica y apropiada, ninguna parte recibirá un exceso de carga, tensión, fatiga o desgaste. Cuando se pone a trabajar a cada parte para desempeñar su propia función, no se permite que parte alguna se debilite, atrofie o deje de operar. Cuando cada parte funciona, el cuerpo en su conjunto funciona. Desde luego, esto lo hemos afirmado en todo el libro. Nuestro argumento especial en el presente capítulo es que el primer paso para hacer funcional a una parte del cuerpo es prestarle tu atención consciente, volverte consciente en el aspecto cinestésico de ella y, con la ayuda de los nervios, fortalecer la conexión entre ella y su sección correspondiente en la corteza del cerebro.

6.9

Puedes utilizar el proceso de visualización con cualquier movimiento. Por ejemplo, esta vez hazlo con las piernas. Acuéstate boca arriba en el piso, levanta con lentitud una pierna, luego bájala de nuevo. Toma un minuto para imaginar que la levantas, visualizar que está muy pesada, densa y corta. Levántala de nuevo, continúa con la visualización y observa si sientes diferente el movimiento. ¿Tienes una sensación de tensión que corresponde con tu imagen mental? Ahora toma un minuto para imaginar que la pierna es tan ligera que flota, tan ligera que en realidad puede cargar al resto de tu cuerpo con ella cuando se levanta. Álzala de nuevo, con esta imagen. ¿Cómo la sientes? Descansa un minuto, luego repite todo el proceso con la otra pierna.

6.10

Acostado boca arriba, levanta la cabeza con tus manos y practica una serie similar de visualizaciones. Al mismo tiempo, imagina que alargas la columna vertebral. Acuéstate boca abajo, levanta una pantorrilla y gírala con la rodilla en un mismo lugar sobre el piso. Al igual que con el antebrazo, observa cómo sientes el movimiento y si hay algún lugar en el que se vuelva difícil o espasmódico. Detente, visualízalo tal como fue y luego como te gustaría que fuera: suave y sin esfuerzo.

Cuando hayas hecho esto una o dos veces, detente, baja la pierna, relájala, y dobla y estira los dedos de los pies. De nuevo, deja que el movimiento sea muy lento, muy enfocado en los propios dedos de los pies. Intenta relajar la pantorrilla por completo.

La relación de los dedos de los pies con ella es muy similar a la de los dedos de las manos con el antebrazo, y los músculos que los conectan actúan de modo parecido. Luego, levanta la pantorrilla y gírala de nuevo, imaginando que los dedos de los pies dirigen el movimiento y tirando del resto de la pierna con ellos.

Al mover los dedos de los pies con independencia de la pantorrilla, tal vez hayas ayudado a ésta a relajarse un poco, y quizá te resulte más suave y coordinado su giro. Dobla la rodilla y, sin mover la pantorrilla, gira el pie; imagina que sólo la planta se mueve y que los dedos de los pies dirigen el movimiento.

Practica este procedimiento con varios movimientos fáciles, como abrir y cerrar las manos o la boca, levantar y bajar un brazo, doblarlo hacia adelante, girar la columna vertebral o cualquier otro que hayas descubierto que no te provoca tensión. Realízalo con lentitud, sintiendo cualquier limitación, tensión u otro factor que impida que te sientas bien con él. Detente dos o tres minutos, recuerda cómo lo sentiste, visualiza o imagina cómo te gustaría sentirlo, experimenta esa mejora de un modo profundo en tu imaginación, y luego repite el movimiento. Muy a menudo la gente observa una notable diferencia en cómo sintieron el movimiento antes y después de la visualización.

Desde luego, siempre es posible que la diferencia en la sensación sólo sea imaginaria. Esto en realidad no importa. Bien sea que tenses o pongas rígidos algunos músculos o no, el hecho de que percibas el movimiento más fácil o suave logrará, por sí mismo, que lo sea con el tiempo. También descubrimos que si el movimiento es difícil o espasmódico, la visualización lo reflejará. Practicar esta última mejorará su calidad, así como lo hará el practicar el movimiento.

6.11

Después de este calentamiento, puedes intentar un movimiento más difícil o demandante. Podría ser un Carro (ejercicio 12.5 del capítulo sobre problemas de postura, 12 de *Sanación personal avanzada*), sentarte con las piernas cruzadas y tratar de tocar el piso con la frente (ejercicio 4.21 del capítulo sobre columna vertebral, 4 de este libro), doblarte hacia atrás (ejercicio 4.37 del capítulo sobre columna vertebral) o cualquier ejercicio difícil que consista en levantar o estirar.

A diferencia del ejercicio 6.10, no intentes repetir el movimiento 10 veces antes de relajarte y visualizar; tres o cuatro veces es suficiente. Asegúrate de respirar profundo, así como aspirar y exhalar por la nariz cuando te mueves y cuando imaginas el movimiento.

Detente tan pronto sientas que ya lograste efectuar el movimiento con más facilidad, de modo que la próxima vez que intentes el mismo tu recuerdo sea uno en el que no hubo esfuerzo.

EJERCICIOS DE COORDINACIÓN

Los ejercicios de coordinación son útiles en especial para romper hábitos de movimiento dañinos. Cuanto más realizamos un movimiento de un cierto modo, más trabajo nos cuesta hacerlo de cualquier otra manera. Solemos pensar en el movimiento en términos muy simples: los nervios sensoriales llevan información que inicia una acción; los nervios motores posibilitan el llevarla a cabo. La realidad es mucho más compleja. Lo cierto es que, cada vez que nos movemos, el movimiento mismo crea nueva información sensorial, la cual es utilizada y almacenada por el cerebro. Éste ha aprendido cómo se siente ese movimiento e intentará reproducir tal sentimiento junto con el movimiento. La primera vez que tensamos los músculos del hombro al escribir, el sistema nervioso aprende a asociar la tensión de dichos músculos con los otros movimientos requeridos para escribir. Contraer los hombros no es del todo necesario para escribir, pero los nervios han incorporado la sensación de tensión en su sentido de lo que constituye escribir y lo perpetúan de modo automático. Los hábitos físicos se forman con mucha rapidez y no es fácil romperlos.

Los ejercicios de coordinación ayudan al "distraer" o "confundir" a tu cerebro de una forma que rompe tu patrón de movimiento preprogramado. Imagina que tú y mucha gente han desarrollado el hábito de poner rígidos los hombros cada vez que mueven la cabeza. Una vez recibida la información de que planeas mover la cabeza, al siguiente microsegundo tu cerebro pensará algo como: "La cabeza está a punto de moverse; entonces, es momento de contraer esos músculos del hombro" y enviará órdenes a todos los nervios correspondientes. El cerebro no es necesariamente listo. Sin embargo, si decides mover la cabeza y las caderas de forma simultánea, tu cerebro debe enfrentar varias órdenes a la vez. No puede prestar mucha atención al movimiento de la cabeza y tiene toda una nueva manera de pensar en el movimiento de la misma, es decir, que la cabeza y las caderas, más que la cabeza y los hombros, se usan de manera simultánea. En el proceso de incorporar esta nueva combinación, es menos probable que los nervios actúen de la manera acostumbrada.

Empieza con el ejercicio 4.4 del capítulo sobre la columna vertebral (4 de este libro). Como la mayoría de nuestros movimientos son hacia adelante, girar de un lado a otro no sólo activa músculos y vías neurales que tiendes a no usar, sino que genera una sensación diferente en tu cuerpo. A los niños de manera instintiva les gusta girar, pero tal vez necesites soltarte y relajarte para sentirte cómodo con este movimiento.

6.12

Mueve la cabeza de un lado a otro mientras te frotas las palmas de las manos (ver figura 6.12). Para algunas personas incluso esto puede ser difícil. Practícalo hasta que el cuello se sienta flojo, tus manos estén calientes y el movimiento te parezca cómodo.

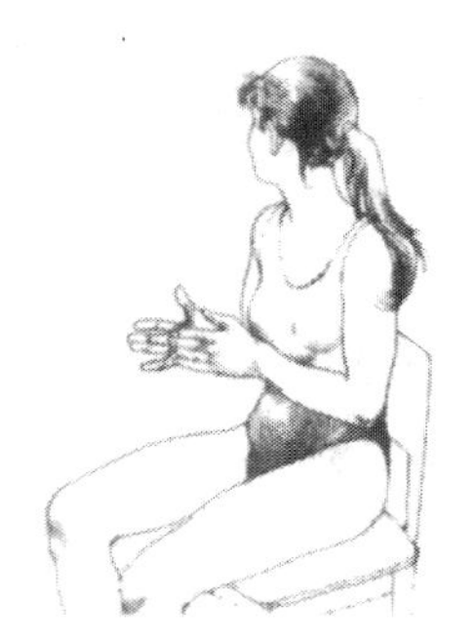

Figura 6.12

Uno de nuestros estiramientos favoritos de columna es también un buen ejercicio de coordinación. Consulta la torsión en tres vías, ejercicio 4.24 del capítulo sobre columna vertebral. A algunas personas les parece muy sencillo este ejercicio; si es tu caso, realízalo por sus beneficios para la espalda, y continúa con los ejercicios más difíciles de coordinación. Para otros resulta muy difícil practicar todos estos movimientos en forma simultánea y son justo quienes más los necesitan.

6.13

Acuéstate boca arriba, con los codos sobre el piso, y gira los antebrazos al tiempo que respiras de un modo lento y profundo. Dobla y estira las piernas alternadamente, sin levantar los pies del piso. Cuando sientas que dominaste esto, empieza a mover la cabeza con lentitud de un lado a otro.

Si el ejercicio te resulta muy fácil, una variante es abrir y cerrar la quijada varias veces con cada movimiento de cabeza.

6.14

Siéntate en una silla con la espalda recargada. Mueve los pies, juntos, en círculos. Es probable que este movimiento sea mucho más cómodo con una almohada bajo tus pies. Después de varios minutos de girar los tobillos, empieza a dar vuelta a la cabeza al mismo tiempo. Si giras am-

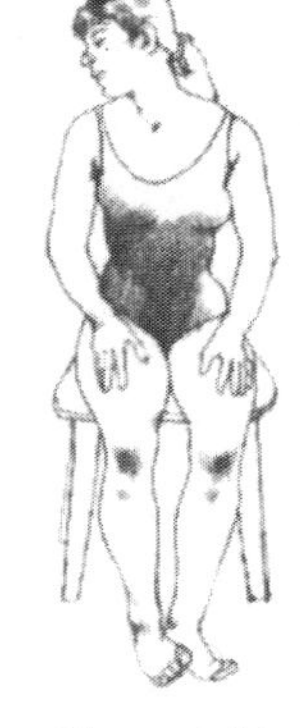

Figura 6.14

bos tobillos en la dirección de las manecillas del reloj, gira la cabeza en el sentido contrario y viceversa (ver figura 6.14). Después de unos minutos de giros, invierte la dirección de ambos pies y la cabeza, de modo que una vez más giren en direcciones contrarias.

Una variante de este ejercicio es dar masaje a las rodillas sobándolas con las palmas al tiempo que giras la cabeza y los pies.

6.15

De pie, mueve la cabeza formando círculos y gira las caderas en la dirección contraria; por ejemplo, la cabeza en la dirección de las manecillas del reloj y las caderas en el sentido contrario.

En ocasiones Maureen ha requerido varios minutos y muchos intentos fallidos para lograr este movimiento, pero la sensación de liberación que le da a la columna hace que el esfuerzo valga la pena. Desde luego, la dificultad de los ejercicios de coordinación varía mucho. Para algunas personas este movimiento no representa dificultad alguna, en tanto que otras en verdad no pueden caminar y masticar chicle al mismo tiempo. No obstante, todos pueden mejorar la coordinación hasta cierto grado.

6.16

Gira la cabeza en el sentido de las manecillas del reloj y el torso en el sentido contrario, y viceversa.

6.17

Gira la cabeza al tiempo que abres y cierras la quijada con lentitud.

6.18

Sostén las manos arriba, frente a tu rostro, con las palmas hacia abajo, y mueve una mano en la dirección de las maneci-

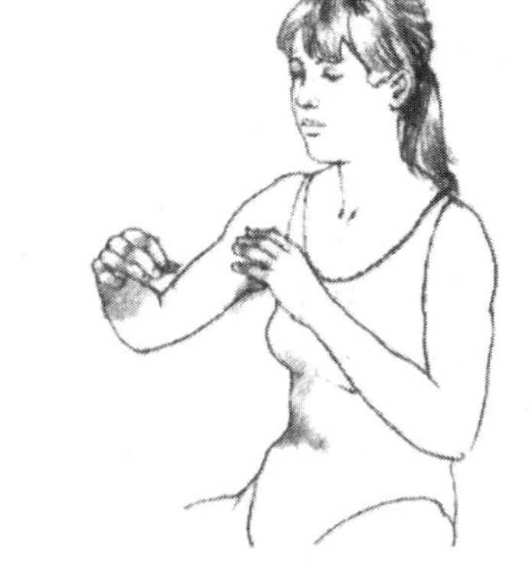

Figura 6.18

llas del reloj desde la muñeca y la otra en el sentido contrario (ver figura 6.18). Inténtalo con varias velocidades.

6.19

Siéntate y soba tu abdomen con un movimiento circular al tiempo que trazas círculos en el piso con las plantas de los pies.

Un ejercicio de visión llamado "balanceo largo" combina la coordinación y el movimiento lateral. Consulta el capítulo sobre la visión (8 de este libro), ejercicio 8.19.

Caminar y correr hacia atrás y hacia los lados también mejora tu coordinación (consulta el capítulo para correr, en *Sanación personal avanzada*). Siempre es mejor caminar sobre arena, tierra o pasto, en vez de hacerlo en concreto. Si tienes problemas de equilibrio, también es más seguro en esas superficies.

Arrastre entrecruzado

En su trabajo con niños que padecen lesión cerebral, el prestigiado terapeuta Glenn Doman desarrolló una teoría que le permitió ayudar a niños alguna vez considerados discapacitados desahuciados, y lograr avances asombrosos para que vivieran una vida más normal. En resumen, consistía en lo siguiente: cualquier ser humano, para poder desarrollar formas normales de movimiento, necesita realizar este desarrollo en etapas, y que cada una siga a la próxima en un orden específico, en vista de que cada etapa hace que la siguiente sea posible. Si se omite una, por cualquier razón, la persona tal vez sea incapaz de conseguir un avance normal y permanezca atrapada en la etapa anterior de desarrollo.

Las etapas consisten en: 1) mover brazos y piernas sin mover el cuerpo; 2) arrastrarse, que consiste en moverse hacia adelante con los brazos y las piernas, pero todavía con el vientre sobre el piso; 3) gatear, que significa andar sobre las cuatro extremidades con el torso sostenido encima del piso y 4) por último, caminar. Estas etapas corresponden más o menos a los patrones de movimiento de peces, reptiles y mamíferos y, por supuesto, los seres humanos. Es interesante que el embrión humano pase por una serie similar de avances en el útero, cambiando de forma desde un aspecto similar al de un pez, al de un reptil, al de un mamífero y por fin, al humano.

Al parecer, para alcanzar nuestro potencial completo, necesitamos pasar por cada etapa por la que atravesaron nuestros ancestros vertebrados.

Al ayudar a sus pacientes con los movimientos apropiados, Glenn Doman descubrió que él y sus colegas a menudo conseguían que avanzaran a la etapa siguiente. Si, por ejemplo, tenía un paciente que podía arrastrarse, pero no gatear, los terapeutas sostenían al niño de brazos y piernas y lo dirigían en los movimientos de gateo. A menudo con esto lograban que el niño a la larga gateara, momento en el cual los terapeutas empezaban a ayudarlo con los movimientos de caminar. Lo que resultó más interesante fue que si los terapeutas intentaban que el niño que se arrastraba caminara sin pasar primero por la etapa de gateo, nunca obtenían el éxito. Cada etapa debía concluirse por completo, y en el orden correcto.

Hemos observado que los ejercicios de Doman ayudaron a muchas personas diferentes, no sólo a quienes padecían lesión cerebral. De hecho, son útiles para cualquiera que desee cambiar patrones de movimiento de cualquier clase. Al repetir el proceso que experimentamos cuando empezamos a desarrollar el movimiento, regresamos a nuestro modo inicial de aprendizaje, antes de que desarrolláramos cualquier hábito de movimiento dañino que ahora debemos solucionar. Si aprendimos un movimiento mal desde el principio, tenemos la oportunidad de aprenderlo de manera correcta esta vez.

6.20

Para la primera etapa de movimiento, puedes recurrir al ejercicio 6.13 o volver a la torsión de tres maneras, ejercicio 4.24 del capítulo sobre la columna vertebral (4 de este libro). O puedes acostarte boca arriba y girar un antebrazo mientras formas círculos grandes en el piso con el pie contrario. En resumen, cualquier ejercicio en el que muevas los brazos y las piernas a la vez en tanto tu cuerpo está en descanso será muy útil, en especial si lo haces con un brazo y la pierna contraria. Mirar a un bebé que, acostado boca arriba, mueve con felicidad todos sus miembros, tal vez te sirva de inspiración.

Si puedes realizar este tipo de movimiento en el agua, en una alberca poco profunda o una tiña de baño, o si te inspira hacerlo en la orilla del mar, sería lo óptimo. La razón es que en esta etapa imitamos mucho los movimientos de los peces, los que se impulsan al mover sus aletas contra la resistencia del agua, pero que no tienen que enfrentar la gravedad. Este tipo de movimiento puede manejarlo el centro cerebral más bajo, llamado bulbo raquídeo, que es la parte más alta del cerebro que el pez comparte con nosotros.

6.21

De pie, lanza la pierna izquierda hacia adelante lo más alto que puedas y tócala con la mano derecha. Después sube la pierna derecha hasta tocar tu mano izquierda. Tal vez necesites sostenerte de algo con la mano desocupada para equilibrarte, pero por lo menos intenta hacerlo sin recurrir a esto.

Pasamos ahora a la etapa de arrastrarse, en la que nos movemos hacia adelante usando nuestros brazos y piernas, con el vientre sobre el piso. Este tipo de movimiento requiere el uso del puente de Varolio, localizado justo sobre el bulbo raquídeo, y que se encuentra en todos los vertebrados, excepto el pez; se ve por primera vez en anfibios como la salamandra y la rana.

6.22

Empieza por acostarte boca abajo en un piso alfombrado o, mejor aun, sobre arena o hierba. Usa ropa sencilla. Deja que el sólido apoyo del piso, o el suelo, a todo lo largo de tu cuerpo te ayude a relajarte por completo, hundiendo todo tu peso en él. Voltea el cuello a un lado y deja que tu cabeza descanse en el piso; no tenses el cuello al intentar sostener la cabeza levantada. Extiende los brazos y las piernas a los lados y siente cómo cada miembro se hunde en el suelo; relaja el abdomen, la espalda y los hombros; respira profundo. Algunas veces la presión del piso contra tu pecho y el abdomen de manera automática te hará sentir como si respiraras hondo. Mientras respiras, presta atención a donde puedes estar sosteniendo tensión en los músculos, y suéltala. Permanece estirado, con el vientre sobre el piso hasta que te sientas del todo cómodo y relajado en esa posición. Imagina que una cuerda te conecta del ombligo con el centro de la Tierra, de manera que te arraiga en tu sitio como un árbol. Antes de empezar a arrastrarte, nos gustaría advertirte que este ejercicio puede ser demasiado enérgico para ti, si sufres problemas con los hombros.

Arrastrarse es difícil y tal vez prefieras empezar con la ayuda de dos amigos de tu grupo de apoyo. Todavía boca abajo, inhala profundo, luego exhala con mucha lentitud al tiempo que estiras el brazo derecho hacia adelante, lo miras y doblas la rodilla

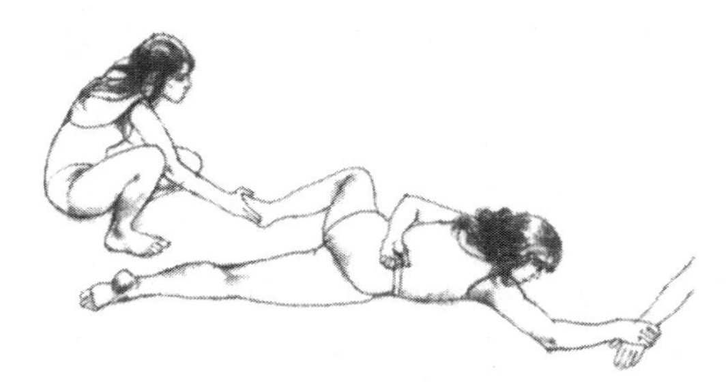
Figura 6.22

izquierda hacia el lado. Para asegurarte de no usar el brazo izquierdo, descansa la palma izquierda sobre la espalda. Pídele a uno de tus amigos que sostenga tu pie izquierdo y apóyate en el brazo de tu otro amigo con la mano derecha (ver figura 6.22).

Ahora impúlsate hacia adelante, conservando el torso sobre el piso mientras lo haces. Procura usar el brazo y la pierna de igual modo en este movimiento. Al principio puedes sentirlo muy extraño, tal como les sucede a los bebés que intentan arrastrarse por primera vez, y quizá sólo consigas avanzar unos centímetros. Estira el brazo izquierdo hacia adelante, míralo, dobla la rodilla derecha hacia el lado, pide a tus amigos que te sostengan del pie derecho y la mano izquierda, y procura avanzar de nuevo. Recuerda siempre inhalar antes de moverte, luego exhala con lentitud todo el tiempo que te mueves. Tus amigos pueden ayudarte unas cuantas veces más, recordándote que mires el brazo extendido, pongas la otra palma en tu espalda, uses tu brazo y pierna de la manera más equitativa posible, respires y te relajes. Ahora trata de arrastrarte solo. Al tiempo que te mueves, no olvides imaginar que tu ombligo está adherido al centro de la Tierra. Centrarte así te ayudará a poner menos esfuerzo en el movimiento.

Al principio, estira un brazo hacia adelante, dobla la rodilla opuesta, empuja y tira hacia adelante, y luego descansa. Después repite lo mismo con el otro brazo y la otra pierna, y descansa. Cuando te sientas cómodo con este movimiento, puedes acelerarlo. Al tiempo que estiras un brazo, dobla el otro, y al tiempo que doblas una rodilla, estira la otra. Realiza todo esto en forma simultánea, de modo que tengas un auténtico movimiento continuo hacia adelante. En esta etapa, no necesitas seguir descansando la palma inactiva sobre la espalda.

A esto se le llama arrastre entrecruzado, por el patrón de entrecruzamiento del movimiento. Al movimiento en el que se usa el brazo derecho con la pierna derecha y el brazo izquierdo con la pierna izquierda se le denomina movimiento homolateral o del mismo lado. El patrón de entrecruzamiento lo utilizan todos los vertebrados, desde los anfibios hasta los bebés humanos en sus primeros esfuerzos por arrastrarse. Muchas personas con lesiones cerebrales tienden a moverse de una forma homolateral. El movimiento entrecruzado garantiza que se usen por igual los dos hemisferios del cerebro durante el movimiento, ya que el hemisferio izquierdo controla el lado derecho del cuerpo, y viceversa. En vista de que cada persona tiene un lado dominante, el movimiento homolateral incrementaría esta tendencia.

La etapa siguiente de movimiento se llama gateo y consiste en moverse sobre manos y rodillas. Aprender a gatear requiere mucho más equilibrio y habilidad por parte del bebé que arrastrarse, e involucra a un centro más alto del cerebro, llamado cerebro medio, que aparece por primera vez en la cadena evolutiva en los reptiles. Si bien para un bebé gatear es más difícil que arrastrarse (al principio), suele ser más fácil que arrastrarse para un adulto, ya que es más habitual para nosotros avanzar sobre los cuatro miembros que sobre nuestro vientre. Con frecuencia utilizamos el gateo cuando trabajamos con una persona que no puede caminar. Puesto que es la etapa que antecede en el desarrollo a caminar, dominarla a menudo ayuda, de hecho, a lograrlo.

6.23

El gateo debe hacerse de la misma manera entrecruzada que el arrastre. Mueve la mano derecha y la rodilla izquierda hacia adelante en forma simultánea (ver figura 6.23) y mira la mano mientras te mueves. Ahora mueve la mano izquierda y la rodilla derecha.

Haz lo mismo hacia atrás. Voltea para mirar la mano que se mueve.

6.24

Es probable que hayas notado que cuando las personas caminan con libertad y confianza, tienden a moverse con el mismo patrón de entrecruzamiento, balanceando el brazo izquierdo al tiempo que dan el paso con el pie derecho, y viceversa. El hecho de que a menudo perdamos este movimiento libre y fácil, porque cargamos algo, llevamos las manos en los bolsillos o caminamos con rigidez por la tensión

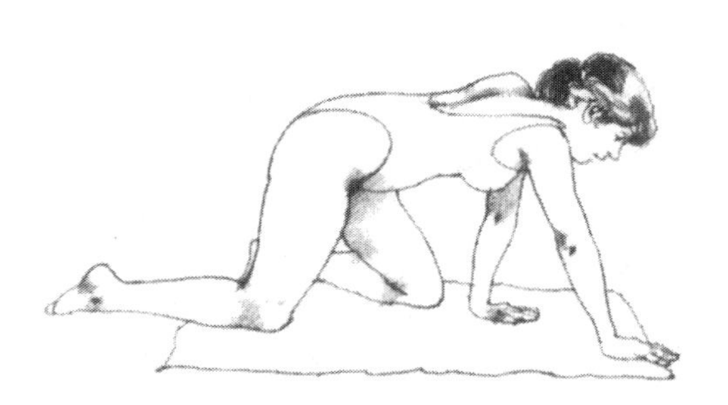

Figura 6.23

o porque nos sentimos cohibidos, es triste, ya que nos despoja de la oportunidad de movernos de una manera equilibrada para el cuerpo. Imagina que tienes una pierna derecha más fuerte, y tiendes a caminar con mucha más fuerza en esa pierna. Esto dará como resultado una mayor estimulación del lado izquierdo de tu corteza del movimiento. La tendencia del lado derecho del cuerpo a dominar se incrementará de manera gradual y continua. Pero si balanceas el brazo izquierdo cuando das el paso con el pie derecho, el lado derecho de la corteza del movimiento se estimulará con el movimiento del brazo y se mantendrá un cierto grado de equilibrio. Sin el movimiento entrecruzado, la tendencia de un lado a dominar al otro se incrementa, y lo mismo sucede con nuestra falta de equilibrio. Con el movimiento entrecruzado, creamos mayor equilibrio.

Por tal razón, recomendamos que balancees los brazos cuando caminas. Este movimiento es muy natural para el cuerpo y por lo general ocurre de manera espontánea si dejas que suceda. Si te resulta difícil, quizá sea porque el cuello y los hombros están tensos.

Si practicas los ejercicios de la sección "Cuello y hombros" del capítulo sobre la columna vertebral (4 de este libro), puedes aliviar dicha tensión.

Ejercicios de equilibrio

Los ejercicios que fortalecen tu capacidad para guardar el equilibrio y permanecer derecho benefician tu sistema nervioso por las razones que hemos expuesto: distribuyen la "carga", o esfuerzo, del movimiento de forma equitativa en ambos lados del cuerpo (y, por tanto, en ambos lados de la corteza del movimiento) y disminuyen la tendencia de un lado a dominar.

6.25

El ejercicio básico es, desde luego, simplemente pararte en un pie con el otro levantado. Si necesitas tener una silla cerca como apoyo, adelante, pero procura no usarla. Empieza por levantar un pie durante unos cuatro o cinco segundos y poco a poco incrementa la duración todo lo que puedas.

Te darás cuenta de que en el proceso aprenderás a relajar el pie de apoyo y a dejarlo asentado por completo en el piso; relajar el abdomen; respirar con profundidad; soltar los hombros y relajar los brazos. También descubrirás, si todavía no lo sabes, cuál es tu lado dominante o más fuerte, porque será mucho más fácil para ti pararte sobre ese pie.

6.26

Agrégale movimiento al ejercicio básico al deslizar el pie libre hacia adelante, hacia atrás, hacia su propio lado, hacia el lado contrario frente al pie de apoyo, y hacia el lado contrario detrás del mismo.

Tal vez descubras que te resulta más fácil pararte en una silla o una caja (ver figura 6.26).

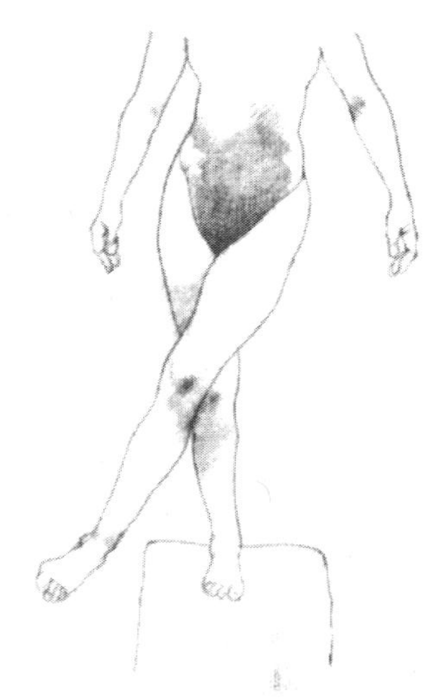

Figura 6.26

7

Masaje

Considérate trabajador corporal aun cuando tú seas tu propio cliente

No pretendemos que este capítulo funja como un manual de masaje; nada puede reemplazar todo el entrenamiento y la amplia experiencia que se requieren para formar a un buen trabajador corporal. Incluimos este capítulo para explicar por qué el masaje es una parte indispensable del método de sanación personal, compartir nuestras ideas sobre sus beneficios como terapia y compartir algunas técnicas de masaje con las que tal vez no estés familiarizado, incluso si te lo han dado durante años. Esperamos que los masajistas profesionales disfruten esta información. También esperamos despertar el interés de quienes no se dedican a esta actividad de manera profesional para que se adentren en ella. El masaje constituye un buen momento, un hermoso regalo, un gesto amoroso y una herramienta de sanación. Puede aumentar la eficacia de cualquier otra práctica de salud, como la buena nutrición, el ejercicio e incluso la psicoterapia. Con el conocimiento, la actitud y la práctica adecuados, cualquiera puede dar masaje.

El masaje, o trabajo corporal, es una parte de la terapia de sanación personal. En vista de que la sanación personal es, ante todo, una terapia de movimiento, se vuelve mucho más efectiva con cualquier elemento que incremente la amplitud del movimiento, y el masaje es una manera muy eficaz y agradable de lograrlo. Al igual que el ejercicio, el masaje mejora la circulación, ayuda a eliminar el exceso de tejido conjuntivo, relaja músculos tensos y mejora la respiración y la digestión. El masaje tiene la ventaja sobre el ejercicio de que puede usarse como terapia para personas con rigidez, enfermas, débiles, lesionadas o incapacitadas, en algunas circunstancias en las que no puede recurrirse al ejercicio.

En el método de sanación personal, el masaje se emplea como un auxiliar muy importante de la terapia de movimiento. El trabajo con el cuerpo en la sanación personal es también una herramienta de sanación por sí misma. Las técnicas que usamos se concibieron para:

- Relajar espasmos musculares, de modo que las fibras musculares relajadas logren movimientos libres con más facilidad.
- Aliviar la sensación de limitación y tensión en el cuerpo, que puede ser tan limitante para el movimiento como los mismos músculos rígidos.
- Incrementar la circulación, al relajar los músculos para que la sangre pueda fluir en las zonas que hasta ahora han estado privadas de un suministro sanguíneo completo, y al favorecer la formación regular de sangre.
- Reactivar los nervios.
- Fortalecer los músculos débiles al mejorar la circulación y la respuesta nerviosa.
- Propiciar una respiración más profunda, que es un resultado automático de la relajación.
- Activar el mecanismo parasimpático, o de relajación, del sistema nervioso mediante el tacto, la relajación y la mejora de la respiración.
- Lubricar y movilizar las articulaciones y aumentar su amplitud de movimiento.
- Mejorar la digestión.
- Equilibrar las concentraciones de líquidos en todo el cuerpo.
- Equilibrar y regular la temperatura corporal; si tienes las manos frías, el masaje las calentará; si tienes las rodillas calientes, el masaje las enfriará.
- Liberar emociones atrapadas en la forma de tensión corporal.
- Ofrecer estimulación a los nervios sensoriales para ayudar a la acción motora; cuando sientes una parte de tu cuerpo, puedes moverla con más facilidad.
- Regenerar los huesos que están en deterioro.
- Regenerar los músculos distróficos.

Al igual que muchas terapias holísticas, el masaje es un arte antiguo y respetado cuyo valor se pasó por alto de manera temporal en nuestra sociedad, que siente fobia al contacto. En Japón, China e India, e incluso en las zonas más frías de Europa como Finlandia y Escandinavia, nadie cuestiona el valor terapéutico del masaje. La sociedad occidental en general se ha demorado en aceptarlo como un arte de sanación, en parte porque solemos relacionar el contacto sólo con dos cosas: la agresión y la intimidad. La mera idea del contacto es cuestionable, en especial entre extraños, y la idea del masaje es incluso más sospechosa. Desde que el "salón de masajes" se volvió un eufemismo para nombrar el lugar donde se compra sexo, la palabra "masaje" ha adquirido un estigma que no se merece en absoluto. En parte por esta razón, y en parte porque en años recientes los terapeutas del contacto han incrementado su variedad de técnicas que no se limitan a sobar y frotar como en el masaje tradicional, entró en uso el término "trabajo corporal", el cual nos parece acertado. Conlleva un cierto respeto por la labor, o la destreza, del terapeuta, y sugiere también un ejercicio para el cuerpo del cliente, que lo es. (Una sesión completa de trabajo corporal puede generar muchos efectos similares a los de una sesión de ejercicio, incluyendo músculos un poco doloridos y una secuela de agradable fatiga.) Utilizamos los términos "masaje" y "trabajo corporal" de manera indistinta para referirnos al contacto terapéutico, valiosos ambos por méritos propios y en combinación con otras prácticas de salud.

La aceptación del masaje como una terapia legítima y valiosa ocurrió primero en Estados Unidos a finales de las décadas de 1960 y 1970, como parte de los movimientos de psicología humanística y de potencial humano. Las personas que durante muchos años habían perfeccionado terapias en las que existía contacto de pronto cobraron notoriedad. Ida Rolf y otros más fueron reconocidos como autoridades en la sanación mediante el contacto y la manipulación del cuerpo, y revivió el interés en la obra de maestros del pasado como F. M. Alexander y Wilhelm Reich. Es interesante que la primera terapia que ganó amplia aceptación fue la de Rolf, que comprendía un proceso en extremo doloroso de eliminación del tejido conjuntivo. Éste es un método efectivo, pero también lo son muchas otras terapias, bastante menos dolorosas, y es difícil no sospechar que las personas estaban convencidas de que el dolor demostraba que algo funcionaba, o que borraba su culpa por ser tocadas. Es sorprendente cuánta gente describe un masaje agradable como "decadente", "egoísta" o "pecaminoso". Qué lástima, porque es algo en la vida que en verdad se siente bien y es bueno para ti, en igual medida. Con franqueza, creemos que debería estar al alcance de todo el mundo, todos los días, como sucede con el comer, el dormir y lavarse los dientes.

¿Por qué es tan necesario el masaje? Porque la vida cotidiana puede ser dura con nuestro cuerpo. Sentarse muchas horas seguidas pone rígidos y debilita nuestras articulaciones y músculos; luego, cuando al fin nos movemos, incorporamos esa rigidez al movimiento. Algunas veces es casi imposible soltar la rigidez sólo con movimiento. La condición de nuestros músculos le da forma a nuestro movimiento. Cuando nos movemos con músculos débiles, tensos o cansados, con frecuencia sufrimos pequeñas lesiones en músculos, huesos y cartílagos, sin que nos demos cuenta siquiera. Para proteger de estas lesiones, el tejido conjuntivo a menudo crece y se endurece en torno a ellos, con lo que se dificulta y limita aún más el movimiento. A medida que tenemos más edad, algunos de nuestros procesos corporales comienzan a volverse más lentos; esto hace que el movimiento libre y fácil se vuelva cada vez más necesario. Los ejercicios suaves en los que no se ejerce mucha presión creados para aliviar la rigidez pueden servir, pero el movimiento es mucho más eficaz si se realiza con músculos que ya están sueltos, flexibles y relajados. Muchos de los dolores, limitaciones y fatigas que damos por sentados podrían aliviarse con masaje.

Mucha gente está familiarizada con un tipo de masaje estándar en el que al cuerpo se le aporrea, frota, soba y aplican golpes de judo hasta obtener una especie de sensación agradable de bienestar. Al igual que el baño de tina caliente o el sauna, este tipo de masaje es agradable, es algo terapéutico y se administra por igual a cualquier cuerpo que se encuentra en la mesa. El trabajo corporal eleva esta destreza a la calidad de arte.

El arte del trabajo corporal radica en contar con una amplia variedad de técnicas de contacto, e incluso más en conocer qué clase de contacto es apropiado para esta parte específica del cuerpo de esta persona en este momento particular. Tus necesidades cambian día con día; las diferentes partes de tu cuerpo también tienen necesidades cambiantes, y tu cuerpo es único y debe tratársele como tal. Una clienta que viene una semana con fuerza renovada necesitará recibir un tratamiento muy diferente del que recibió la semana anterior, cuando llegó cansada y con dolor de cabeza. Un trabajador corporal consumado sabe en qué parte del cuerpo trabajar, cuánto trabajar en ella antes de pasar a otra, qué grado de presión aplicar, cuál técnica (palpar, sobar, sacudir, estirar, realizar movimientos pasivos) será más útil; y, al mismo tiempo, está abierto a recibir retroalimentación de la clienta en cuanto a qué la ayuda, la relaja, la alivia o la lastima. El conocimiento del trabajador corporal se conforma en gran medida con este tipo de retroalimentación.

Los otros dos componentes importantes de la instrucción de un trabajador corporal son la capacitación real que reciba y la experiencia personal del trabajo corporal, que es en realidad parte de ese entrenamiento. Recomendamos a cualquier persona que se capacite en masaje que experimente el mayor número posible de tipos diferentes de terapia de contacto. Algunas pueden ser suaves, otras más vigorosas; algunas funcionan de manera directa con las emociones y otras de modo más indirecto. Los diferentes aspectos pueden incorporarse, hasta cierto grado, a cualquier práctica de trabajo corporal. Desde luego, para poder llamarse practicante de un método particular, uno en realidad debe haber cursado un entrenamiento completo en el mismo. No obstante, experimentar con un tipo de trabajo corporal y absorber lo que encuentres compatible en sus métodos y técnicas —y, por supuesto, darle crédito cuando se debe en el momento en que la gente te pregunta de dónde sacaste esa gran idea— enriquecerá tu práctica. No basta con leer un libro o asistir a un par de conferencias: necesitas saber con tu propio cuerpo qué sensación genera cierto movimiento. No puedes garantizar que tu cliente sentirá lo mismo que tú con un tipo particular de contacto, pero por lo menos tendrás la sensación, cinestésicamente hablando, de lo que realizas. Meir y sus alumnos no dudarían un momento en enviar a un cliente con trabajadores corporales especializados en otros métodos, si ese tipo de contacto o tratamiento pareciera mejor para dicho cliente.

En este capítulo analizaremos algunos de los métodos de automasaje y masaje a otras personas usados en la sanación personal. Ambos ofrecen ventajas distintas.

En el automasaje, no necesitas ir a otro lado a recibir el tratamiento. Está garantizado que tu terapeuta conoce con exactitud cómo sientes cada contacto, y puedes depender de él para que lo varíe de acuerdo con tu preferencia. Algunos tipos de contacto son incluso más efectivos que recibir un masaje de alguien más, por la misma razón: nadie puede ser tan sensible con tu cuerpo como tú mismo. Recomendamos de manera especial el automasaje de manos, pies, cuello, pecho, cabeza, cara y rodillas.

El automasaje es un ejercicio mental de autoaceptación estupendo. Es una manera sensacional de consentirte. Representa también una forma extraordinaria de capacitación para aprender a identificarte con la carne que tocan tus dedos, parte indispensable de la auténtica sanación. El automasaje es una parte importante de la capacitación del trabajador corporal pero, más que eso, es una valiosa terapia que está a la mano de todos.

Recibir un masaje proporcionado por alguien más tiene ventajas diferentes y relevantes. Ésta es una de las muchas razones por las que recomendamos con fuerza formar un pequeño grupo para practicar el trabajo de movimiento y masaje de la sanación personal.

El primer beneficio de recibir un masaje de alguien más radica en estar relajado por completo mientras trabajan en tu cuerpo. El segundo es el intercambio de energía entre el profesional y el cliente. Si tienes un buen trabajador corporal, podrá transmitirte una sensación de relajación, fortaleza y energía. (Cuando trabajas en ti, tal vez encares el problema de que estés tenso.) En el programa de entrenamiento profesional en sanación personal de Meir, se capacita a los alumnos para sentir en dónde el movimiento de una persona está limitado, qué partes de su cuerpo necesitan relajación y cuáles, estimulación adicional; asimismo, cuál es la manera de guiarla hacia los cambios necesarios mediante el contacto.

Además, cuando permites que alguien más te toque durante una hora o más con la intención de aliviar tu tensión y dolor, terminas con la sensación de que recibiste cuidados tiernos, y todos los necesitamos. Esta sensación se basa casi sin duda en algo verídico: la mayoría de los trabajadores corporales sí se preocupa profundamente por sus clientes. Es en extremo difícil pasar cualquier espacio de tiempo tocando a alguien que te desagrada.

El masaje de grupo tiene todos los beneficios anteriores multiplicados por el número de personas que integran el grupo. Si más de una persona te toca, tiendes a perder la pista de a quién pertenecen las manos que te tocan dónde, por lo que te limitas a entregarte al contacto relajante, lo que crea una sensación que muchos han descrito como "parecida a estar en el seno materno". Algo sobre la situación de grupo también parece incrementar e intensificar los sentimientos de aceptación, compasión y nutrición que un trabajador corporal siente por un cliente. Es muy poderoso sentir que todo ese amor y aceptación llega a ti de tantas direcciones a la vez. Sentimos que podría ser una herramienta poderosa para ayudar a alguien a superar sus sentimientos de autoestima baja y, por tanto, podría ser muy útil como complemento de la psicoterapia. En el caso de algunas personas que conocemos, la aceptación y el amor de su propio cuerpo termina por conseguir, a la larga, que la psicoterapia ya no sea necesaria. Muchos trabajadores corporales dan sesiones a personas que llegan con un terrible disturbio emocional, pero parten sintiendo que sus problemas se han resuelto; aun cuando los problemas existían aún, los clientes se sintieron tan bien que pudieron abordarlos de un modo más efectivo, con confianza y determinación.

Nos gustaría ver el día en que todos los asistentes a una cumbre o reunión de gabinete de la ONU recibieran un buen masaje antes de entrar a la asamblea; creemos con firmeza que el mundo sería un lugar mejor.

Muy pocas escuelas de masaje subrayan la necesidad de que el profesional esté en tan buena forma como desea que el cliente llegue a estar. Tal vez por ello los terapeutas masajistas tienden a sufrir tendinitis, síndrome del túnel carpiano, calambres en brazos y manos, graves problemas de hombro, problemas de espalda y agotamiento general. No puede negarse que el trabajo corporal es una actividad tan física para el terapeuta como lo es para el cliente; no obstante, no necesita ser ardua o dañina. Todo lo que se necesita es que tú, el trabajador corporal, prestes atención a tu propio cuerpo antes de trabajar con tus clientes y, desde luego, durante el tratamiento también. Necesitas estar bien descansado y alimentado, relajado, con los músculos calientes y sueltos debido a que realizaste ejercicios suaves de estiramiento, así como lleno de energía por tus respiraciones profundas y lentas, y tal vez algo de meditación. Presta atención especial a tus manos. Todos los profesionales comprenden la importancia de las herramientas de calidad: tus manos, así como el resto de tu cuerpo, son tus herramientas, y puedes efectuar un trabajo mucho mejor si se encuentran en óptimas condiciones.

Una herramienta esencial para el practicante es la sensación de movimiento, en vista de que tantos problemas físicos causan falta de movimiento o bien, son causados por ésta. Necesitas estar en condiciones de decir cuándo y dónde el movimiento está bloqueado por músculos rígidos, exceso de tejido conjuntivo o una contención inconsciente. Debes poder percibir cuánto movimiento es posible que realice el cuerpo en general, el cuerpo promedio, y también ese cliente en particular en ese momento específico. En cada sesión debes observar a tu cliente tanto en movimiento como en descanso; el solo hecho de observarlo entrar a la sala de tratamiento, subir a la mesa y acomodarse en posición para la sesión, puede ser suficiente para decirte cuánta tensión o relajación hay en varias partes de su cuerpo. En las primeras sesiones, y en cualquier momento en que la persona sufra de un problema grave o exasperación, debes observar el mayor número posible de tipos de movimientos. ¿Cuánto puede doblarse hacia adelante, hacia atrás, hacia los lados? ¿Hasta dónde gira la cabeza a ambos lados? ¿Qué tanto puede levantar los brazos y las piernas? ¿Cuánto se expanden el pecho, el diafragma y el abdomen durante la respiración? (Y debes hacer estas mismas observaciones sobre ti mismo de vez en cuando también.) La ubicación y grado de limitación del movimiento deben darte algunos indicios de en dónde trabajar.

Después del masaje a muchas personas les resulta más fácil, más cómodo y más expansivo el movimiento. Tu trabajo de masaje debe incrementar la amplitud de movimiento de la persona, pero nunca de un modo forzado. Nunca insistas en mover un miembro más allá de lo que el cliente tolere. El incremento de la movilidad debe llegar *sólo* como un resultado natural de la relajación de los músculos; puedes estirar un miembro, pero nunca en exceso.

Como explicamos en el capítulo sobre músculos (5 de este libro), la falta o limitación de movimiento genera muchos efectos negativos en el cuerpo en general, no sólo en el área específica afectada. La falta de movimiento muscular conduce a que todos los demás movimientos dentro del cuerpo sean más lentos. Cuando los músculos no se mueven, o no pueden hacerlo, el flujo sanguíneo disminuye o se bloquea; los impulsos nerviosos no viajan de manera eficiente desde el cerebro al resto del cuerpo; las articulaciones se ponen rígidas porque la inactividad hace que el flujo del líquido sinovial se reduzca; la digestión se perturba por la rigidez de los músculos del abdomen o la parte baja de la espalda; el exceso de tejido conjuntivo endurecido se acumula en torno a los músculos y articulaciones que no se usan; disminuye el ingreso de oxígeno.

El masaje, al igual que el movimiento, puede conseguir que las crujientes ruedas de tu cuerpo vuelvan a deslizarse con suavidad. El masaje posibilita el movimiento y, por tanto, cualquier otra función.

El estudio de la anatomía y la fisiología es en extremo valioso para el terapeuta masajista o trabajador corporal. Puesto que estás en el negocio de tocar músculos, es esencial que conozcas en dónde se localiza cada uno; qué órganos, vasos sanguíneos grandes, nervios y demás, afectan o se ven afectados por su función, y cuáles acciones controla. Conocer la fisiología te permitirá comprender en mayor profundidad los problemas de tu cliente, así como los cambios que ocurren en su cuerpo durante la sesión de masaje. No obstante, para ser un terapeuta en verdad eficiente, necesitas, además de este conocimiento, experiencia y el desarrollo de un tacto sensible. Se requieren años para aprender a dar masaje y descubrirás que tu propio trabajo con el tiempo te informará tanto sobre el cuerpo humano como tus estudios.

Automasaje

Manos

Con el fin de trabajar de manera efectiva, ya sea en ti mismo o en los demás, debes en primer lugar tener manos fuertes, sensibles, flexibles y coordinadas. Necesitas poder usarlas durante un tiempo prolongado sin dolor o rigidez, y sentir y responder con ellas al tejido que tocan.

7.1

Siéntate en forma cómoda, en el piso o en una mesa, con la espalda apoyada. Sobre una superficie dura, ya sea el piso o la parte superior de la mesa, golpea suavemente con todos los dedos en una sola mano. Deja la muñeca suelta por completo, para que el movimiento de la mano sea flojo; no golpees con dedos rígidos. Haz esto varios cientos de veces, y observa cómo reaccionan las puntas de los dedos. Lo más probable es que al principio se sientan estimuladas en una forma agradable, después duelan, se entumezcan, duelan otra vez, y sientan una agradable estimulación de nuevo. Si sólo duelen, tal vez estés golpeando muy fuerte, así que hazlo con más suavidad. Cuando hayas practicado lo anterior unas 300 o 400 veces, tal vez te hormigueen los dedos, tanto por el incremento de la circulación como porque mejoró la respuesta nerviosa de las puntas de los dedos. Eso aumentará su sensibilidad. Siente tu rostro, cuero cabelludo, hombros y pecho, primero con esta mano sensibilizada, luego con la otra. Ahora golpea con suavidad con los dedos de la otra mano y repite la exploración.

La sensibilidad —la capacidad de sentir— es algo que puede desarrollarse. Las manos de los ciegos son más famosas por su sensibilidad que las de la gente con el sentido de la vista, pero no pensamos que esto se deba a que los ciegos nacieron con una dosis extra de sentido cinestésico. Esta sensibilidad la adquieren porque usan de manera constante su sentido del tacto, tantean todo lo que se atraviesa en su camino, buscan información mediante el tacto y prestan atención a lo que los dedos les dicen. Tenemos una amiga cuya visión está en niveles promedio, pero que parece poder ver mucho más que una persona promedio; ¡siempre encuentra cosas! ¿Por qué? Porque utiliza los ojos, se deleita con ello y presta atención a lo que ve. Tú puedes conseguir este mismo nivel de conciencia en los dedos, con la experiencia y con atención. (En el budismo Zen se le llama "atención plena".)

Las manos son un milagro. No hay nada igual en la creación en cuanto a capacidad y versatilidad de funciones. Sin contar la muñeca, la mano tiene 19 huesos, 14 articulaciones, algunos de los músculos más fuertes y flexibles del cuerpo, y tantos nervios que si elaboraras un modelo a escala de una persona con base en la distribución de los nervios en la superficie de la piel, las manos se verían tan grandes como el resto del cuerpo combinado. Su estructura explica, en parte, la increíble variedad de cosas que los seres humanos han aprendido a hacer con ellas. Así que es natural que haya una gran variedad de técnicas de masaje que puedes realizar con las manos, en tus manos.

7.2

Antes de dar cualquier masaje, sóbate las manos para incrementar su circulación, calentarlas y sensibilizarlas. Frótate las palmas con energía; mantén una mano quieta y sóbala con la otra palma; soba el dorso de una mano con la palma de la otra y los dorsos uno contra otro; abre los dedos, entrelázalos y frótalos igual que las palmas; frota las puntas de los dedos con el pulgar, pasando la base de la palma a lo largo de cada dedo, y tal vez en nueve o 10 formas diferentes que no hemos enumerado aquí. Frota cada palma hacia arriba y hacia abajo a lo largo del brazo contrario, para aumentar la circulación de la sangre a las manos. Cuando des masaje, usa toda la mano, no sólo la palma, por lo que toda ella agradecerá el calentamiento y estímulo preliminares. Sin embargo, asegúrate de no tensar los hombros o trabajar en forma muy ardua con ellos o con los brazos al masajear. Procura que sean las manos las que realicen todo el trabajo.

Muévete. Cuanto más trabajo corporal realices, más "conocerás" de manera inconsciente el cuerpo de tu cliente, sin que nadie te lo diga. Una de las alumnas de Meir casi se convenció de que los músculos tenían voces subsónicas, y se refería al "diálogo" entre sus manos y el cuerpo de su cliente. Es posible que pienses trabajar sobre una región específica, o que tu cliente intente orientarte; pero tus manos vagarán de manera espontánea a los lugares que sienten que están pidiendo ayuda. No obstante, este "radar" sólo se desarrollará si tus manos son sensibles, es decir, si sus receptores nerviosos funcionan a toda su capacidad. Dar masaje a tus propias manos te ayudará a mantener sus receptores nerviosos despiertos y alertas.

Tus manos deben estar sueltas y flexibles, con un tacto fluido y adaptable, por dos razones. En primer lugar, necesitan ser flexibles para realizar los diferentes tipos de contacto que querrás usar. En segundo lugar, si están rígidas se cansarán demasiado pronto, lo que te convertirá en un excelente candidato a padecer problemas como el síndrome del túnel carpiano. Unas manos sueltas necesitan articulaciones flexibles, y las articulaciones pueden mantenerse flexibles sólo mediante el movimiento. Cuando una articulación se mueve, de manera automática pone a circular el líquido sinovial, el cual lubrica el cartílago de la articulación y ayuda a los huesos a deslizarse con comodidad. Cuanto más a menudo te muevas, más constante será el flujo del líquido sinovial. Si una articulación permanece inmóvil durante demasiado tiempo —por ejemplo, las articulaciones de cadera y rodillas de una persona que está mucho tiempo sentada y camina muy poco—, el líquido sinovial circulará menos.

7.3

Para mantener flexibles las articulaciones de las manos (todas las 14), descansa el antebrazo en una mesa o el brazo de una silla, sostén las puntas de los dedos de la mano derecha con la mano izquierda, y mueve la derecha en forma pasiva con un movimiento giratorio y todos los músculos de la mano derecha relajados por completo. Gira la mano en ambas direcciones hasta que sientas que la mano derecha ya no se resiste ni ayuda al movimiento. Ahora sostén la mano derecha con la otra, justo por debajo de la muñeca, y deja que la mano que sostienes gire con lentitud, haciendo un círculo lo más ancho que puedas sin tensar el brazo. La mano y los dedos deben relajarse por completo; el único movimiento es el de la propia muñeca. Repite esto de 10 a 20 veces, y regresa al movimiento pasivo. ¿Se puede mover la mano derecha con más facilidad? ¿Opone menos resistencia al movimiento? ¿Es más grande la amplitud de movimiento?

Gira cada dedo de la mano derecha, primero en forma pasiva, y sostenlo con la mano izquierda; luego activamente, y luego de nuevo de manera pasiva. Ahora haz lo mismo con cada articulación de cada dedo. Desde luego, será mucho más fácil mover las articulaciones de manera pasiva, pero intenta moverlas por sí solas y observa cuán independiente es el movimiento que consigues. Ahora compara cómo sientes la mano derecha con respecto a la izquierda, en términos de calor, sensibilidad, soltura, actividad. Desliza ambas sobre una superficie: el piso, tu pierna o una tela. ¿Observas alguna diferencia en la manera como cada mano responde a la superficie?

Ahora gira todas las articulaciones de la mano izquierda como describimos.

7.4

Explora los músculos de las manos. Con las puntas de los dedos de una mano, palpa los músculos de la otra con un movimiento circular. Para palpar ejerce una presión suave hacia abajo, moviendo las puntas de los dedos sin levantarlos de la superficie que tocan, hasta que pases a la siguiente zona que vas a palpar. Usa el pulgar para anclar la mano en su lugar en tanto los dedos se mueven, y luego palpa con el propio pulgar; éste puede presionar incluso con más firmeza, ya que es más fuerte que los demás dedos. Con este masaje, avanza desde la base de la mano hasta los nudillos, y luego por ambos lados de cada dedo. Da masaje a cada dedo al colocarlo entre el pulgar y los demás dedos de la otra mano, y también con la base de la palma. Tal vez te sorprenda descubrir lugares adoloridos o sensibles en la mano. Las manos, los brazos y el pecho son áreas que pueden contener numerosos lugares tensos o sensibles que nunca duelen hasta que se les toca. Cuando se libera la tensión de estas zonas, a menudo se precipita un sentimiento o un desahogo emocional.

Cuando termines de dar masaje a una mano, asegúrate de repetir todo lo que has hecho en la otra.

Éste es el momento justo para empezar a poner atención a tu estilo de trabajo corporal. Como siempre, lo que hagas no es más importante que la manera como lo realizas. Mientras presionas los músculos de la mano, ¿qué le sucede a la que trabaja? Primero que nada, ¿es sólo la mano que da el masaje la que está trabajando, o se trata de todo el brazo, el hombro, el pecho, la parte alta de la espalda, tal vez el rostro y el abdomen? ¡No necesitas tanta ayuda! Si trabajas así, cansarás a todo tu cuerpo y no conseguirás desarrollar la fortaleza en las manos, la cual necesitarás tanto para trabajar bien como para evitar dolor, tensión y otras complicaciones en las propias manos. Así que concentra tus energías y atención en ellas. Esto no significa presionar con más fuerza con los dedos; significa olvidarte de tus brazos, hombros y lo que sea que estés usando. Observa qué pocos músculos puedes involucrar en los movimientos de tus manos. Cobra conciencia de los movimientos de cada dedo, la palma y el dorso de la mano. Visualiza que tu mano da el masaje por sí sola, separada de tu cuerpo, e imagina que se mueve de manera independiente. Respira con profundidad y, al tiempo que inhalas, imagina que la energía fluye en forma directa al interior de tus manos; al exhalar, imagina que la tensión abandona tus brazos, hombros, cuello, y así sucesivamente.

7.5

Tenderás menos a trabajar con los hombros si cada uno de tus dedos tiene fuerza por sí solo. Coloca las puntas de los dedos sobre una mesa como si estuvieran sobre el teclado de una máquina de escribir, y golpea con suavidad con cada dedo, uno tras otro, desde el meñique hasta el pulgar, y del pulgar de regreso al meñique. Al principio realízalo con rapidez y ligereza, y después con mayor lentitud, presionando en verdad cada punta del dedo lo más fuerte que puedas. Deja que toda la presión provenga de los propios dedos; no dejes que tus brazos hagan el trabajo por ellos.

7.6

Coloca la punta del dedo índice derecho sobre el izquierdo, con los brazos cerca del cuerpo. Presiona con firmeza con el dedo derecho, mientras el izquierdo se resiste a la presión al presionar a su vez hacia arriba. De nuevo, deja que sean los dedos los que trabajen, no los brazos o los hombros. Luego, invierte la dirección de la resistencia presionando con el dedo izquierdo en tanto el derecho opone resistencia al presionar hacia abajo. Esto último suena muy parecido a lo que acabas de hacer, pero verás que, si piensas en un dedo que ejerce la presión y en el otro que la resiste, la manera como usas los músculos diferirá un poco cuando inviertas la situación. Efectúa el mismo ejercicio con el dedo índice izquierdo por encima del derecho. Luego repítelo con cada par de dedos.

7.7

Mueve cada dedo de un lado al otro, derecho e izquierdo, y luego haz lo mismo oponiendo resistencia, como en el ejercicio 7.6. Ahora mueve cada uno de los dedos sin resistencia: ¿es más grande su amplitud de movimiento?

Si quieres realizar más ejercicios para las manos, consulta el capítulo para tocar música (2 de *Sanación personal avanzada*).

Si quieres más detalles sobre el masaje de las muñecas, consulta el ejercicio 3.42 en el capítulo sobre articulaciones (3 de este libro).

Brazos

Ahora usarás tus manos fuertes, flexibles, cálidas y sensibles para dar masaje al resto de tu cuerpo. Pasemos a los brazos.

7.8

Con una mano, pellizca con suavidad la carne del interior de tus antebrazos, de la muñeca al codo; haz lo mismo en la parte exterior del antebrazo. Cuando pellizques, toma la carne entre tu pulgar y las puntas de los demás dedos y tira un poco de ella para alejarla del hueso; procura que sea el pulgar el que efectúe casi todo el trabajo. No lo hagas tan fuerte que duela; incluso un suave tirón es suficiente para empezar a aflojar los músculos de los antebrazos. Si hay suficiente carne, también puedes sacudirla mientras la sostienes.

Es probable que algunas áreas se pongan rojas al contacto. Éstas son las que han necesitado circulación; cuando des el masaje, la sangre de manera automática llegará a estas zonas primero. Las que no necesitan tanta sangre no se pondrán tan rojas, aun cuando el masaje sea más enérgico. Es como si el masaje estimulara tus procesos corporales para que se regulen.

Repite los pellizcos en la parte superior del brazo.

7.9

Ahora puedes frotar con fuerza, con la palma, hacia arriba y hacia abajo a todo lo largo del brazo, primero con movimientos largos, luego en círculos, mientras el brazo que recibe el masaje gira de un lado al otro, con lentitud, de modo que cada parte reciba masaje. A continuación, en vez de frotar, rodea el brazo con tu mano y apriétalo con suavidad. Mantén la mano estable en una posición y permite que se mueva hacia arriba por el brazo a medida que éste gira de un lado al otro. Da masaje al antebrazo apretando y presionando un lado con el pulgar mientras lo mantienes estable desde el otro lado con los demás dedos.

7.10

Toca con las puntas de los dedos las partes interna y externa del brazo a todo lo largo, y observa dónde tus dedos encuentran músculos tensos. Puedes distinguir estos lugares por su rigidez. Sería buena idea tener un diagrama del esqueleto a la mano, para que no confundas un músculo tenso con un hueso, ya que por lo general muchos de ellos son casi igual de duros. Cuando encuentres estas zonas, golpea con vigor con las puntas de los cinco dedos; como siempre, cuando golpees deja que la muñeca esté por completo floja y los dedos relajados, de manera que el impacto lo ocasione la soltura de la muñeca, no el golpeteo de los dedos.

7.11

Otra buena técnica para aflojar músculos rígidos es ahuecar un poco la mano, con los dedos juntos, y golpear con toda la mano ahuecada en la zona rígida. (Inténtalo con la palma plana y de inmediato verás cuán diferente se siente; el área que recibe el masaje puede absorber mucho más impacto de una mano ahuecada.)

Percibe cómo se siente el brazo que recibió el masaje, así como toda el área que lo rodea: hombros, cuello, pecho, la parte superior de la espalda de ese lado del cuerpo. Mueve la cabeza de un lado al otro; ¿se siente más suelto el cuello en esa parte? Balancea los brazos en círculos; ¿el que recibió el masaje se mueve con más facilidad que el otro? Tal vez no sea así, por supuesto, pero lo más probable es que sí. Una clienta de Maureen describió lo que llama "el efecto Igor", que es lo que le sucede a su cuerpo después de que Maureen trabaja tan sólo en uno de sus brazos. En el lado que no ha recibido el masaje, el hombro está más alto, el pecho más hundido, la quijada más sumida hacia el cuello, la parte superior de la espalda más encorvada hacia adelante, lo que la hace sentir, o incluso parecerse, al asistente del doctor Frankenstein. Para evitar el efecto Igor, da masaje a tu otro brazo lo antes posible.

Cuello, quijada, pecho y hombros

Para dar masaje a tu cuello, pecho y hombros, te sentirás más cómodo en una posición en la que tus brazos tengan algo de apoyo. Puedes sentarte en una silla con brazos amplios o acostarte boca arriba con almohadas debajo de los brazos; en cualquiera de las dos posiciones, procura que tus brazos no se cansen.

7.12

Gira la cabeza a un lado y palpa con mucha suavidad a lo largo de los músculos que corren por debajo de la quijada, por el medio de ese lado del cuello, hasta apenas arriba de la clavícula. Golpea suavemente con las puntas de los dedos; demórate en cualquier área que esté muy rígida, luego soba con toda la mano, hacia arriba y hacia abajo del cuello. Pellizcar, sacudir o golpear con la mano ahuecada tal vez no sea apropiado en una zona tan sensible, pero siempre puedes intentarlo —con gran suavidad— y ver si te hace sentir bien. Gira la cabeza de un lado al otro y observa si el lado del cuello que recibió el masaje se siente diferente del otro. (Recomendamos que recargues la cabeza contra la pared mientras la giras de un lado al otro, para que los músculos del cuello se relajen al máximo.) Si no, sigue trabajando hasta lograrlo. Algunas veces hemos dedicado hasta media hora a dar masaje sólo al cuello. Relajar el cuello es muy importante para mejorar la visión y también puede ayudar en el caso de trastornos auditivos como infecciones, tinnitus y comezón del oído interno.

7.13

Después de dar masaje a ambos lados hasta que se sientan más relajados, haz lo mismo con la parte de atrás del cuello. Empieza por la base del cráneo, palpa y soba en círculos, y baja por los músculos a cada lado de las cervicales. Puedes empezar haciendo esto con ambas manos a la vez. Luego intenta dar masaje al lado izquierdo con la mano derecha, y viceversa (ver figura 7.13), toca en torno a la parte de atrás de la cabeza, soba los músculos a lo largo de las vértebras y pálpalos con fuerza. Termina frotando, apretando y golpeando con suavidad los músculos que se encuentran donde el cuello se une a la parte superior de la espalda.

7.14

La movilidad de la parte baja de la quijada influye en la postura del cuello. Endurece la quijada un momento y siente cómo los músculos de la parte de atrás del cuello se tensan. Por tanto, una quijada tensa produce falta de circulación de la sangre hacia la cabeza, circunstancia que sin duda desearás evitar.

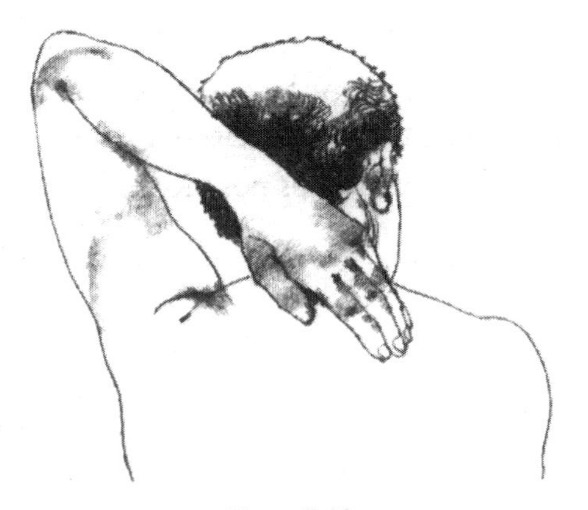

Figura 7.13

Sostén la barbilla con ambas manos, con los pulgares por debajo de ella y los dedos por encima. Usa las manos para mover la parte baja de la quijada hacia arriba y hacia abajo varias veces, al tiempo que abres y cierras la boca. ¿Tu quijada permite que las manos la muevan, o se resiste al movimiento? Intenta oponer menos resistencia.

Olvídate de tu barbilla, infla las mejillas y frótalas con las palmas en movimientos circulares. Relaja las mejillas, sostén de nuevo la barbilla y mueve la quijada hacia arriba y hacia abajo como antes. ¿Opone menos resistencia al movimiento?

Abre muy bien la boca, deja que la quijada caiga, y golpea con las puntas de los dedos frente a las orejas, en la articulación tipo bisagra que sostiene la quijada en su lugar. Tal vez sientas un dolor del que no te habías percatado antes; son esos músculos rígidos y adoloridos que intentas relajar. Infla las mejillas de nuevo. ¿Se inflan más que antes? Dales masaje otra vez con un movimiento circular, y suéltalas.

Con una mano sobre la otra, frota alrededor de tu cara (de una mejilla a la frente, a la otra mejilla y sobre la punta de la barbilla). Usa toda la palma y los dedos para recorrer en círculo tu rostro varias veces. Ahora intenta de nuevo mover la quijada con tus manos. ¿Sientes alguna diferencia?

Consulta más trabajo con la quijada en el capítulo sobre músculos, ejercicio 5.50 (capítulo 5 de este libro).

7.15

Ahora da masaje a lo largo de la parte de encima de cada hombro. Es más fácil sobar el hombro derecho con la mano izquierda, y viceversa. Muchos encuentran esta zona muy dura y rígida, así que un masaje más firme puede ser efectivo, pero, por supuesto, debes permanecer sensible a lo que te sienta bien a ti. Dar golpes suaves, palpar, apretar y sacudir suelen ser los tipos de contacto que mejor se sienten. A menudo el masaje es más efectivo si giras con lentitud el hombro al tiempo que recibe el masaje, en vista de que esto puede dar a los músculos rígidos una ventaja inicial para aflojarse. También puedes tratar de girarlo de manera pasiva, al sostener la bola del hombro con la mano contraria. Tal vez te resulte difícil relajar el hombro y dejar que tu mano lo mueva sin que él ayude al movimiento, pero te parecerá maravilloso si lo logras.

De aquí, es natural pasar al pecho. Si deseas descripciones detalladas de cómo dar masaje al pecho, consulta los ejercicios 2.2, 2.3 y 2.10 del capítulo sobre circulación (2 de este libro).

Cara y cabeza

En el capítulo sobre la visión (8 de este libro) podrás consultar las instrucciones sobre el masaje facial, que es muy útil para la gente con problemas oculares.

7.16

Para dar masaje a la cabeza, descansa los codos sobre una mesa, coloca las puntas de los dedos contra el cuero cabelludo y presiona hacia abajo con firmeza. Ahora deja las manos en su lugar y mueve la cabeza hacia arriba y hacia abajo; deja que tus dedos se deslicen por el cuero cabelludo al tiempo que la cabeza se mueve (las manos permanecen inmóviles).

Pellizca el cuero cabelludo; tira de la piel de la cabeza como cuando te lavas el cabello. Presiona con las puntas de los dedos el cuero cabelludo, sacúdelas en forma vigorosa y muévelas a diferentes áreas del mismo. Luego mueve los dedos palpando con un movimiento giratorio durante un minuto o dos antes de levantarlos o cambiarlos de lugar.

Pies

Para darte un estupendo masaje de pies, o dárselo a otra persona, consulta el ejercicio 5.2 del capítulo sobre músculos (5 de este libro). Asimismo, el 2.34 del capítulo sobre circulación (2 de este libro).

Espalda

La espalda no es el primer lugar en el que pensamos cuando imaginamos un automasaje, pero casi todas las zonas de la espalda pueden alcanzarse si eres flexible, y muchas, aunque no lo seas. No poseemos un muy buen sentido cinestésico de la espalda, en parte porque ésta no tiene tantos nervios como casi todas las demás partes del cuerpo, lo que la hace menos sensible al tacto. Por ejemplo, la mayoría de la gente no puede distinguir entre dos puntos que se le tocan en la espalda a menos que estén separados por lo menos 2 centímetros. Esto permite que se acumule mucha tensión en la espalda sin que nos demos cuenta ni le demos tratamiento oportuno. Dar masaje a la espalda mejora tanto la circulación como la conciencia cinestésica.

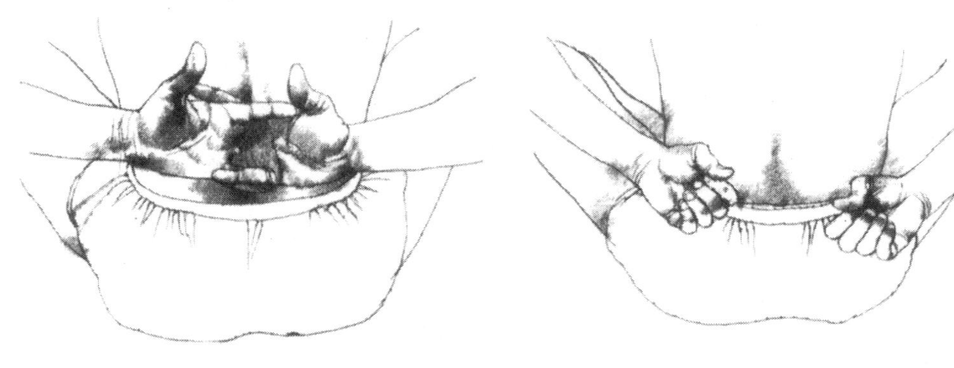

Figura 7.17A Figura 7.17B

7.17

Con los puños, frota desde la base de la columna hacia arriba, hasta donde alcances —tal vez la parte media baja de la espalda—, y también de una cadera a otra. Entrelaza los dedos y da masaje a toda la parte baja de la espalda con movimientos giratorios con el dorso de los dedos (ver figura 7.17 A); si sientes que lo necesitas de manera particular en una zona, detente ahí y da un masaje extra antes de pasar a la siguiente zona. También puedes dar golpes suaves con los puños en la parte baja de la espalda (ver figura 7.17 B), las caderas, las nalgas y los muslos, para aliviar la tensión en los músculos fuertes de esa zona.

Sentarse sobre pelotas de tenis (consulta el ejercicio 3.3 del capítulo sobre articulaciones, 3 de este libro) puede ayudar a aliviar el dolor del nervio ciático y la tensión en los músculos de las nalgas.

7.18

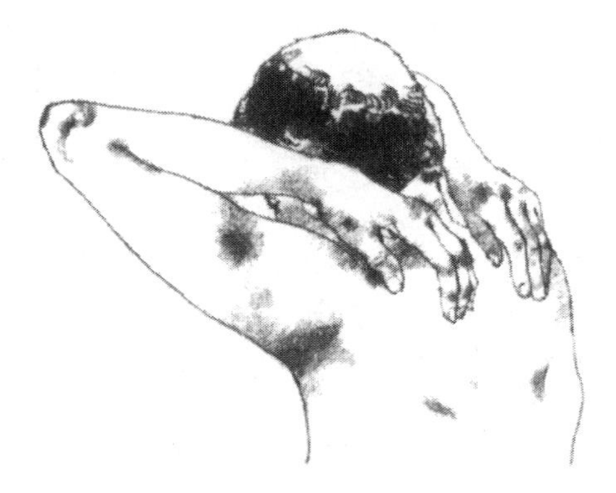

Figura 7.18

Dobla los codos y levántalos, colocando las puntas de los dedos con firmeza sobre los hombros. Puedes hacerlo con los codos apuntando hacia adelante, de modo que las puntas de los dedos estén en la parte de atrás de los hombros y los codos apunten en forma diagonal a cada lado; así, las puntas de los dedos estarán en la parte superior de los hombros. Mueve con lentitud los codos hacia abajo y deja que los dedos se deslicen con firmeza a lo largo de los músculos del hombro al tiempo que bajas los codos (ver figura 7.18).

7.19

Ponte de pie con la espalda recargada en la pared y los pies abiertos a lo ancho de las caderas y a unos 30 centímetros de la pared. Dobla con lentitud las rodillas y desliza la espalda contra la pared, bajando hasta donde te resulte cómodo. Estira las rodillas y mantén la espalda apoyada en la pared (ver figura 7.19).

7.20

Recargada la espalda contra la pared como antes, coloca dos pelotas de tenis entre tu espalda y la pared, con una a cada lado de la columna vertebral: nunca presiones los huesos sino, más bien, los músculos espinales que corren por los lados de la columna (ver figura 7.20). Dichos músculos, que sostienen erguida la espalda, pueden volverse muy rígidos y duros, junto con el tejido conjuntivo que los rodea y los sostiene unidos. Empújate contra la pared con la fuerza suficiente para mantener las pelotas en su lugar, y dobla y estira las rodillas en forma lenta de modo que las pelotas "rueden" desde los hombros hasta las caderas, o hasta donde sea posible. Ten cuidado de no presionar tan fuerte que ocasiones dolor en los músculos. Si eso sucediera, alívialo con una toalla caliente o con un masaje suave.

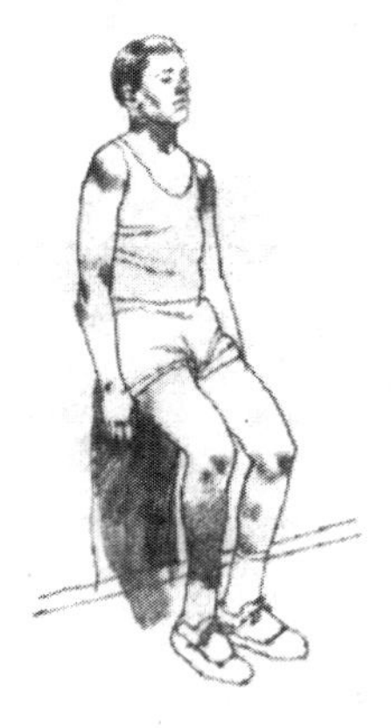

Figura 7.19

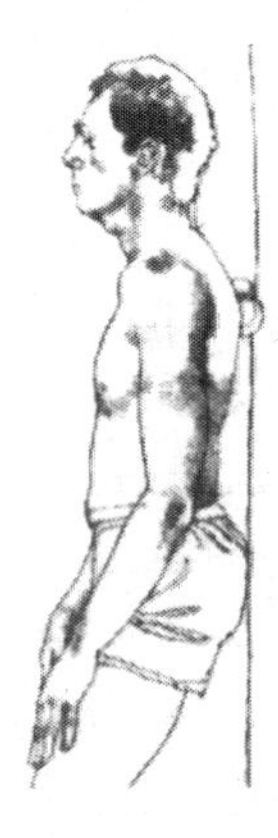

Figura 7.20

Rodillas

Dar masaje a las rodillas es muy útil para cualquiera que las tenga lesionadas, y también debe hacerlo toda persona que realice movimientos activos con las piernas —deportes, baile y otros tipos de ejecuciones—, antes y después del ejercicio. Las rodillas se encuentran entre las estructuras más vulnerables del cuerpo, tanto porque están sujetas a un impacto tremendo, en especial en el caso de la gente activa, como porque, si se lesionan, se demoran en sanar. El masaje actúa como calentamiento, para estirar y flexibilizar los tendones y ligamentos de las rodillas, de modo que estén en mejores condiciones de absorber el impacto.

7.21

Antes de dar masaje a las rodillas, frótate las manos con los dedos entrelazados. Siéntate en una silla, con los pies bien asentados en el piso, y usa alguna clase de aceite o crema para que, si es necesario, puedas frotar con la suficiente firmeza sin irritar la piel. En realidad, tal vez no necesites frotar con fuerza, ya que incluso un masaje suave de las rodillas puede calentarlas bastante. Utiliza las palmas de las manos, en especial la parte baja, para sobar con suavidad en círculos las áreas que rodean la rótula, incluyendo la parte baja del muslo, los lados de la rodilla y la corva. Coloca las palmas a cada lado de la zona que masajeas, presiona hacia abajo y sacude con suavidad. Da golpecitos suaves con las puntas de los dedos alrededor de la base de la rótula, y sacude y palpa con los dedos por encima de la propia rótula. Pellizca toda la zona que rodea las rodillas, con todos los dedos; sostén la carne con una mano en tanto sacudes o das golpecitos suaves con la otra (ver figura 7.21).

Piernas

7.22

El masaje del músculo de la pierna te hará sentir espléndido, en particular después de usar las piernas de manera vigorosa. Da masaje a toda la pierna, desde el tobillo hasta la cadera, en círculos con la palma de la mano, luego con toda la ma-

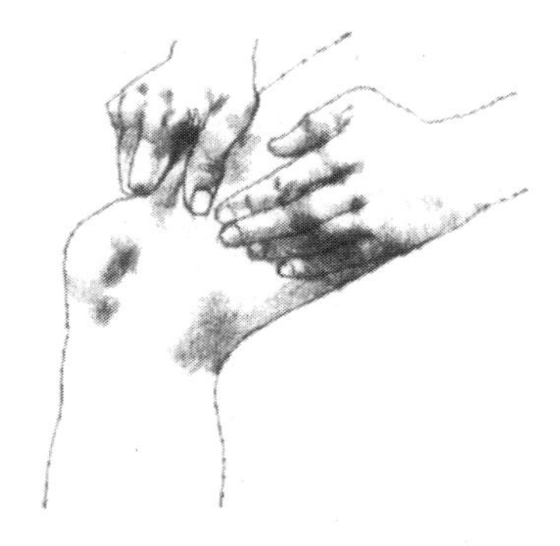

Figura 7.21

no. Si vas a darles masaje de manera periódica, empieza con los músculos de la parte interna, ya que a menudo son los más sensibles al tacto, y trabaja sólo en ellos durante tres días antes de extender el masaje a la parte de enfrente, trasera y lateral de las piernas.

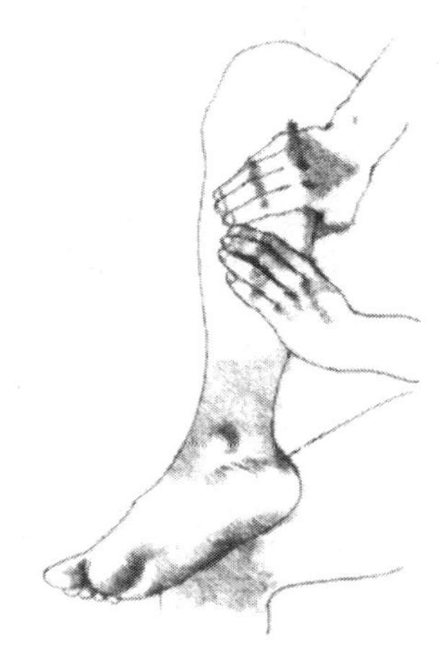

Figura 7.22

Cuando trabajes en la parte de atrás de la pantorrilla, presiona fuerte con los pulgares al tiempo que sostienes el frente con los demás dedos (ver figura 7.22). Luego realiza lo contrario: palpa el frente de la pantorrilla con los dedos mientras los pulgares estabilizan la mano en la parte de atrás de la pantorrilla. La mano se encuentra en la misma posición, pero la presión se ejerce desde el lado contrario. Luego repite esta misma técnica en los músculos de los muslos.

Con la base de la palma y con el puño, soba los músculos cuadríceps del frente del muslo. Dar masaje con el puño es mejor para los músculos resistentes de la parte externa del muslo.

Abdomen

7.23

Es más fácil realizar este ejercicio acostado boca arriba. Coloca las palmas de las manos bien asentadas sobre los huesos de la cadera y, sobando en círculos, muévelas con lentitud hacia la línea media del abdomen. Frota éste con una mano en el sentido de las manecillas del reloj y la otra en el contrario; deja que ambas se deslicen una sobre la otra y presiona en forma momentánea mientras lo hacen. Esto ayuda a aliviar el bloqueo y la tensión del tubo digestivo. Luego palpa todo el abdomen en forma suave con todos los dedos; forma círculos firmes pero suaves en torno a las áreas adoloridas.

Si encuentras otras formas y otros lugares en los cuales darte masaje y te gustaría compartir tus técnicas con nosotros, nos encantaría conocerlas. Explóralas. Puedes ser una gran fuente de conocimiento para ti y sobre ti. Utilízate como una máquina natural de biorretroalimentación o conejillo de Indias al tiempo que obtienes un tacto sensible, hábil y sanador.

Masaje a otras personas

El tacto es una de nuestras formas de comunicación más profundas. El engaño o la evasión que son posibles en otros tipos de comunicación se desvanecen durante el contacto. Si tú como practicante estás cansado, padeces algún dolor, te sientes incómodo, estresado o tenso, ello afectará tu actuación en este trabajo más que en casi cualquier otro tipo de actividad laboral. Tu primera responsabilidad con tu cliente es estar relajado, flexible, fuerte, energético; cualquier sensación que quieras comunicar al cuerpo de tu cliente tienes que sentirla en el tuyo. La música más hermosa suena mal si la tocas con un instrumento desafinado.

Necesitas mantener una buena salud, mediante cualquier combinación de dieta, ejercicio, reposo, terapia, meditación y lo que te funcione mejor. Es indispensable que recibas trabajo corporal tú mismo, en forma periódica, y te ayudará muchísimo practicar los ejercicios de movimiento de este libro, para mantener el cuerpo flexible, sensible y lleno de energía.

Recuerda que el cuerpo que tocas se parecerá al cuerpo que lo toca. Manos tensas harán músculos tensos. Los bebés pretenden escabullirse y lloran si los carga y sostiene alguien que está molesto, enojado o estresado, y se relajan y sonríen si se trata de una persona relajada y feliz. Los cuerpos adultos poseen la misma sabiduría innata animal de los bebés.

Las investigaciones que se realizan sobre los campos electromagnéticos que rodean y emanan de los cuerpos vivos algún día se sumarán de un modo valioso a nuestro conocimiento actual de sanación. Cuando intentamos explicar por qué el masaje es tan efectivo, hablamos de relajación muscular, mejor circulación sanguínea, mejor depuración y nutrición de las células del cuerpo, etcétera. Abordamos la anatomía, la fisiología, incluso la química, pero tal vez es en el nivel de la física (la electricidad) que debe investigarse el masaje o, de hecho, cualquier forma de medicina o sanación. Quizá sus efectos se encuentren en un nivel mucho más sutil de energía pura, por encima de nuestra capacidad presente de entender o explicar. Esperamos con entusiasmo los resultados de estos estudios en el área del electromagnetismo. Confiamos en que, al menos, ofrecerán una mejor explicación de por qué nuestros métodos funcionan, mejor que la que nunca podríamos encontrar nosotros. Por ahora, nos satisface tan sólo saber que funcionan, más que cómo lo hacen.

Lo importante del argumento anterior es que, si los campos magnéticos están relacionados, entonces hablamos de la reunión y superposición de tu campo de electromagnetismo con el de tu cliente. Con independencia de lo que se descubra a la larga sobre el tema, estamos convencidos de que lo que tengas es lo que darás a la persona que toques. Para dar relajamiento y energía, deberás tenerlos en primer lugar.

Los estados emocionales se transmiten de ti a tu cliente de un modo tan cierto como los físicos. La aceptación, la compasión, la nutrición y una sensación de confianza pueden infundirse mediante el contacto, si los sientes en tu interior. Si te invade una sensación de ansiedad o sentimientos mezclados hacia el cliente, piensa dos veces antes de darle masaje.

Como profesional, es fundamental que realices trabajo mental en ti siempre. Lo que transmites mediante el contacto rebasa tus sentimientos y emociones. Cuando des un masaje, visualiza que tu cabeza se levanta hacia el cielo, que un hombro va a un lado del mundo en tanto el otro va en la dirección contraria. Procura experimentar una sensación de expansión. Visualiza que tus muñecas están sueltas y que tus dedos trabajan en forma independiente. Al hacerlo, trabajas de manera mental en equilibrar tu propio cuerpo, relajar tus propios músculos y no permitir que tus emociones adopten la forma física de músculos contraídos. Dentro de ciertos límites, así tus emociones no influirán en tu manera de tocar, y podrás propiciar el equilibrio y la relajación en tu cliente.

Puedes enseñar a tu cliente a usar su propia fortaleza mental para beneficiarse aún más con el masaje. Visualicen ambos que tus manos penetran en el cuerpo de tu cliente, lo ablandan y lo fortalecen. Si ambos logran visualizar esto, permitirás que ocurran los cambios necesarios tanto en su mente como en sus células. Esta imagen debe ser fácil, debe fluir y relajar. Si alguno de ustedes lo encuentra difícil o estresante, la psicoterapia puede ayudarles a darse cuenta del bloqueo emocional que está ejerciendo control, y eliminarlo.

Gran parte del procedimiento de masaje en realidad obedece a las preferencias individuales. Usar ropa y cuánta usar, trabajar en una mesa o en el piso, en qué posición debe estar el cliente, utilizar o no aceite, cuál debe ser la temperatura de la habitación, todo esto puede decidirse. La eficacia del tratamiento y la comodidad del cliente son los dos factores más importantes. Asimismo, tu propia comodidad es esencial, pues es probable que no puedas dar un buen masaje si estás incómodo. Hemos conocido a terapeutas que insisten en que el cliente se quite toda la ropa cuando es evidente que no estaba preparado para esto; que insisten en usar aceites espesos y perfumados que provocan náuseas a los clientes; que mantienen el cuarto a una temperatura perfecta para ellos que están vestidos, en tanto el cliente, sin ropa, tiembla de frío... Intenta ser lo más sensible que puedas a las necesidades de cada cliente, lo cual significa que debes ser siempre flexible. En general, tu cliente debe estar lo bastante caliente como para sentirse cómodo, pero no demasiado, ya que esto puede reducir la circulación; debes trabajar en una posición por completo cómoda, con taburetes para los pies, almohadas y todo lo que necesites a la mano; tu cliente debe quitarse la ropa justa para que puedas trabajar en las áreas que lo requieran y conservar lo demás si así lo desea; y tú debes estar en condiciones de trabajar sin aceite o crema, en la mayoría de las circunstancias, si al cliente no le gusta. Cuando tus dedos necesitan estar muy sensibles, tal vez sea mejor trabajar sin aceite, en vista de que éste disminuye la fricción y puede impedir que los dedos "lean" el cuerpo del cliente en forma completa y exacta. El aceite es adecuado cuando quieres crear calor en forma rápida y cuando se genera fricción al sobar en forma enérgica, ya que ayuda a prevenir la irritación de la piel. También lo es cuando se trabaja en músculos muy débiles, dado que permite un contacto sumamente suave y delicado.

Tu observación y la retroalimentación de tu cliente deberán comunicarte dónde empezar el masaje; casi todos se inician en la espalda, pero tal vez éste no sea el mejor lugar. Tienes que saber lo más posible sobre el historial médico de tu cliente; por supuesto, debes estar al tanto de todo lo que pudiera relacionarse incluso en forma remota con el problema actual (si lo hay). Si alguien tiene el cuello muy rígido, acostarse boca abajo o sobre una almohada muy gruesa puede ser incómodo. Una persona con problemas de rodilla estará más cómoda acostada boca arriba con la rodilla elevada con almohadas gruesas; alguien con problemas de ciática se sentirá mejor acostado sobre el lado que no está afectado, y así sucesivamente. Pregunta a tu cliente cómo se siente mejor y asegúrate de que en verdad esté cómodo antes de que empieces a trabajar. La gente no siempre te dirá cómo se siente; de hecho, algunas veces ni siquiera se da cuenta de ello hasta que se lo preguntas. Es posible que en ocasiones necesites pedirle a alguien que se acueste en una posición incómoda para dar masaje a un área importante, pero no olvides cómo se siente el cliente y no lo mantengas en esta posición más tiempo del que sea indispensable.

Algunas veces puede ayudarte empezar la sesión con respiraciones profundas, visualizaciones o movimiento, más que contacto, si parece que la persona no puede relajarse y disfrutar del contacto de inmediato. Si está muy contrariada, éste podría sólo ocasionarle mayor agitación, mientras la respiración profunda y la visualización pueden relajarla. Si alguien está tenso y presuroso, el movimiento pasivo podría estimular que se "olvidara" de sus obligaciones, frustraciones y demás, en tanto que el masaje directo podría encontrarse con mucha resistencia. Una voz tranquila y una actitud serena también le ayudarán a relajarse. Sea cual sea tu decisión sobre cómo empezar la sesión, pídele a tu cliente que respire de manera profunda, visualice las partes de su cuerpo una por una y le pida a cada una de ellas que se relaje, que imagine que cada inspiración expande su cuerpo y cada exhalación expele la tensión y el dolor. Puedes usar cualquier otra imagen que le ayude a relajarse y a sentir su cuerpo. Pídele que aporte imágenes, ya que lo que relaja a una persona tal vez no consiga el mismo resultado con otra. (Maureen recuerda a un hipnotizador que le pedía que se imaginara sentada bajo un árbol y la primera imagen que evocaba con esto era de raíces protuberantes y bichos que subían por ella.)

Por encima de todo, recuerda que lo que en realidad haces al dar masaje es facilitar el movimiento del cuerpo. Quizá parezca contradictorio hablar de movimiento y relajación al mismo tiempo, pero no lo es: la tensión no es sino un patrón sostenido de inmovilidad impuesta en áreas específicas. Mantén una sensación de movimiento mientras trabajas, recuerda dónde quieres estimular el movimiento en el cuerpo de tu cliente, y elige tus técnicas para crearlo.

Es importante estar atento a la reacción de tu cliente a tu trabajo, y no tener expectativas muy específicas sobre su reacción. Una persona puede hundirse en un trance de arrobamiento con el primer contacto; otra tal vez necesite 10 sesiones antes de estar en condiciones de sentir cualquier cosa.

La gente se entume por múltiples razones. Un área que experimenta estrés por lo general atraviesa por tres etapas de reacción: 1) dolor, que puede deberse a uso incorrecto del cuerpo; 2) si el estrés sigue sin aliviarse, el entumecimiento ocupa el lugar del dolor (el cuerpo intenta defenderse del dolor al vivir con la tensión como si fuera normal y no hubiera opciones), y 3) si el estrés continúa el tiempo suficiente, la constante tensión muscular provoca un dolor extremo y puede dañar el músculo y otros tejidos.

Algunas veces el masaje ocasiona cierto dolor muscular, lo que en ocasiones es positivo: puede significar que se está retirando la capa de entumecimiento. Cuando tocas a alguien, llamas la atención de esa persona a la zona que tocas; de manera literal despiertas los nervios que en ella se encuentran. Si la zona es presa del estrés, la primera reacción de la persona será una mayor conciencia de la tensión y el dolor. Esto puede ser incómodo, pero es inevitable porque ¿cómo resolver un problema sin saber primero que existe? El entumecimiento le permite a una persona continuar con las conductas destructivas que crean el problema; la posibilidad de sentir, por otro lado, la motiva a cambiar dichas conductas.

El masaje también puede ocasionar cierto dolor debido al incremento de la circulación. Cuando ésta es débil, los vasos sanguíneos tienden a estrecharse y perder elasticidad. Al llevar la sangre hacia el área que lo recibe, el masaje estimula la dilatación de los vasos capilares contraídos y la formación de nuevos. El incremento del volumen sanguíneo puede ocasionar una sensación de tipo dolor muscular en un principio, aunque tal situación es temporal.

Por consiguiente, no puedes esperar siempre que tu cliente se sienta espléndido después de cada sesión de masaje, en especial si tu propósito es lograr cambios muy profundos durante un espacio de tiempo algo prolongado, usando la conciencia cada vez mayor de su parte como factor importante del tratamiento. El masaje que se realiza en la mayoría de los establecimientos (legales) consiste en frotar con movimientos largos y profundos todo el cuerpo. Este masaje se siente maravilloso mientras se recibe —de ahí su popularidad— y puede ser muy efectivo para algunas personas; no obstante, sus efectos suelen ser temporales y no siempre es apropiado para todos. Es posible que al cliente le parezca que vivió una experiencia muy agradable, pero que no sepa hacia dónde se dirige ahora o cuál será el paso siguiente en la sanación. El tipo de masaje que practicamos y enseñamos ayuda a las personas a cambiar sus hábitos de postura y movimiento, y las apoya de un modo activo en sus propios programas de ejercicios.

Algunos de los resultados que puedes buscar para saber si el masaje es efectivo son respiraciones más profundas y lentas; soltura en las extremidades y el cuello; mayor movimiento del pecho y el diafragma; ruidos estomacales que indican que el sistema nervioso parasimpático, o relajante, se ha activado y, por tanto, se estimuló la digestión; un color más sano en el rostro, si la persona empezó con uno muy pálido, amarillento o enrojecido; color rojo en las zonas que reciben masaje, lo cual demuestra que la sangre se ha acumulado en ellas como resultado del contacto; y reacción y desahogo emocionales, ya sea negativos o positivos. Si tu cliente sigue rígido, respira en forma superficial o no parece respirar en absoluto (en resumen, si sientes que lo que haces no tiene efecto), intenta con otra técnica, como ejercicios de respiración, movimiento o movimiento pasivo. O bien, pregúntale dónde le gustaría que trabajaras; algunas veces la sensación de que se preocupan por ti y te complacen consigue relajar mejor a una persona que cualquier otra cosa.

Después de terminar el masaje en un pie, un brazo o un lado de la espalda, por ejemplo, asegúrate de preguntarle a tu cliente si hay alguna diferencia en la sensación entre ambos lados. Tal vez no la haya y si existe, quizá no sea la que esperarías. Un cliente informó que la pierna a la que Meir acababa de dar masaje se sentía más tensa que la otra, pero al ponerse de pie se dio cuenta de que caminaba con más facilidad y comodidad con ella. Concluimos que sencillamente estaba en mejores condiciones de sentir la tensión que ya sufría en esa zona. Otro dijo que sentía "tirante" el hombro que había recibido el masaje. Con unas preguntas más, Maureen descubrió que lo sentía más caliente, grande, largo y vivo que el otro, además de tener una sensación de hormigueo. La percepción de que estaba "tirante" resultó deberse tan sólo a que el cliente sabía que se había usado o "trabajado" con él, y asociaba de modo contundente cualquier tipo de trabajo con tirantez.

Durante el masaje, tal vez quieras trabajar en zonas adoloridas, pero quizá no sea conveniente empezar con ellas, en vista de que pueden estar muy tensas y adoloridas como para responder con otra cosa que no sea resistencia al contacto. Los cuerpos necesitan tiempo para recuperarse de las lesiones y es probable que no sea conveniente tocar una zona lesionada hasta pasado un tiempo desde la lesión; sin embargo, si lo haces, tócala de manera muy suave. Si la rodilla izquierda es la lesionada, trabaja primero con la derecha. Tal vez tu cliente se haya estado apoyando con más fuerza en esta pierna para favorecer a la lesionada, así que los músculos con toda seguridad estarán rígidos y quizás adoloridos o entumecidos. Este tipo de tensión muscular responde con rapidez al masaje y, conforme relajes la pierna derecha, todo el cuerpo se relajará en cierta medida, incluso la rodilla lesionada. Para cuando toques ésta, el proceso de relajación ya estará en marcha, lo que hará que tu masaje sea mucho más efectivo. Es probable que también decidas trabajar en un área lo más alejada posible de la adolorida, para distanciar la atención cinestésica de la persona de la fuente del dolor; así, el masaje de pies puede ser una buena forma de iniciar una sesión para aliviar un dolor de cabeza.

Los métodos que sugerimos para el masaje de brazos, manos, pecho, abdomen y rostro se aplican muy bien tanto para darlo a otras personas como a ti mismo. Puedes agregar movimiento pasivo en muchos de estos casos: sacudidas, estiramientos y movimientos contra la resistencia, es decir, mover la pierna, los dedos o el brazo en una dirección en tanto un compañero intenta moverlos en la otra. Esta última es una buena técnica para desarrollar fortaleza y aliviar la tensión extrema.

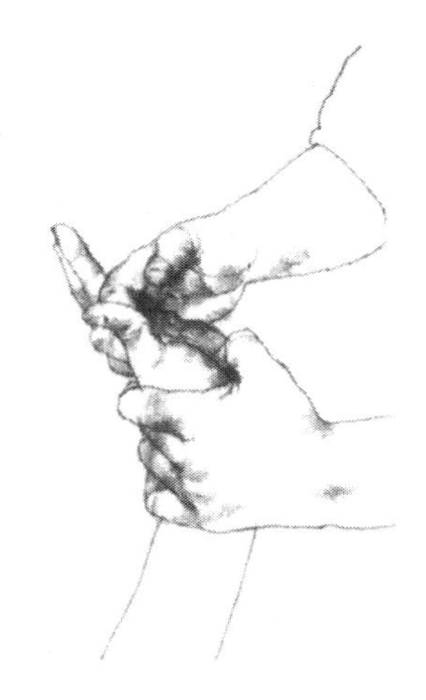

Figura 7.24

Manos

7.24

Además de las técnicas de masaje para las manos que se describieron con anterioridad en este capítulo, presentamos una que ayudará mucho a todas las personas cuyas manos estén rígidas por el exceso de trabajo. Entrelaza los dedos de una de tus manos con los de la de tu cliente y estira los de él hacia atrás hasta donde sea cómodo. Con el pulgar libre, "plancha" los músculos de la palma estirada (ver figura 7.24) y presiona entre los huesos de la palma, a partir de la base de los dedos hacia la muñeca.

Piernas y pies

7.25

Cualquier técnica con la que hayas dado masaje a tus pies (ejercicio 5.2 del capítulo sobre músculos en este libro) puede utilizarse con igual eficacia en tu cliente y, por supuesto, estarás en una posición mucho más conveniente para trabajar.

Gira el tobillo y da masaje hacia arriba en la espinilla y la parte de atrás de la pantorrilla, así como hacia abajo en el talón y el empeine. Sostén el pie por el tobillo, dóblalo lo más que puedas hacia atrás, hacia adelante, a la izquierda y a la derecha sin que ocasione dolor. Descansa el pie del cliente contra tu pecho mientras sostienes la espinilla con una mano y el tendón de Aquiles con la otra, y flexiona el pie al presionarlo contra tu pecho. Coloca los dedos de tus manos entre los dedos del pie del cliente y ábrelos lo más posible (ver figura 7.25). En la misma posición, gira la mano, dobla los dedos de los pies hacia atrás y adelante desde la bola del pie mientras la giras. Pídele a tu cliente que mueva el tobillo mientras le das masaje a

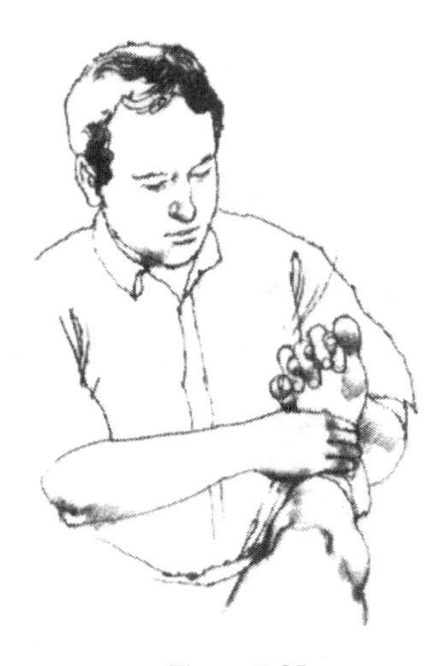

Figura 7.25

éste, a la espinilla y a la parte baja de la pantorrilla con ambas manos y luego, que mueva los dedos de los pies mientras masajeas la bola de éste y la base de cada dedo.

Puedes repetir todas estas técnicas con tu cliente acostado boca abajo y boca arriba.

Con él acostado boca abajo, mueve cada pantorrilla, desde la rodilla, en círculos grandes; llévala hacia atrás de modo que el talón toque la nalga si es posible y mantén el pie lo más cercano que se pueda a la mesa en los diferentes movimientos. Dado que la rodilla es delicada y se lesiona con facilidad, muévela con lentitud y cuidado, y siempre con mucha sensibilidad hacia lo que el cliente siente.

7.26

Los músculos de las piernas son muy fuertes, por lo que pueden llegar a ponerse en extremo rígidos. Los patrones de tensión varían: en una persona activa, las pantorrillas pueden ser las zonas de tensión, en tanto que en alguien sedentario es mucho más probable que sean los muslos los que se contraigan en vez de las pantorrillas, en particular los tendones de la corva. Una persona que pasa mucho tiempo de pie sufre tensión en el lado externo de los muslos, en el músculo tensor de la *fascia lata*.

Casi todos los músculos de la pierna son fuertes y a menudo pueden soportar —en realidad, disfrutar en gran medida— un masaje profundo y vigoroso, a menos, desde luego, que haya una lesión o un trastorno inflamatorio como tendinitis o ciática.

Al igual que con los pies, el movimiento pasivo es una excelente forma de comenzar. Con el cliente acostado boca arriba, levanta y gira su pierna. Para evitar tensar tu propia espalda u hombros al alzar una pierna pesada, recuerda doblar tus rodillas al hacerlo, sostener la pierna cerca de tu cuerpo y dejar que todo éste siga el movimiento cuando mueves la pierna. Puedes hacer esto de pie a un lado de la mesa, con

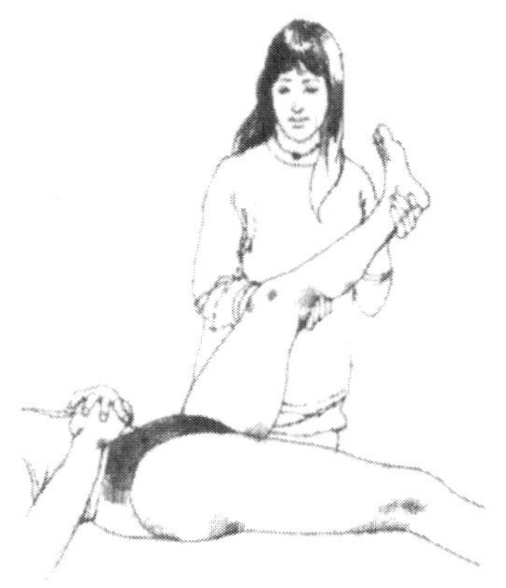

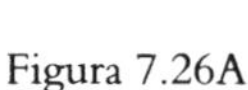

Figura 7.26A

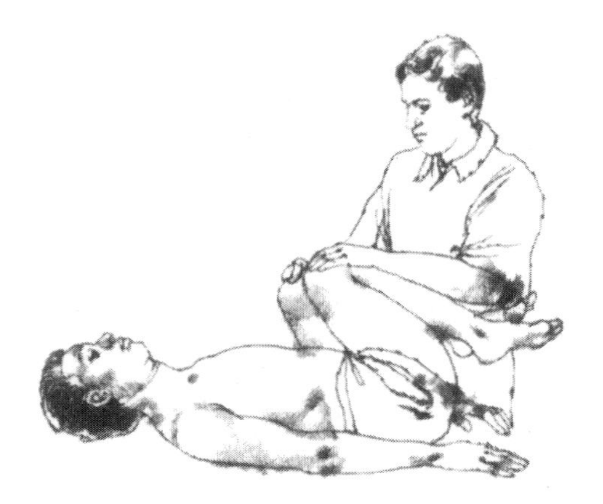

Figura 7.26B

una mano debajo de la rodilla y otra sosteniendo el tobillo (ver figura 7.26 A): traza círculos con toda la pierna desde la articulación de la cadera.

Dobla la pierna al tiempo que acercas el pie al cuerpo del cliente, y estírala mientras lo alejas del mismo.

Si tu cliente no padece problemas de tobillo, rodilla o articulación de la cadera, párate sobre la mesa y levanta la pierna bien estirada (o tan derecha como lo permita la flexibilidad de tu cliente), sostén el tobillo con ambas manos mientras mueves la pierna en círculos en torno a la articulación de la cadera, tira de la pierna hacia arriba de modo que la cadera se levante de la mesa y sacúdela; luego retrocede un par de pasos y tira de la pierna en forma diagonal hacia ti.

Párate al pie de la mesa y levanta la pierna al tiempo que la estiras hacia ti, luego gírala desde esta posición. Dobla ambas rodillas hacia el pecho y muévelas en círculo de manera simultánea (ver figura 7.26 B).

Dobla una de las rodillas de tu cliente y sostén la rótula en una mano y el arco del pie en la otra. Lleva la rodilla hacia el pecho del cliente y muévela: primero dóblala y estírala, muévela en círculos y luego hacia su propio lado, sin desdoblarla. Ahora cruza la pierna por encima del cuerpo del cliente, hasta que el muslo quede perpendicular al cuerpo (o lo más cerca que se pueda). Golpea con suavidad con el puño alrededor de la articulación de la cadera, y rastrilla con los dedos a lo largo de los músculos externos del muslo (ver figura 7.26 C).

Puedes levantar la pierna estirada, sostener el tobillo en tu hombro y golpear con el puño de manera suave y rápida en los tendones de la corva y los músculos externos del muslo.

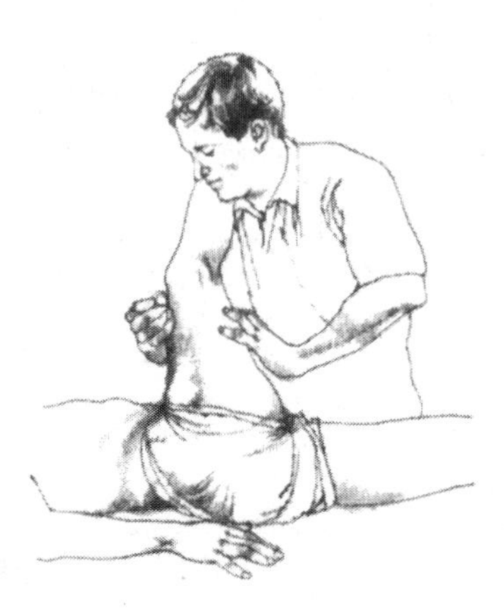

Figura 7.26C

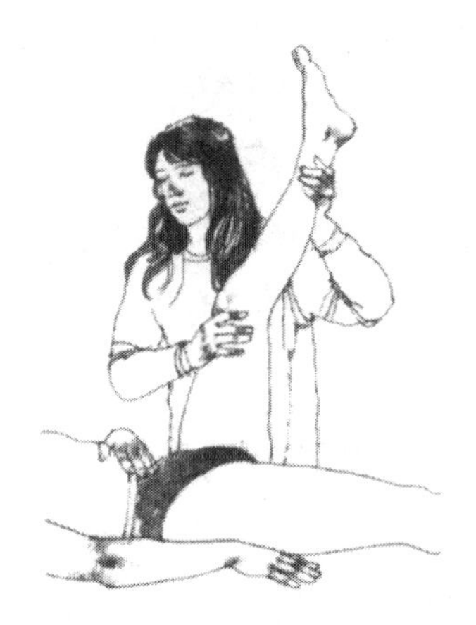

Figura 7.26D

Tira de la pierna bien estirada hacia arriba, y dobla y estira la rodilla, o haz lo mismo mientras sostienes la pierna estirada hacia un lado. Sostén la pierna bien estirada hacia arriba o hacia el lado y muévela en círculos (ver figura 7.26 D).

Con el cliente acostado boca abajo, levanta la pantorrilla y gírala desde la rodilla; mueve la pantorrilla de un lado al otro, o dobla y estira la pierna. Aunque estos movimientos se parecen a los que realizaste cuando el cliente estaba boca arriba, cuando uno se acuesta boca abajo intervienen algunos músculos y ligamentos diferentes.

Para conseguir un estiramiento agradable de los músculos anteriores de la parte baja del muslo, desliza una mano por debajo del muslo de tu cliente, apenas por encima de la rótula, y levanta el muslo con esa mano al tiempo que tiras del pie con suavidad hacia la nalga (ver figura 7.26 E). Realiza primero esto con los dedos de los pies en punta, luego flexionados. No lo hagas si ocasiona dolor en la espalda.

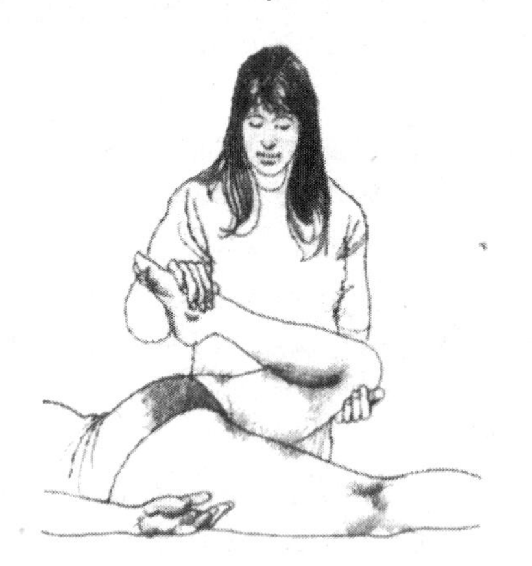

Figura 7.26E

Sosteniendo la pierna de tu cliente bien estirada, con una mano debajo de la parte de enfrente del muslo y otra por la parte de enfrente de la pantorrilla, levanta toda la pierna y gírala desde la cadera. Pregúntale si esto ocasiona alguna sensación de dolor o estiramiento. Si experimenta la sensación en el muslo, pídele que respire profundo dirigiendo el aire hacia la zona mientras tú sostienes y mueves la pierna. Pregúntale si la sensación disminuye o se hace más agradable. Sin embargo, si la experimenta en la rodilla, la cadera o la espalda, reduce la cantidad de estiramiento antes de mover la pierna de nuevo, hasta que la posición sea cómoda. Al tiempo que estiras la pierna, presiona a lo largo de los músculos del frente del muslo.

Siempre que realices movimientos pasivos, anima a tu cliente a olvidarse de la extremidad que sostienes. Algunas personas, por miedo a que las lastimen, se resisten a que muevas sus miembros; muchas intentarán ayudarte al sostener la extremidad por ti, tensándola de modo que no sostendrás todo su peso. Algunos lo realizan de forma tan inconsciente que no se percatan de ello hasta que retiras las manos y dejas que la extremidad cuelgue en el aire donde la han sostenido por ti de forma tan servicial. En ocasiones será suficiente recordarles que se olviden del asunto; en otras puede ser útil hacer que se concentren en respirar o visualizar una parte del cuerpo alejada de la que tú sostienes.

Es un poco más fácil conseguir que una persona relaje una pierna que el brazo, ya que aquélla es mucho más pesada y es más difícil mantenerla en el aire por tiempo indefinido. Por tanto, el movimiento pasivo, unos cinco minutos en cada pierna, resulta una relajación preliminar excelente. Después, según la posición en la que acomodes a tu cliente, puedes decidir por dónde empezar en la pierna.

Tu masaje debe ser un modelo del cambio que pretendes crear. Un masaje con la intención de relajar debe ser suave y calmante; un masaje orientado a estimular debe ser más vigoroso y con percusión. Si quieres aflojar un nudo de músculos, trabaja en ellos alejándote del nudo; soba o palpa desde el centro de la rigidez hacia su periferia. Si quieres aflojar una articulación, primero mueve la extremidad en forma pasiva, imitando el movimiento que te gustaría que la propia articulación realizara por sí sola, luego trabaja en los músculos que están alrededor de la articulación; de nuevo, da masaje alejándote del centro de la rigidez. De tal manera entrenas el cuerpo del cliente a abandonar los hábitos que han ocasionado la rigidez y el dolor. Si padece problemas de rodilla, empieza con giros suaves y estiramientos pasivos, luego trabaja con suavidad del área de la rodilla hacia abajo por la pantorrilla hasta el tobillo, o hacia arriba por el muslo hacia la ingle; así incrementarás la intensidad de la presión a medida que te alejas de la zona del problema (si esto es cómodo para tu cliente).

7.27

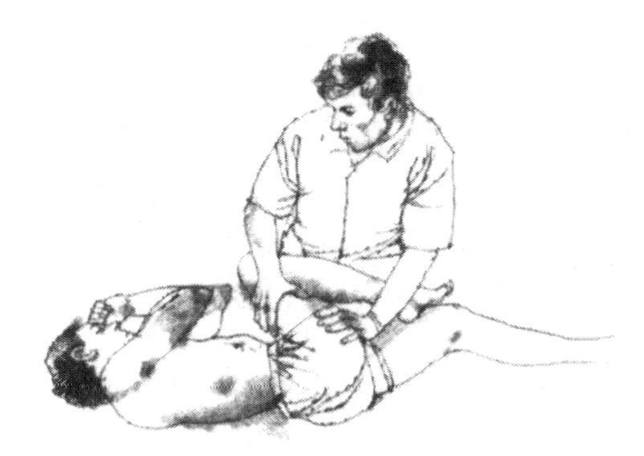
Figura 7.27

Pellizca, gira y soba entre los pulgares y las puntas de tus otros dedos los músculos del frente, de la parte de atrás y de afuera del muslo (ver figura 7.27); tira de ellos hacia arriba y sacúdelos; frótalos con los nudillos con diferentes grados de presión; golpéalos ya sea con suavidad o con firmeza con los puños, y, en general, trabaja en ellos con más vigor que en muchas otras parte del cuerpo.

Los músculos de la parte interna del muslo tienden a ser más sensibles y tal vez requieran un contacto más delicado, el uso de aceite y un movimiento giratorio suave. Con toda la mano asentada en los músculos de la parte interna del muslo, presiona y tómalos con suavidad con la mano ahuecada, moviéndola en círculos al tiempo que lo haces. O frota con suavidad, de nuevo con toda la mano, desde la rodilla hasta la ingle. Distribuir la presión de esta forma ayuda a evitar una presión indebida en cualquier punto sensible.

Nalgas

A mucha gente le sorprende descubrir cuánta tensión carga en los músculos de las nalgas. Éstos, en particular el glúteo mayor, son de los más fuertes del cuerpo y desempeñan un papel importante para mantenernos derechos cuando estamos de pie. Por tanto, reciben una tensión natural al caminar o estar de pie, así como tensión que no es natural cuando nos sentamos mucho tiempo. Gran parte del dolor de ciática es consecuencia de estar sentados un tiempo prolongado en una posición incómoda.

7.28

Palpar es una técnica positiva en especial en este caso. Presiona con todos los dedos para encontrar los puntos rígidos o adoloridos y trabaja de manera gradual alejándote de ellos. Golpea con suavidad con los puños, sobre todo a lo largo de la parte externa de las caderas; eso también proporciona gran alivio a los músculos. Asimis-

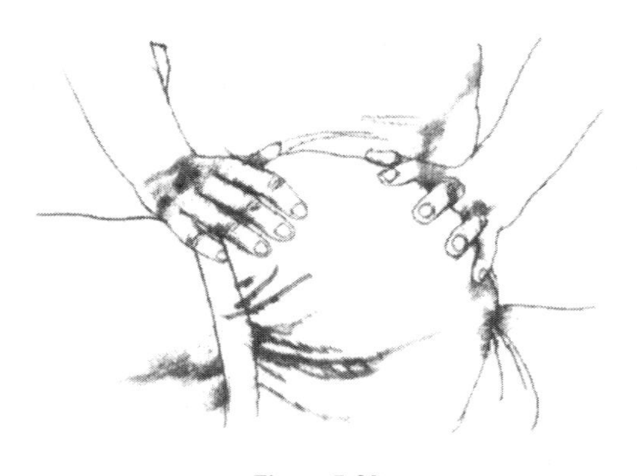

Figura 7.28

mo, presiona con ambas manos a la vez. Puedes hacerlo con un puño cerrado contra el músculo y la otra mano presionando el puño, moviendo el puño en círculos, o con las palmas bien asentadas, una sobre otra, ya sea frotando con movimientos rítmicos y profundos o sacudiendo el músculo. En la parte superior de la cadera, junto al borde de la pelvis, presiona hacia la pierna; en el lado de abajo de la nalga, presiona hacia arriba, rumbo a la columna. Ahora da golpecitos suaves desde ambos lados con la base de las palmas (ver figura 7.28).

A menudo el cliente se sentirá muy cómodo si se acuesta sobre un lado y dobla un poco y extiende la pierna que queda arriba. Esto le permite a la cadera y a los músculos de las nalgas estirarse ligeramente mientras trabajas en ellos.

Espalda

Para trabajar con la espalda, es mejor que tu cliente se acueste boca abajo. Sin embargo, para mucha gente es incómodo acostarse en esta posición durante más de unos minutos. Si alguien padece problemas graves de espalda, tal vez no sea buena idea que se acueste mucho tiempo boca abajo ya que esto puede poner rígidos los músculos de la parte baja de la espalda, así como los del cuello. Aun cuando tu mesa cuente con un descanso para la cara, a un cliente con el cuello rígido puede resultarle incómodo acostarse boca abajo. En tal caso, empieza el masaje con él acostado boca arriba, disfrutando el masaje y el movimiento pasivo del cuello para aflojarlo antes de intentar que se acueste boca abajo. Cuida de no mantener boca abajo a una persona durante más tiempo del que sea cómodo.

7.29

Si tu cliente está cómodo acostado boca abajo, empieza el masaje de espalda en la parte baja de la columna, o el área del sacro; coloca una mano en una nalga y la otra en la zona lumbar al otro lado de la espalda, luego presiona con cada mano para tirar de los músculos en direcciones contrarias, dando un estiramiento diagonal a la parte baja de la espalda. Luego invierte las manos y realiza lo mismo en la dirección contraria.

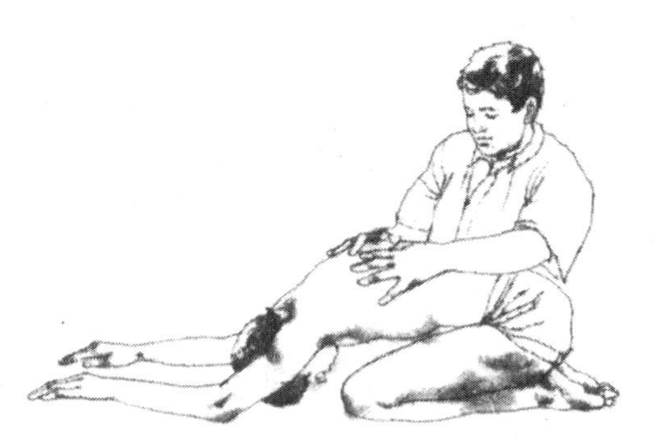

Figura 7.29

También será muy útil que coloques al cliente en la posición Niño del yoga, sobre las rodillas, con las rodillas llevadas hasta el pecho y los brazos extendidos sobre la mesa hacia el frente (ver figura 7.29) o doblados de manera que la frente se apoye en el dorso de las manos. A algunas personas les resulta más cómodo poner una almohada entre las pantorrillas y las nalgas.

En la posición Niño, la parte baja de la espalda, que en muchas personas suele ser cóncava, se coloca en posición convexa y los músculos se estiran al tiempo que les das masaje. Aquí puedes sobar con movimientos largos, desde la parte media de la espalda (los músculos espinales, que sostienen la columna derecha) hacia los músculos laterales externos (el músculo dorsal ancho), o realizar movimientos giratorios y de presión con el pulgar o colocar las palmas bien asentadas y sacudir las manos sobre el músculo. Como siempre, experimenta hasta encontrar los contactos que te hagan sentir bien y den alivio al cliente. Si la posición es incómoda, pídele que se acueste de lado con las rodillas llevadas hacia el pecho, o boca abajo con una almohada bajo el abdomen para elevar el área del sacro.

Otra técnica de masaje favorita es mover las palmas o las bases de las mismas en círculos largos, desde la parte baja de la espalda hasta la parte alta. Mantén las muñecas sueltas y haz movimientos en el sentido de las manecillas del reloj con la mano derecha y en el sentido contrario con la izquierda, para que la presión estire los músculos hacia los lados, lo que intensifica la sensación de expansión.

La espalda es tal vez la zona del cuerpo que más a menudo recibe masaje, y dicho masaje parece ofrecer más beneficios al resto del cuerpo que el de cualquier otra parte. En primer lugar, se trata de una zona muscular grande y es muy sencillo para el trabajador corporal darle masaje, en vista de que casi cualquier técnica le viene bien. En segundo lugar, la columna vertebral alberga a la médula espinal que, junto con el cerebro, contiene al sistema nervioso central. Cuando das masaje a los músculos que sostienen derecha la columna, mejoras la postura de las vértebras y permites que fluya mejor el líquido cefalorraquídeo, mismo que lubrica al sistema nervioso central. Cuando este último funciona mejor, todo funciona mejor. Al hacer que los músculos de la espalda se relajen y alarguen, el masaje de la espalda permite que haya más espacio entre las 33 vértebras de la columna. Esto reduce la presión sobre los nervios que salen de la médula espinal entre dichas vértebras. Cada uno de estos nervios cumple una función muy importante en el movimiento. Por tanto, las recompensas de la relajación de la espalda son de largo alcance.

Mira bien la espalda de tu cliente, tanto cuando está de pie como cuando está acostado boca abajo. Observa la forma, la postura y la alineación de las vértebras. Varios problemas frecuentes de columna pueden identificarse con facilidad. Si la parte superior de la columna está muy convexa, el trastorno se llama cifosis. Esta postura cambia la posición de la cabeza y el pecho, limita sobre todo el movimiento de la parte superior del cuerpo y puede contribuir a problemas cardiovasculares. Cuando la parte baja de la columna es muy cóncava, el trastorno se llama lordosis. Este trastorno puede provocar que se pongan rígidas las zonas de la pelvis y del abdomen, y afecta el modo de andar. Si la columna no sigue una línea recta desde el cuello hasta el cóccix, sino que se desvía a la derecha o la izquierda en alguna parte, el trastorno se llama escoliosis, o curvatura de la columna, y puede alterar la postura e interferir con el funcionamiento de la médula espinal. Si dos vértebras cualquiera parecen estar mucho más juntas que las demás, el disco entre ellas puede estar comprimido, lo que provoca la degeneración o rotura del mismo. De ninguna manera sugerimos que tú, como trabajador corporal, intentes diagnosticar un trastorno de espalda, ni en ti ni en tu cliente; la persona que sufra un dolor fuerte de espalda de cualquier clase debe consultar a un médico ortopedista u osteópata para obtener un diagnóstico clínico del problema. Nosotros sólo nombramos algunos problemas para que los busques cuando decidas cómo dar masaje en la espalda a alguien.

Los músculos de un lado de la espalda suelen estar más fuertes que los del otro, con el resultado de que los músculos fuertes tiran de la columna hacia su propio lado, y ocasionan escoliosis. El masaje de los músculos de la espalda alivia la contracción extrema de los músculos fuertes, además de aumentar la estimulación y la circulación de la sangre hacia el lado más débil, lo que con el tiempo ayudará a fortalecerlo: en resumen, equilibra el tirón que cada lado ejerce, lo que ayuda a corregir la curvatura. Esto, a su vez, mejora la postura, lo que hace que el porte de la espalda sea más derecho y más uniforme. Una persona cuya columna se tira hacia un lado sufre muchos problemas: presión desigual en las raíces de los nervios de la columna; flujo irregular del líquido cefalorraquídeo (que puede ser ocasionado por cualquier alteración de la posición de la columna) y una tremenda cantidad de tensión muscular innecesaria cuando el cuerpo lucha por mantener una postura derecha en oposición al tirón de los músculos más fuertes.

7.30

Para ayudar a crear espacio entre las vértebras, pellizca la carne sobre cada una y tira con suavidad hacia arriba, avanzando desde el sacro hasta llegar a la parte de atrás del cuello. Continúa con movimientos largos y profundos con ambas palmas, luego mueve una palma hacia arriba en tanto mueves la otra hacia abajo, estirando los músculos en direcciones contrarias, y sacude los que están bajo tus manos con vigor. Otra buena técnica es dar masaje con los pulgares en un movimiento giratorio en torno a cada vértebra que puedas sentir de manera individual, en especial aquellas que parezcan hundidas o sobresalgan en forma notoria. Pide a tu cliente que se ponga de pie y se doble hacia adelante en el arco vertebral, como se describe en el capítulo sobre la columna (ejercicio 4.2, capítulo 4 de este libro), mientras das masaje y pequeños golpecitos a la espalda desde los hombros hasta la región del sacro.

7.31

Con tu cliente acostado boca arriba, puedes relajar la columna y al mismo tiempo incrementar la conciencia del cliente acerca de ella. Coloca las puntas de tus dedos bajo su cuello a ambos lados de la columna (no en la propia columna), en la base del cráneo. Pídele que presione en la zona que estás tocando, y sólo en ella, al tiempo que palpas con suavidad alrededor del hueso (ver figura 7.31 A).

Mueve los dedos hacia la parte superior de la espalda, y haz lo mismo. Repite esto en cada área de la espalda, recorriendo toda la columna (ver figura 7.31 B).

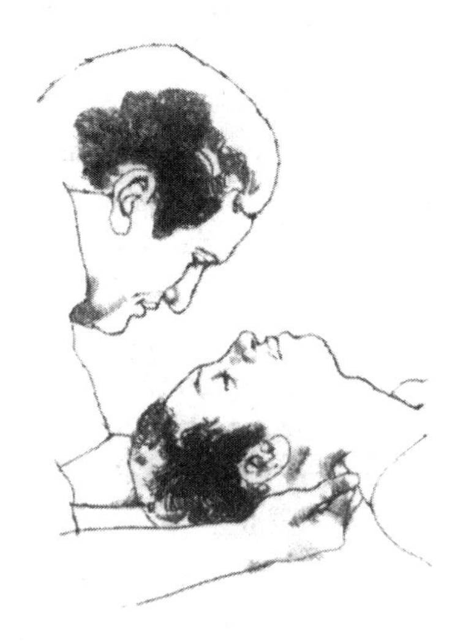

Figura 7.31A

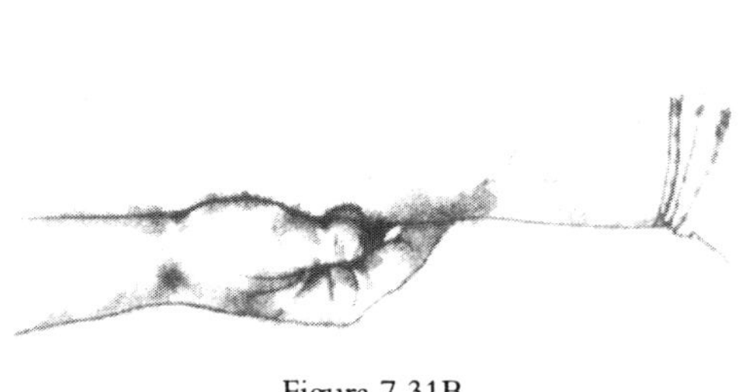

Figura 7.31B

Es probable que tu cliente no pueda aislar el movimiento lo suficiente como para presionar sobre una sola vértebra, pero poco a poco podrá aislar áreas específicas. Solicítale que preste atención a otras zonas (pecho, quijada, etcétera) que pueden intentar participar en el movimiento y que procure relajarlas. Para algunas personas, tan sólo mover la parte superior de la espalda de manera independiente de la parte baja es un todo un triunfo, dada su costumbre de mover la columna como si hubiera sido esculpida en un solo bloque.

Hay bailarines afroantillanos que pueden mover la columna de una manera tan sinuosa como las serpientes; esta técnica de masaje se dirige a alcanzar ese tipo de libertad individual para las vértebras.

Hombros

La parte superior de la espalda y los hombros están conectados por un músculo grande en forma de diamante llamado trapecio. No menos de 17 vértebras yacen debajo de él, que corre en forma vertical a partir de la base del cuello hasta la parte media de la espalda. La tensión del trapecio puede ocasionar dolor y limitar el movimiento del cuello, los hombros, los brazos y el pecho. A casi todos les resulta una delicia el masaje de esta zona, en especial la comprendida entre un hombro y otro y junto a los omóplatos.

7.32

Con el cliente acostado de lado, coloca una mano frente a su hombro y la otra detrás del omóplato, luego levanta y gira el hombro, en ambas direcciones. Levanta el brazo, sosteniéndolo por la muñeca, y muévelo en círculos grandes. Presiona el hombro hacia adelante en dirección a la mesa y da pequeños golpecitos con las puntas de los dedos en los músculos entre la columna y el omóplato; tira de él hacia ti y golpea con suavidad los músculos pectorales donde el brazo se une con el pecho (ver figura 7.32 A).

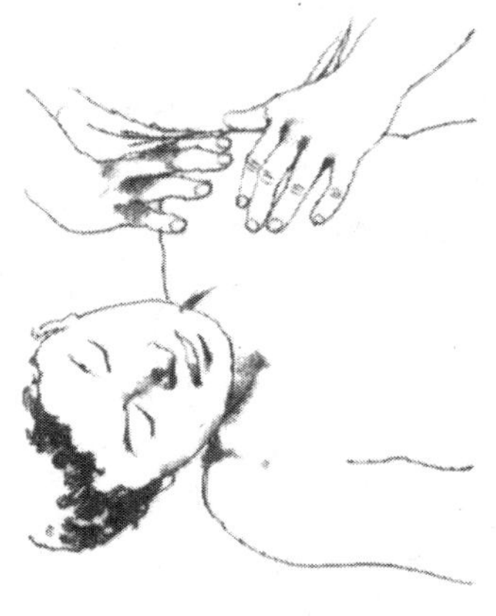

Figura 7.32A

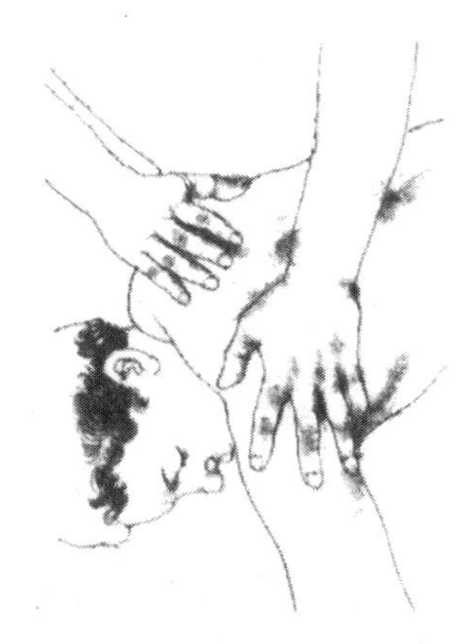

Figura 7.32B

Con tu cliente acostado de lado con la cabeza sostenida, pídele que gire la parte de arriba de su hombro varias veces en ambas direcciones. Ahora sostén su hombro con ambas manos y gíralo tú en ambas direcciones también. Solicítale que lo gire de nuevo por sí solo. ¿Le resulta más fácil o suave ahora?

Con tu cliente acostado boca abajo, coloca una mano debajo de su hombro y levanta éste de la mesa. Palpa en forma profunda por debajo del omóplato con tu otra mano. Da un masaje tan profundo que ocasione un dolor suave, no abrumador. Ahora tira del hombro y el omóplato de modo que lo alejes de la línea media del cuerpo mientras ejerces presión por debajo del omóplato (ver figura 7.32 B).

Consulta también el ejercicio 1.24 del capítulo sobre respiración (1 de este libro).

El masaje de hombros también puede ser muy efectivo si se realiza mientras el cliente está sentado, siempre y cuando la espalda esté apoyada por completo. Pídele que se siente en la mesa, siéntate o párate tú detrás, y haz que se recargue en ti mientras das el masaje. Consulta los ejercicios 3.26, 3.27 y 3.28 del capítulo sobre articulaciones (3 de este libro).

Abdomen

7.33

Además de los ejercicios descritos para el automasaje del abdomen (ejercicio 7.23), intenta los siguientes.

Párate a un lado de tu cliente y con movimientos largos y circulares frota el abdomen; mueve una mano en el sentido de las manecillas del reloj y la otra en el sentido contrario. Ejerce presión sólo hacia arriba, hacia la parte superior del abdomen. Ahueca las manos y da masaje al abdomen con movimientos continuos de un lado al otro, con la mano izquierda frotando hacia ti y la derecha hacia el otro lado. Este masaje se le dio a la esposa de Meir, Dror, cuando estaba embarazada, para deleite de su hijo, quien empezaba a patear furiosamente en cuanto terminaba y sólo se tranquilizaba cuando se reanudaba. Pero el masaje a mujeres embarazadas debe realizarse con mucho cuidado; Dror lo encontraba cómodo sólo cuando se hacía con aceite y de un modo muy suave. Si tu cliente no está embarazada, intenta dar golpecitos suaves con las manos ahuecadas.

Consulta el masaje neurológico en el capítulo sobre el sistema nervioso (6 de este libro), que es bueno para todos. En el capítulo sobre distrofia muscular (13 de *Sanación personal avanzada*), encontrarás masaje de músculos distróficos o atróficos. Asimismo, en el ejercicio 10.1 del capítulo sobre osteoporosis (10 de *Sanación personal avanzada*) encontrarás la descripción de cómo dar golpecitos suaves a los huesos, que los fortalecen y mejoran la circulación.

Esperamos que puedas utilizar las ideas presentadas aquí para la salud, el deleite, la relajación y el mejoramiento de la calidad de vida tuya, de la gente que amas y de tus clientes actuales o futuros. También esperamos que explores este tema aún más, en especial experimentando el trabajo corporal en ti mismo tan a menudo como puedas.

El método de la sanación personal incluye muchas más técnicas que no describimos aquí. Sin embargo, después de un par de años de trabajar con los demás capítulos y con *Sanación personal avanzada*, así como de llevar más movimiento a tu cuerpo, las técnicas de masaje llegarán a tus manos y tu mente de un modo natural a medida que surja la necesidad, porque habrás desarrollado tu sentido cinestésico y tu sensibilidad hacia los demás.

8

Visión

Aumento de la agudeza mediante la relajación

Meir Schneider: la historia de un caso

Nací ciego, debido a una complicación de cataratas (opacidad del cristalino) y glaucoma (presión excesiva en el ojo). Casi inmediatamente después de nacer desarrollé los síntomas secundarios de estrabismo y nistagmo (movimientos oculares involuntarios). A la edad de cuatro años me operaron por primera vez, en Polonia, para retirar las cataratas. Al cumplir los siete me habían sometido a cinco operaciones en Polonia y en Israel, pero ninguna de ellas tuvo éxito. Se logró retirar la mayor parte de las cataratas, pero más de 95 por ciento de mi cristalino quedó cubierta de tejido demasiado grueso para permitir que la luz penetrara. Todos los médicos que examinaron mis ojos determinaron que el tejido hacía imposible la visión. Sólo distinguía la luz, las sombras y algunas formas indistintas. La luz fuerte resultaba demasiado dolorosa para mis ojos.

El gobierno de Israel —donde nos habíamos instalado mi familia y yo— me declaró legalmente ciego y tan pronto entré a la escuela comencé a estudiar en Braille. Si bien me prescribieron anteojos que supuestamente mejorarían un poco mi visión, lo cierto es que reflejaban la luz sobre mis débiles ojos en una forma tan dolorosa que usarlos era mucho peor que no hacerlo. Buscaba romperlos en cualquier oportunidad que tuviera; solía tirarlos al piso y pisarlos. Los armazones se rompían, pero las lentes eran tan gruesas que nada las astillaba.

Las cirugías a las que me sometieron en esa edad tan temprana, así como los traumas cotidianos provocados por la ceguera, me dejaron un legado de dolor, frustración, enojo y miedo.

Estos sentimientos, junto con las razones físicas más obvias de mi ceguera, desempeñaron un papel importante en la restricción de mi visión.

A pesar de que en el aspecto funcional era ciego y sólo leía en Braille, asistí a la escuela de educación básica junto con todos los demás niños, y competía no sólo en el aspecto académico sino en deportes y juegos con niños con capacidad visual completa. Nunca dejé de sentirme frustrado por mis limitaciones. Cuando entré a la escuela secundaria y las exigencias académicas aumentaron, la tensión de leer en Braille también se elevó y muchos de los libros de texto que necesitaba no estaban disponibles en ese sistema. Soñaba con encontrar alguna cirugía milagrosa que corrigiera de manera instantánea mis problemas y me regalara una vida normal. Sin embargo, hasta que cumplí los 17 años, el único avance que experimenté fue que me prescribieran dos nuevos anteojos. Uno de ellos tenía la fuerza de un pequeño telescopio y me permitía leer el pizarrón con un ojo, desde la primera fila de la clase. El otro era un monóculo de fuerza microscópica, con el cual podía leer una letra a la vez si presionaba la nariz contra la página de un libro. Usar cualquiera de ellos me provocaba tensión y dolores de cabeza terribles; no obstante, nunca utilicé el Braille de nuevo.

Casi por cumplir los 17, conocí a dos personas que cambiaron el curso de mi vida. La primera fue una mujer de edad mayor, bibliotecaria, que se sintió atraída por el tema de la salud debido a varios problemas físicos que padecía, y dedicó gran parte de su vida a estudiar, de manera independiente, el movimiento y sus efectos en el cuerpo. Se interesó de modo especial en mí debido a mis ojos y a que percibió que estaba abierto al cambio. Con su ayuda y orientación, comencé a percatarme de la conexión entre mis ojos y el resto de mi cuerpo y la manera en que cada parte afectaba a la otra. Aprendí que la tensión en mis ojos había contribuido a la tensión en mi cuello, hombros, espalda, estómago y otras partes de mi cuerpo, y que esta tensión corporal crónica, a su vez, empeoró el estado de mis ojos.

La señora en cuestión me presentó con el segundo de mis maestros, un chico más joven que yo. Ella estaba enterada de que él había mejorado su propia visión, la cual se deterioraba con rapidez, al practicar algunos ejercicios de visión aprendidos en un libro.

Se trata de los ejercicios que el doctor William Bates desarrolló a principios del siglo pasado y el adolescente me enseñó los aspectos básicos de los mismos. Comencé a practicarlos con fidelidad en todas las oportunidades posibles. Aunque quienes me rodeaban mostraban escepticismo al respecto, nunca se me ocurrió dudar o cuestionar su valor. Pasados varios meses, podía ver… no mucho, pero más de lo que nunca había visto.

El proceso de lograr ver fue gradual. El primer cambio que observé fue, sencillamente, que el contraste entre la luz y la oscuridad se hizo más claro; la luz se volvió más brillante y la sombra, más oscura. Luego, las formas vagas que me había acostumbrado a ver comenzaron a evolucionar hacia imágenes más definidas y después comencé a observar más detalles más claros dentro de ellas. El aspecto de mayor importancia en la preparación de mis ojos para la visión fue aprender a relajarlos, ya que antes se esforzaban para ver, y entrenarlos para que aceptaran la luz en vez de huir de ella.

A los seis meses podía leer letras impresas con lentes de 20 dioptrías. Pasado un año y medio, ya era capaz de leer lo impreso sin anteojos. Mediante mis ejercicios de visión, había creado una visión funcional donde no existía ninguna.

La transición de ser ciego a ver algo fue difícil. Durante toda mi vida me había acostumbrado a *no* mirar las cosas, y a depender de otros sentidos y de otras personas para obtener la información que requería sobre el mundo a mi alrededor. Ver significaba desarrollar todo un nuevo conjunto de hábitos y habilidades, no sólo realizar ejercicios. Me fascinaba la belleza de lo que veía —y casi todo me parecía hermoso— pero también me agobiaba la increíble diversidad de las imágenes visuales. A veces casi deseaba quedar ciego de nuevo pues la tarea de ver, así como de identificar e interactuar con lo que veía, era enorme. El asunto de ver me resultaba tan nuevo como a un infante y, de hecho, creo que en cierta manera mi vida en realidad comenzó cuando empecé a ver.

Aprendí mucho acerca de mí mismo por medio del trabajo con mis ojos, y no sólo fue sobre mi ser físico, sino también sobre mi ser emocional. Aprendí cuán profundamente resultan afectados los ojos por las emociones, así como por las concepciones mentales preconcebidas.

En palabras del doctor Bates, el oftalmólogo cuyos ejercicios de visión inspiraron mi método para mejorar la mía: "Vemos en gran medida con la mente y sólo de manera parcial con los ojos".

Nunca he dejado de trabajar para mejorar mi visión y ésta nunca ha dejado de mejorar. En 1981, 10 años después de que empezara todo el proceso mencionado, me concedieron la licencia de conducir del estado de California, sin restricciones. Mi visión aún está lejos de ser perfecta; cuando mucho mide cerca de 20/70; en otras palabras, a seis metros de distancia puedo ver lo que una persona con visión de 20/20 puede ver a 20 metros de distancia; sin embargo, nadie puede negar que el cambio ha sido fenomenal.

¿Por qué debe considerarse extraordinaria esta historia?

La respuesta real a tal pregunta es que todos hemos sido entrenados para creer que nuestros ojos —a diferencia de casi todas las demás partes del cuerpo— sólo pueden cambiar para empeorar y nunca pueden mejorar una vez que empiezan a deteriorarse. Es fácil pensar de esta manera porque, de hecho, la mayoría de la gente con problemas de visión sólo tiende a empeorar. No obstante, esto se debe sólo a que no sabe cómo mejorarla.

No hay que culpar a nadie de esto. El mejoramiento de la visión es un proceso complejo, dado que la visión en sí misma lo es. Nuestros ojos —y por tanto, nuestras habilidades visuales— están ligados de manera estrecha con nuestro cuerpo, nuestra mente y nuestras emociones. Nuestros ojos actúan sobre cada aspecto de nosotros mismos y, a su vez, resultan afectados por cada aspecto de nuestra vida; por consiguiente, trabajar con ellos para mejorar la visión siempre es un desafío. Mientras lo haces quizás encuentres tensiones físicas, resistencia mental, bloqueos emocionales y traumas profundamente contenidos. Sin embargo, al enfrentar esto, muchas personas han descubierto la fortaleza para solucionarlos y al mejorar su visión han cambiado su vida.

Por medio de ejercicios para la visión sencillos y el desarrollo de buenos hábitos visuales, es posible cambiar la visión deficiente en buena visión, revertir el proceso del deterioro de los ojos y revertir por completo los efectos del estrés, el uso excesivo y otros factores que contribuyen a una mala visión.

La mejora de la visión por medio de la sanación personal ofrece una alternativa a los anteojos. Si bien los anteojos correctivos parecen brindar una "solución" rápida y fácil, lo cierto es que no corrigen la causa del problema visual para el cual se prescriben. De hecho, a menudo el uso constante de lentes contribuye al deterioro de la visión, al forzar a los ojos a funcionar en maneras que acaban por debilitarlos. Por eso es que con los años se han vuelto necesarias graduaciones cada vez más fuertes. A la inversa, nuestros ejercicios de mejora de la visión abordan los problemas de ésta desde su origen. Si se practican con regularidad, no sólo mejorarán tu visión que se mide, sino también fortalecerán y aumentarán la salud de tus ojos.

Los ejercicios para la visión se han conocido de varias maneras durante miles de años. Por ejemplo, las sociedades ancestrales de China, India y Tibet, al igual que varias culturas nativas americanas, han incluido ejercicios oculares como parte regular de su práctica médica. Vale la pena mencionar que todas las sociedades mencionadas por tradición basaron su enfoque médico en la sanación natural, al poner gran énfasis en una dieta sana, el uso y el cuidado adecuados del cuerpo, el equilibrio del trabajo, el descanso y el ejercicio, y un sano estado mental, que hace a un lado el hincapié en el uso de drogas y medicamentos.

Sin embargo, estos ejercicios para la visión son relativamente nuevos para la sociedad occidental. El invento de los lentes artificiales para corregirla dio una dirección por completo diferente al estudio de la visión y de los ojos. La investigación llevada a cabo en los siglos XVIII y XIX pareció apuntar a la conclusión de que los problemas de visión sólo podían corregirse en una de dos formas: mediante el uso de lentes artificiales o, en algunos casos, con cirugía. La idea de que dichos problemas nunca podían curarse de manera fundamental, sino sólo aliviarse por medios artificiales, fue aceptada por todos los países occidentales.

No obstante, en el siglo XX este supuesto fue cuestionado por un brillante oftalmólogo estadounidense llamado William H. Bates. El doctor Bates se graduó en el Colegio de Médicos y Cirujanos de la Universidad de Cornell en 1985 y practicaba en la ciudad de Nueva York. A lo largo de su extensa investigación con respecto al funcionamiento de los ojos, desarrolló un enfoque revolucionario al mejoramiento de la visión. El doctor Bates utilizaba un instrumento llamado retinoscopio, con el cual observaba cambios minuciosos en la curvatura superficial de los ojos y, de esta manera, determinaba la naturaleza y el grado de los problemas de visión de un paciente. Así, analizaba cómo funcionan los ojos —esto es, cómo cambia su forma— cuando ven bien y cómo lo hacen cuando ven mal. En el transcurso de muchos años, observó los ojos de cientos de sus pacientes en todas las variedades de actividades, estados emocionales y condiciones físicas. Observó que sus ojos cambiaban cuando realizaban un trabajo que disfrutaban o uno que les desagradaba; en situaciones que causaban fatiga, ansiedad o confusión; cuando estaban concentrados, excitados, estimulados o relajados.

El doctor Bates se percató de cómo cambia la claridad de la visión en la misma persona, de buena a mala y viceversa, según su estado físico y emocional. Observó el sencillo hecho de que la visión no es una condición estática, sino que se modifica de modo constante; tal vez te hayas dado cuenta de que tu propia visión es mejor en ciertos momentos y peor en otros. El doctor Bates fue el primer oftalmólogo que realizó una investigación científica acerca de este fenómeno. Sus estudios muestran que los defectos de visión pueden ser generados o empeorados por el estrés de las situaciones de la vida diaria. También probó que dichos problemas pueden ser corregidos por la conducta visual consciente y correcta.

Causas de la mala visión

Los problemas de visión suelen relacionarse con la falta de claridad en la visión de cerca o de lejos. El acto físico de ver los objetos de cerca es diferente del acto de verlos a lo lejos. Pensemos primero en una cámara. Cuando los rayos de luz provenientes del objeto que intentas enfocar llegan a los lentes de la cámara, necesitan convergir para enfocarse en la película detrás del lente. Para poder enfocar, cambias la distancia entre el lente y la película hasta que sea la adecuada, pues de otra manera el objeto no quedará enfocado de manera exacta en la película y la foto saldrá desenfocada. Ahora volvamos a nuestro ojo. Al igual que una cámara fotográfica, nuestro ojo necesita hacer que converjan los rayos de luz procedentes del objeto que miras y enfocarlos detrás del lente. En vez de una película tienes la retina, una red de células nerviosas que transforma los rayos de luz en información neural que será enviada, a través del nervio óptico, al cerebro. El ojo posee una capacidad especial de la que la cámara carece: puede cambiar la forma de su cristalino. Por tanto, puede enfocar sin cambiar la distancia entre éste y la retina. Cuando los músculos ciliares que sostienen el cristalino están relajados, el cristalino está relativamente plano y permite la visión lejana. Cuando el objeto que miras se encuentra a menos de seis metros de distancia, los músculos se contraen y el cristalino asume una forma más esférica. A este proceso se le llama acomodo.

Durante varios siglos, los oftalmólogos y otras autoridades en la función y la anatomía oculares sostuvieron que el ojo sólo puede enfocar mediante el mencionado proceso de acomodo. Sin embargo, por diversas razones el doctor Bates concluyó que los músculos largos y externos del globo ocular poseen la misma importancia que los músculos ciliares, que permiten enfocar en una forma similar a la de la cámara, esto es, al cambiar el largo del globo ocular y, con él, la distancia entre el cristalino y la retina.

Hay una diferencia significativa entre los dos mecanismos porque, en tanto la acción de los músculos ciliares es involuntaria, la de los músculos externos puede controlarse con mayor facilidad.

Si los músculos ciliares no pudieran producir el acomodo deseado, según el doctor Bates, los músculos externos podían compensarlo. Éste es el concepto en verdad revolucionario que el doctor Bates introdujo a la oftalmología occidental: la idea de que la visión puede controlarse y, de hecho, mejorarse en gran medida mediante el control consciente de la conducta visual.

Además del factor de acomodo, se supone que la forma del globo ocular determina cómo ve una persona. La forma irregular del globo se considera la causa de los dos problemas de visión más comunes: la miopía y la hipermetropía. Miopía significa incapacidad de ver objetos distantes con claridad; se debe a que el globo ocular es demasiado largo del frente a la parte de atrás, lo cual imposibilita que el cristalino enfoque los rayos de luz de los objetos distantes hacia la retina, aunque sí puede hacerlo con los provenientes de objetos cercanos. Hipermetropía significa incapacidad para ver los objetos cercanos con claridad. En ella, el globo ocular es demasiado corto del frente a la parte de atrás. Los rayos de luz distantes se enfocan correctamente en la retina, pero los de los objetos cercanos se proyectan desenfocados sobre ella; se enfocarían *detrás* de la retina si pudieran pasar a través de ella.

El doctor Bates coincidía en que la forma del globo ocular es responsable de la miopía y la hipermetropía. Lo que ponía en tela de juicio era la idea de que el globo ocular, una vez que asumía una forma particular, nunca podría cambiarla. Puesto que en su gran mayoría los problemas de visión son adquiridos y pueden adquirirse en cualquier momento, resulta claro que la forma del globo ocular puede cambiar y, de hecho, lo hace. ¿Por qué deberíamos suponer que estos cambios sólo pueden ser para empeorar? Por ejemplo, si un chico que nació con visión normal se vuelve miope, esto indica que los globos oculares se alargaron. ¿Por qué no podrían ser capaces de acortarse de nuevo?

¿Qué causa en realidad la mala visión? Ahora tenemos alguna idea de los cambios físicos o mecánicos que ocurren en el ojo cuando la visión es mala. Pero, ¿qué provoca que estos cambios físicos ocurran? La respuesta que el doctor Bates encontró nos resulta muy familiar, aunque en su tiempo era nueva por completo. En una palabra, se trata del estrés. Los ojos son tan susceptibles al estrés como cualquier otra parte del cuerpo y están sujetos a por lo menos la misma cantidad de éste. No todo el estrés es sólo físico. Muchas de nuestras acciones y reacciones son guiadas por imágenes mentales y gran parte de nuestra memoria consiste en imágenes mentales, incluyendo las conscientes y subconscientes de eventos que contribuyeron a nuestra conformación emocional; y los ojos se tensionan aun cuando las percibimos sólo "en el ojo de la mente". El ojo es una parte integral del cerebro. Debido a todo ello, y a que los utilizamos para casi todo lo que hacemos, los ojos responden con fuerza a nuestros pensamientos y emociones. Puesto que son órganos que trabajan arduo, también resultan afectados de inmediato por el dolor o la fatiga físicos. Cuando comenzamos a trabajar para mejorar nuestros ojos, necesitamos abordar este trabajo desde todo ángulo posible. Y, a medida que lo hacemos, descubrimos aspectos referentes a nosotros mismos que tal vez nunca hayamos sospechado.

Los ojos y las emociones

Ha habido mucha especulación con respecto a la conexión entre la visión y la personalidad, así como entre la visión y los acontecimientos pasados con consecuencias emocionales. Casi todos nuestros clientes que trabajan en su visión han experimentado emociones fuertes y algunas veces revelaciones emocionales poderosas al hacerlo. Las conexiones que las personas establecen entre su experiencia particular y sus problemas particulares de visión varían enormidades entre una y otra, lo cual dificulta la generalización acerca de *cómo* la emoción afecta la visión. Lo que nunca puede ser cuestionado por parte de un observador honesto es que la emoción *sí* afecta la visión, y con fuerza. Cuando una persona experimenta una emoción negativa fuerte —bien se trate de miedo, cólera, ansiedad o dolor—, la visión casi siempre se empeora en forma temporal, aun en quienes no tienen problemas con ella. Si la experiencia se repite con la frecuencia necesaria, los resultados pueden volverse permanentes.

Una manera de entender cómo funcionan las emociones en los ojos es observar los momentos de la vida en los que el deterioro visual es más común y preguntarse qué sucede en esos momentos. El primero es alrededor de los ocho años de edad, época en la que los niños con visión normal, en forma repentina y misteriosa, desarrollan miopía. Cuando Maureen mencionó este hecho a una profesora amiga de ella, ésta le contestó: "No me sorprende. Es en el tercer año de primaria. Es cuando descubren que todo lo que estudiaron en el segundo grado es exactamente lo que van a ver en tercer grado, sólo que en mayor cantidad y con más dificultad. En segundo grado todo es nuevo y estimulante, sobre todo la tarea de aprender a leer; en realidad realizan cambios y logros importantes. Entonces, llegan al tercer grado y se encuentran con ello de nuevo, todo es la misma basura y los niños se aburren rapidísimo. Se dan cuenta de que es lo único que recibirán: así será la escuela todo el tiempo. En tercer grado empiezas a ver problemas de conducta reales también".

En efecto, la anterior es la opinión de una maestra acerca de la situación, aunque, gracias a su experiencia en los grados uno a cuatro, se encuentra en una buena posición de observar la conducta y los cambios de actitud en los niños. Sin embargo, la mayoría de las personas podría concordar en que el salón de clases es un medio ambiente ideal para el desarrollo de trastornos visuales. Se obliga a los niños a trabajar en el interior de la escuela, a menudo con luz artificial, a enfocar por largos periodos un trabajo cercano que no estimula el uso de su visión lejana. La imagen característica del ratón de biblioteca con anteojos es correcta, pero por lo regular los libros llegan antes que los anteojos. Si los ojos se utilizan sólo para el trabajo de cerca, la capacidad para ver de lejos tenderá a atrofiarse.

Las dos emociones más comunes que se encuentran en el salón de clases característico son frustración y aburrimiento. No hay duda de que los niños sufren mucha ansiedad acerca de su desempeño en la escuela. Si son buenos alumnos se sienten ansiosos por mantener su buena posición y con frecuencia establecen una competencia feroz con los otros "cerebros" de la clase. Si son malos alumnos, sufren humillaciones y frustraciones constantes... incluso enojo. Todas estas emociones son experimentadas en el contexto de realización de su trabajo escolar, lo que de manera invariable requiere que los ojos se utilicen mucho. Y para el estudiante que ya dominó la lección, así como para aquel a quien le resulta demasiado difícil y se ha dado por vencido, hay muchas oportunidades para lanzar una mirada en blanco al espacio, aburrido hasta las lágrimas. Incluso si el profesor, consciente del riesgo, coloca en el salón elementos de interés visual, el mismo se memoriza con gran rapidez y los ojos de los niños aburridos pierden su curiosidad y deseo de observar. Esta mirada desenfocada y nebulosa puede también contribuir al desarrollo de la miopía, como veremos más adelante en la sección sobre "movimientos" o visión macular.

La siguiente etapa común en la que se desarrollan problemas visuales es en la adolescencia. En estos momentos podría asegurarse que el trauma emocional es la única raíz del problema. También suele perderse la claridad de la visión al final de la adolescencia y principios de la década de los 20 años, con el estrés producido por los estudios universitarios y el primer empleo. En este momento, la miopía puede ser un reflejo de la falta de claridad del futuro para lograr el cual uno se esfuerza tanto. A continuación llega el principio de la edad madura, cuando muchas personas que han disfrutado de una visión perfecta toda su vida de pronto desarrollan presbicia o vista cansada. Los factores fisiológicos que contribuyen a la presbicia son comunes pero no del todo inevitables y pueden revertirse. Muchos médicos afirman y casi todos creen que la presbicia es un resultado inevitable del envejecimiento, pero éste no es el caso, como lo demuestra el hecho de que muchas personas contraen la enfermedad sólo en uno de sus ojos.

Algunas de las explicaciones psicológicas que nuestros clientes han encontrado para explicar su propio problema de visión pueden parecer más metafóricas que científicas, pero estos temas surgen tan a menudo que vale la pena explorarlos. Uno de ellos es verse forzado a utilizar los ojos para realizar algo que no quieren realizar. Ya mencionamos el trabajo escolar; por desgracia, para muchas personas la escuela es sólo el inicio de toda una vida laboral que no disfrutan y que, de hecho, pueden encontrar desagradable. Algunos sienten que sus ojos reaccionan a este hecho con un simple rechazo a ver con claridad lo que preferirían evitar. Una de nuestras clientas comentó que su visión sufrió una pérdida aguda y repentina cuando se mudó de una hermosa localidad en el campo a una fea población industrial: "Creo que simplemente no podía soportar mirar ese lugar". Desde entonces, su visión ha regresado a la normalidad, con la ayuda de mucha visualización.

Durante momentos de estrés emocional, suceden dos cosas que pueden afectar la visión. Una de ellas es que tendemos a mirar hacia adentro; esto es, a enfocar más en nuestras experiencias vitales internas y menos en el mundo que nos rodea. Si bien se trata de un estado emocional, afecta la manera en que usamos nuestros ojos. ¿Cuántas veces has salido de una profunda concentración para darte cuenta de que por algún tiempo no has visto nada en absoluto, aunque tus ojos han estado abiertos? Como dijimos ya, esta mirada en blanco es uno de los factores que ayudan al desarrollo de la miopía. También puede suceder que en momentos de gran inquietud nos sintamos tan infelices con lo que nos rodea que quizá no queramos verlo. En esos momentos los ojos se usan sólo en la medida en que es absolutamente necesario y puede perderse la tendencia a observar con interés información visual específica. En otras palabras, la no aceptación de nosotros mismos o de nuestra vida puede desempeñar un papel fundamental en la visión imperfecta. Desde luego, hay muchas personas con problemas de autoaceptación que ven bien; manifiestan sus problemas en alguna otra forma. Por lo regular el estrés deja su marca en los sitios donde ya somos más vulnerables.

Los ojos y la mente

El escritor británico Aldous Huxley fue un discípulo exitoso y admirador entusiasta del método del doctor Bates. Después de usar sus ejercicios para recuperarse de un trastorno cercano a la ceguera, Huxley escribió un libro llamado *The Art of Seeing* (El arte de ver), en el cual describió la visión como un proceso de tres pasos que implica los ojos, el cerebro y la mente. Explicó que ver consiste en: *sentir*: las células sensibles a la luz de los ojos reciben información sobre su entorno por medio de los rayos de luz, cerca de un millón de millones de piezas de información visual en un segundo dado; *seleccionar:* la mente no puede manejar todos los datos visuales que son transmitidos a los ojos, de modo que dirige a éstos a elegir algunos a los cuales prestar atención, y *percibir:* la información visual seleccionada es reconocida e interpretada por la mente.

Para mejorar nuestra visión, necesitamos reconocer que se trata de una interacción compleja entre los ojos y la mente. Asimismo, aprender a hacer que esta última trabaje para nosotros y no en contra de nosotros. Uno de los mayores obstáculos que necesitamos vencer es la creencia de que los ojos nunca pueden mejorar. Dicha creencia puede impedir que reconozcamos o aceptemos que hemos mejorado o que nos convenzamos de que en ciertas situaciones simplemente no podremos ver y, por tanto, no debemos intentarlo. (Por ejemplo, Maureen dio por hecho toda su vida que no podía ensartar una hebra de hilo en una aguja hasta que, llevada por la desesperación y sin nadie que lo hiciera por ella, se vio forzada a intentarlo y tuvo éxito.)

Algunas veces nuestra visión puede empeorar cuando esperamos que así sea, en circunstancias en las que sentimos que nuestros ojos enfrentan un reto. El doctor Bates describe una situación en la que hizo que dos de sus pacientes, uno con visión de 20/20 y otro con visión de 20/400, miraran una pared en blanco. Durante este experimento, vigiló con el retinoscopio los cambios en la curvatura superficial de sus ojos. Mientras ambos pacientes miraron la pared blanca, sus ojos permanecieron igual. Tan pronto colocó un cartel para medir la vista en la pared, los ojos de la persona con una visión de 20/400 cambiaron de manera radical y todos los músculos a su alrededor se contrajeron. Los ojos de la persona con visión de 20/20 mostraron sólo un cambio leve, casi imperceptible. El primero había incorporado, de manera inmediata e inconsciente, sus hábitos de esforzarse para ver el cartel.

Uno de nuestros estudiantes, que estrenaba lentes de contacto, olvidó ponérselos un día. Salió, condujo su automóvil, realizó compras, leyó y llevó a cabo todas sus actividades normales. No sólo no experimentó dificultad alguna para ver, sino que recuerda en especial cuán clara y fuerte era su visión ese día. Después llegó a casa, encontró sus lentes en el baño... y de inmediato ¡su visión se nubló! De pronto recordó que sus ojos no veían bien, que tenían que trabajar arduo, mirar fijo y esforzarse para poder ver algo. Y tan pronto como sus ojos comenzaron a funcionar con esa sensación de esfuerzo, perdieron su capacidad de ver detalles y crearon las imágenes borrosas. La ansiedad relacionada con ver puede generar "ceguera" funcional.

El proceso de ver se relaciona mucho con la confianza en que puedes hacerlo y relajarte. En las primeras etapas del mejoramiento de la visión de Maureen, ella le dio una sesión de terapia visual a Charlotte, una clienta que intentaba deshacerse de sus anteojos. Un día le pidió a Charlotte que se los quitara y saliera a la calle con ella, pero Charlotte dudó ya en la puerta.

—No quiero salir— le dijo—. No veo nada. Tengo miedo de romperme el cuello al dar el primer paso.

Después de que Maureen la cuestionó en detalle acerca de lo que veía afuera desde la puerta, fue obvio que distinguía por lo menos dos veces más que la propia Maureen, si prestaba atención a lo que veía. Con la mitad de la visión de Charlotte, Maureen había viajado sola en Europa y en Medio Oriente; sin embargo, Charlotte temía salir sin sus anteojos. Esto se llama ceguera funcional, que se relaciona muy poco con la visión que se mide y mucho con los límites que nos fijamos nosotros mismos.

Para mejorar tu visión, necesitas cambiar la manera en que piensas acerca de ella, así como aquella en la que te conduces al respecto. Se trata de una tarea enorme. Los hábitos visuales y los patrones de uso son algunos de los más difíciles de cambiar: estamos más apegados a la manera en que vemos que a casi cualquier otra cosa que hacemos. Tal vez esto se deba a que nuestra memoria consiste tanto de información visual: una vez que vemos algo de cierta manera, lo recordamos así y continuamos viéndolo como lo recordamos. Nuestra dependencia de la visión es muy grande, en especial en el caso de las personas que ven bien. Cuando pierden su buena vista, el asunto puede resultar traumático y cambiar el concepto que tienen de sí mismas. En realidad, estas personas cuentan con grandes recursos para ayudarles a restablecer su visión, sobre todo, sus recuerdos de imágenes visuales claras y definidas.

La memoria y la imaginación son las herramientas más valiosas de la mente para mejorar la visión y nosotros las utilizamos en muchos de los ejercicios de visión que aquí describimos. Cualquier cosa que hayamos visto alguna vez con claridad puede ser utilizada para estimular una visión más clara. Todos sabemos que es más fácil ver lo que nos es conocido y familiar. Por ejemplo, en un principio será más difícil descifrar una palabra no familiar —aunque esté compuesta por las mismas letras que otras— que una con la que sí estamos familiarizados. Un objeto, lugar o persona que ya conocemos tenderá a enfocarse con claridad, aun desde la imagen visual más borrosa.

Utilizamos ejercicios de visualización para tomar ventaja de la tendencia de la mente a relacionar la visión clara con lo que nos es conocido y familiar. También empleamos la visualización o la imaginación para crear condiciones óptimas. Por ejemplo, imaginar la negrura total puede ocasionar que el nervio óptico reaccione como si, de hecho, viera la negrura total; esto es, dejaría de trabajar y descansaría para variar.

La mente, al igual que cualquier otra fuerza poderosa de la naturaleza, puede ayudar o hacer daño. Puede impedirnos creer que nuestra visión mejorará o proveernos de cualquier factor que necesitemos para mejorarla.

Los ojos y el cuerpo

A lo largo de este capítulo (y de este libro) operamos bajo el supuesto de que los ojos son una parte del cuerpo. Quizás ésta no parezca una idea tan revolucionaria, pero sí es una que la oftalmología convencional parece ignorar. Es cierto que los ojos son órganos muy especiales del cuerpo, compuestos en parte por tejido idéntico al tejido cerebral y ligados muy de cerca al cerebro en muchas funciones. No obstante, los ojos están conectados con el resto del cuerpo por vasos sanguíneos, nervios y músculos. De manera simultánea afectan al resto del cuerpo y son afectados por él.

Los problemas de visión muy a menudo son acompañados por patrones específicos de tensión y debilidad musculares. Al igual que sucede con otros tipos de problemas físicos, es difícil afirmar con certeza: "Esta tensión creó ese problema" o "Ese problema pudo haber causado esta tensión". Ello provoca un debate similar al de qué fue primero, si el huevo o la gallina. ¿Sufre una persona tensión en el cuello debido a la miopía o viceversa? No siempre es posible saberlo. Sin embargo, los dos aspectos van de la mano. Sin siquiera mirar el cuerpo de una persona miope, podemos predecir con confianza que presenta tensión pronunciada en la frente, las quijadas, el cuello, los hombros, la parte superior de los brazos y la parte baja de la espalda, así como, a menudo, las pantorrillas. La relajación de estas áreas suele mejorar de inmediato la visión y la realización de ejercicios oculares ayuda a dichas áreas a relajarse. Hemos descubierto que una combinación de ejercicios de visión, trabajo corporal y relajación corporal es mucho más efectiva que la sola realización de ejercicios visuales.

Para entender la relación entre los ojos y el cuerpo, necesitaremos experimentarla de manera cinestésica. ¿Qué se siente al ver? La mayor parte del tiempo no estamos conscientes de ello; sentimos los efectos de ver sólo después del hecho, en la forma de tensión ocular, fatiga ocular, tensión del cuello y otros problemas relacionados. Sin embargo, es posible aprender a sentir de inmediato cuando esforzamos los ojos o los músculos a su alrededor para dejar de hacerlo.

Un buen sitio para comenzar son los músculos más cercanos a los ojos y los afectados de manera más directa por la vista: los faciales. Durante muchos años hemos enseñado a nuestros alumnos de las sesiones de mejora de visión cómo dar masaje a su cara, con atención particular a varios sitios específicos que parecen ejercer un efecto en particular positivo sobre la visión. En fechas recientes descubrimos que son los mismos puntos utilizados por los chinos en el masaje de digitopuntura, para el mismo propósito. No estamos seguros de si esto valida nuestro método o el suyo... tal vez ambos. En cualquier caso, recomendamos mucho el masaje facial, en especial como preparación para la aplicación de las palmas de las manos sòbre los ojos, que es el primer ejercicio básico que describiremos en la sección siguiente. Una de las funciones más importantes de la aplicación de las palmas de las manos es, de hecho, la relajación de los músculos alrededor de los ojos.

8.1

El masaje a toda la cara influye en la circulación alrededor de los ojos. Frota tus manos hasta que se calienten y dale masaje a tu cara con las puntas de los dedos, al principio con suavidad y después con mayor firmeza a medida que tus músculos comienzan también a calentarse. En un inicio la presión deberá ser lo bastante firme para dejarte sentir si un punto está tenso o duele, pero no lo bastante fuerte como para empeorar dicho dolor. Dedica por lo menos un par de minutos a cada zona por separado y observa cómo sientes tu contacto y qué efecto ejerce. Tal vez sientas fuerte tensión o dolor, rigidez superficial, un sentido placentero de liberación, o entumecimiento, que también es una sensación.

Comienza con las quijadas. Dale masaje a toda el área, desde la punta de la barbilla hacia afuera a lo largo del hueso de las quijadas, frente a las orejas y detrás de las mismas. Puedes abrir y cerrar las quijadas mientras haces esto, para ayudar al estiramiento y relajación de esos fuertes músculos. Es posible que desees bostezar, así que hazlo tanto como quieras, es muy relajante para la cara.

Ahora trabaja hacia arriba, desde el puente de la nariz hacia afuera, a lo largo de las mejillas hacia las sienes (ver figura 8.1A). Desde el puente de la nariz, trabaja a lo largo de las cejas, dando masaje arriba, abajo y directo sobre ellas (ver figura 8.1 B). Dedica un poco más de tiempo al punto localizado entre las cejas. En esta área se acumula mucha tensión debido al acto de ver. Después masajea con movimientos firmes y largos la frente y, con gran suavidad y en pequeños movimientos circulares, el área de las sienes. Frota ligeramente de las sienes hacia arriba hasta el cuero cabelludo; imagina que alejas la tensión de tus ojos.

Después de 10 minutos de masaje, tu cara estará brillante y resplandeciente por el aumento del flujo sanguíneo.

Ahora puedes intentar algunos ejercicios de movimiento ocular. Además de aumentar tu sentido cinestésico de los ojos, dichos ejercicios fortalecen los tejidos alrededor de los mismos.

8.2

Mueve ambos ojos de manera simultánea en pequeños círculos. De ser necesario, puedes colocar un dedo ante tus ojos y moverlo en círculos, permitiendo que el ojo lo siga, pero primero observa si puedes mover los ojos de manera giratoria sin esta ayuda. Toca tu frente arriba de los ojos con las puntas de los dedos. ¿Sientes que se

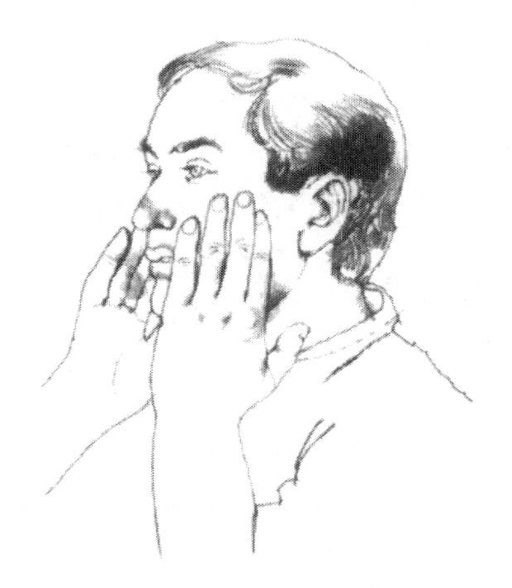

Figura 8.1A

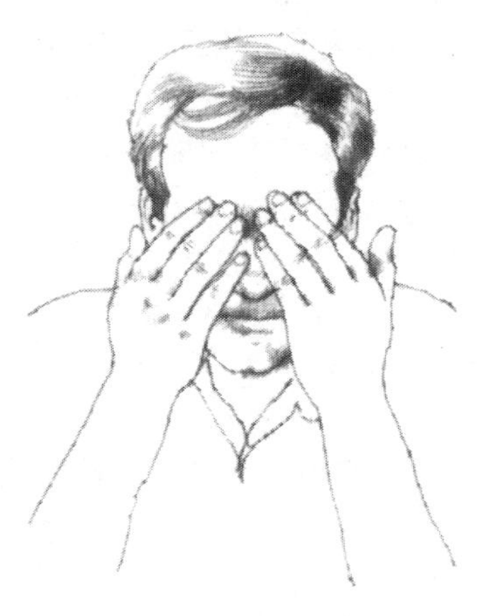

Figura 8.1B

mueven los músculos? No necesitan hacerlo. Intenta relajarlos y practica este ejercicio hasta que puedas realizarlo sin trabajar con los músculos de la frente. Tal vez sólo requieras hacer más pequeños los círculos; de hecho, observa cuán pequeños puedes trazarlos.

Cierra los ojos y visualiza que se mueven en círculos con libertad, sin esfuerzo. Puede ayudarte imaginar una llanta que rueda o un disco en una tornamesa o alguna otra cosa que gira con suavidad y facilidad. Con los ojos abiertos, gíralos de nuevo e imagina esta vez que sólo las pupilas dan vuelta.

Cierra los ojos y gíralos bajo los párpados cerrados. Esto puede resultar más difícil, dado que el movimiento está mucho más limitado. Toca en forma ligera tus globos oculares al hacerlo, para sentir el movimiento. Observa si tensas el resto de la cara durante este movimiento; si lo haces, evítalo. Te resultará mucho más fácil realizar este ejercicio con los ojos abiertos después.

La vista cansada y la tensión de la parte superior del cuerpo se relacionan de cerca. El uso excesivo de los ojos puede establecer patrones de tensión en el cuello, los hombros, los brazos y otras zonas. A la inversa, la tensión muscular en ellas puede afectar en forma adversa los ojos al disminuir la circulación de la sangre a la cabeza, lo que ocasiona una sensación de agotamiento tanto en los ojos como en la mente. Cualquier persona cuyo trabajo implique sentarse ante un escritorio, e inclinarse sobre el mismo para realizar sus tareas, experimenta este tipo de tensión y agotamiento como parte regular de su labor. La posición en la que la mayoría de nosotros pasa de seis a ocho horas de cada día laboral, está diseñada a la perfección para crear tensión en la espalda, el cuello, los hombros y los brazos.

Sin embargo, reducir la tensión de la parte superior del cuerpo es fácil y placentero a la vez. Los ejercicios siguientes son utilizados por casi todos nuestros estudiantes de mejoría de la visión como parte de un enfoque integral para sanar los ojos que involucra a todo el cuerpo. Estos ejercicios se realizan mejor durante un descanso en nuestro día de trabajo. Una de las razones por las que las personas se agotan tanto en el trabajo es la tendencia a laborar sin detenerse si no es para comer, tomar café o fumar un cigarrillo. Nos adentramos tanto en nuestro quehacer que podemos ignorar por completo nuestro malestar físico… hasta que llegamos a casa. Las personas suelen sentirse presionadas para trabajar sin despegarse de su escritorio debido a que deben cumplir con un plazo límite o una carga excesiva de trabajo. Lo irónico es que cuando tomamos unos cuantos minutos para descansar, estirarnos y relajarnos —un auténtico "espacio para respirar"— vemos que podemos lograr más que cuando nos esforzamos sin detenernos hacia la fatiga.

Algunos empleadores han reconocido lo anterior y brindan a sus trabajadores un sitio donde descansar, incluso acostarse, durante unos minutos cada cierto tiempo. Cuando Maureen trabajó en una fábrica, los trabajadores tenían cinco minutos cada hora para salir al muelle y ella tomaba ese tiempo para tomar baños de sol (ver ejercicio 8.6 de este libro) o para girar los hombros o estirar la columna. Nadie pensaba que su práctica era extraña; todos sabían que el trabajo los volvía rígidos y los hacía sentir incómodos. Ahora se está más consciente de que lo mismo puede suceder en los trabajos sedentarios, en particular si implican el uso de computadoras. Toda una ciencia, llamada ergonomía, se dedica a diseñar espacios de trabajo que no lisien a los empleados.

No obstante, quienes trabajamos en casa, así como quienes no contamos con empleadores iluminados, debemos procurar nuestro propio bienestar físico durante las horas de trabajo.

Es preferible que realices los ejercicios siguientes acostado, pues tu cuerpo se relaja mucho más cuando no se opone a la fuerza de la gravedad. De no ser así, puedes efectuarlos sentado o de pie.

8.3

Cierra los ojos y relaja tu cara, en especial alrededor de la quijada; esta área tiende a tensarse de manera automática siempre que te concentras en profundidad. Voltea la cabeza hacia un lado y toca con suavidad el lado de tu cuello con las puntas de tus dedos. El músculo esternocleidomastoideo se extiende desde la parte de atrás de tu oreja a lo largo del lado del cuello y hacia el hombro y soporta mucha de la carga de sostener la cabeza. Puede ponerse más rígido que casi cualquier otro músculo del cuerpo, así que préstale atención especial, puesto que relajar su tensión resulta vital para la salud de los ojos. Masajea este músculo a todo lo largo e intenta seguir la trayectoria de la tensión. (Algunas personas lo confunden con hueso al tocarlo.) Palpa, golpea ligeramente y frótalo, primero con suavidad y después con mayor firmeza conforme empiece a suavizarse un poco. Tal vez encuentres varios puntos muy adoloridos o tensos. No profundices en ellos, porque es posible que estén tan adoloridos que sólo resistan un masaje profundo. Más bien, trabaja con suavidad con ellos y con mayor firmeza a su alrededor. Ahora, voltea la cabeza de lado a lado y observa si captas alguna diferencia entre los dos lados. Toma nota de ella y después masajea el segundo lado.

8.4

Cuando hayas liberado parte de la tensión de los músculos de tu cuello de esta manera, estarás preparado para hacer giros de cabeza. Es importante que relajes primero el cuello, pues oscilar la cabeza cuando tienes el cuello tenso te puede marear o provocar náuseas. Gira la cabeza con lentitud, formando círculos relativamente pequeños. En un principio casi todas las personas pretenden formar círculos enormes, en un intento por sacudirse la tensión que sienten en el cuello y en los hombros. El problema con esto es que tu cuerpo, cuando siente esa tensión, interpreta que el movimiento es extenuante, se resiste a él y se rehúsa a relajarse. Por tanto, comienza con círculos pequeños. Toca la vértebra más alta que puedas alcanzar, donde se unen tu cráneo y tu cuello e imagina que éste es el centro del círculo que traza tu cabeza.

Este suave movimiento no sólo relaja los músculos de tu cuello, sino que también libera la tensión de las articulaciones de la columna, haciendo que el movimiento del cuello sea más fácil y fluido. Si realizas este movimiento acostado, recuerda que no tienes que levantar la cabeza para efectuar un giro completo; sólo imagina que formas un círculo con la barbilla o con la nariz y eso te dará el movimiento correcto. Realiza por lo menos 100 de estos giros lentos y pequeños y no te olvides de cambiar de dirección del sentido de las manecillas del reloj al sentido contrario después de cada 10 o 15 círculos.

Los giros de los hombros son maravillosos para liberar la tensión de los hombros y de la parte alta de la espalda, puesto que trabajan directo con los músculos de los hombros. Si alguna vez te han dado masaje en dichos músculos, sabes cuánta tensión pueden acumular. Consulta el ejercicio 3.16 del capítulo sobre articulaciones (3 de este libro).

Puedes seguir estos ejercicios con el arco vertebral, el 4.2 del capítulo sobre la columna vertebral (4 de este libro) y con cualquiera de los descritos en el capítulo sobre respiración (1 de este libro). Cuando te sientas algo relajado y repuesto, estarás listo para volver a trabajar y casi con seguridad te sentirás menos agobiado por la tensión y la fatiga visuales al final de tu día de trabajo.

También recomendamos que realices algunos de los ejercicios de esta sección para prepararte para una sesión de ejercicios oculares. Trabajar con tu visión demanda un alto nivel de conciencia y será de gran ayuda para ti comenzar este trabajo en un estado de armonía con tu cuerpo.

Ejercicios oculares básicos

Estos ejercicios están orientados para todos. Si tu visión es deficiente pero tus ojos no han recibido daño patológico, no hay límite al grado en que puedes mejorarla. Si sufres un trastorno patológico, puedes ver mucho mejor de lo que lo haces ahora. Si tu visión es buena, debes hacer todo lo que puedas para mantenerla y también percatarte de que tú también puedes mejorarla. La de "20/20" es una medida arbitraria, utilizada para describir lo que se consideraba visión normal cuando se estableció dicha medida. No es una definición de la mejor visión posible. La visión de algunos individuos se ha medido en 20/4, lo que significa que podían ver un objeto colocado a seis metros de distancia con tanta definición como alguien con una visión de 20/20 lo vería a sólo un metro y 20 centímetros de distancia. Si disfrutas de buena visión ahora, tal vez desees comprobar si puedes duplicar tu agudeza. De hecho, a menudo es cierto que, cuanto mejor es tu visión, con más facilidad puedes mejorarla.

Al igual que el resto del cuerpo, los ojos tienen necesidades específicas y la razón por la que estos ejercicios funcionan es porque están diseñados para satisfacer dichas necesidades. No muchos de nosotros vivimos bajo condiciones ideales para mantener la salud de los ojos; de hecho, suele suceder lo contrario: desde la niñez nos involucramos en actividades que de manera simple y directa lesionan nuestros ojos. Por eso es tan fácil creer que éstos pueden deteriorarse pero no mejorar: hacemos mucho para dañarlos y nada en absoluto para ayudarles, por lo que los resultados son bastante predecibles. De ahí la facilidad de hacer creer a las personas que los anteojos son la única solución para la visión en deterioro.

Como las demás partes del cuerpo, los ojos funcionan bien bajo buenas condiciones y mal bajo malas condiciones. Ahora adquirimos cada vez más conciencia de cómo emplear la buena nutrición, el ejercicio y el reposo para cuidar de nuestro cuerpo; es necesario también que aprendamos a atender las necesidades particulares de nuestros ojos. Podemos especular que los sistemas de ejercicios oculares de las culturas ancestrales, lo mismo que todos los ejercicios oculares modernos a partir de la época del doctor Bates, emanaron de la observación aguda de qué condiciones eran favorables para los ojos y de cómo éstos funcionan bajo condiciones favorables y desfavorables. ¿Qué hacemos para que nuestros ojos se sientan y funcionen bien, y qué hacemos para deteriorarlos? Éstas son preguntas importantes. Las respuestas serían obvias si no se nos hubiera enseñado a dar por hecho que nuestros ojos sólo pueden avanzar en una dirección: hacia abajo.

Ahora contemplemos algunas de las cosas que tus ojos necesitan y agradecen, y que es muy probable que no reciban en forma suficiente.

Descanso

El ojo es uno de los órganos que más trabaja en el cuerpo y las personas que los utilizan mucho se fatigan con mayor rapidez que otras. Esto explica en parte por qué una mecanógrafa puede sentirse tan exhausta como un trabajador de la madera al final de un día de trabajo. Utilizamos nuestros ojos cada minuto que permanecemos despiertos, unas 17 horas al día. Piensa en cómo se sentirían tus músculos si los utilizaras sin detenerte cada momento que permaneces alerta. Y si desempeñas, como muchos lo hacemos, una actividad que requiere el uso constante y tensionante de nuestros ojos, considera cómo se sentiría tu cuerpo si lo forzaras a caminar todo el día, todos los días, cargando un peso tremendo. Éste es el tipo de presión que ejercemos sobre nuestros ojos.

Muchos de nuestros clientes preguntan: "¿Y el sueño, no son suficientes siete u ocho horas de reposo para los ojos?". El hecho es que durante gran parte del tiempo en que dormimos nuestros ojos no descansan lo suficiente. Mientras soñamos, el nervio óptico está estimulado y los ojos se mueven bajo los párpados cerrados; por tal razón, el sueño con sueños se conoce como movimiento rápido de los ojos o sueño REM. Se ha establecido con claridad que todos los seres humanos pasamos varias horas de la noche en este tipo de sueño, bien sea que recordemos lo que soñamos la mañana siguiente o no. Además, muchos no se relajan durante su sueño sino que conservan sus tensiones, en particular en la parte superior del cuerpo y en la cara.

Nuestro objetivo debe ser que el mejoramiento de la visión se logre de manera equitativa mediante el uso y mediante el descanso; ambas condiciones deben ser benéficas por igual para los ojos. Al fin y al cabo, todo lo que hacemos con nuestros ojos debe ser bueno para ellos. El doctor Bates solía escuchar esta pregunta: "¿Por qué tenemos que molestarnos en trabajar con nuestros ojos?". Su respuesta era que siempre "trabajamos en" nuestros ojos, bien sea por ellos o contra ellos, en todo lo que hacemos. Y una de las cosas más importantes que hacemos por ellos es, dicho con sencillez, contraatacar ese abuso al que los sometemos. El doctor Bates advirtió contra esto hace más de 70 años, mucho antes de que la televisión, las computadoras y los videojuegos llegaran para empeorar la situación para nuestros ojos. Lo más triste es ver cuán escaso es el número de personas que en realidad comprende qué es lo que puede lesionar los suyos. Por ejemplo, los "expertos" aún alegan —aunque no tan alto como lo hacían hace varios años— que trabajar con computadoras no produce daño "comprobado" a los ojos, mientras los trabajadores en el campo de la informática se han convertido en la fuente principal de ingresos de los optómetras.

Te sugerimos que al practicar los ejercicios oculares no utilices anteojos ni lentes de contacto.

8.5 Aplicación de las palmas de las manos sobre los ojos para obtener un descanso total

El ejercicio de la aplicación de las palmas de las manos es una de las mejores maneras que conocemos para que los ojos descansen. Todos cubrimos en forma ocasional nuestros ojos con las manos para darles un breve descanso; en el lenguaje corporal, éste es un signo tan claro como el bostezo de que la persona está cansada y quizás un tanto agobiada. De lo que no todos se dan cuenta es de que los beneficios de cubrir los ojos con las manos aportan mucho más que un reposo momentáneo. Los beneficios se multiplican de manera geométrica, por lo que 10 minutos de descanso para los ojos es mucho más que 10 veces más que un minuto.

La aplicación de las palmas de las manos es tan sencilla y natural que muchas personas no logran entender por qué redunda en tanto beneficio. Pero se reconoce como una práctica importante del yoga, en los ejercicios Kum Nye tibetanos y en los ejercicio oculares chinos. Por cierto, en China éstos son tan comunes como la lectura. Los escolares los realizan antes de estudiar y los oficinistas los practican de manera rutinaria en el trabajo.

La aplicación de las palmas de las manos sirve dos funciones importantes. Primera: descansa por completo el nervio óptico, cuando se realiza en forma adecuada. Al cerrarle la entrada por completo a la luz, podemos evitar que el nervio óptico sea estimulado por imágenes externas y al dirigir nuestra mente a imaginar sólo la negrura mantenemos la estimulación mental del nervio óptico en un nivel mínimo. Cuando dormimos, no controlamos el nervio óptico, pero mientras estamos despiertos podemos controlar hasta cierto punto lo que el ojo mental ve. (Esto resulta un poco más difícil para las personas que tienden a pensar en forma visual.) Por medio de la relajación del nervio óptico, la aplicación de las palmas de las manos afecta y relaja también el resto del sistema nervioso.

En segundo lugar, la aplicación de las palmas de las manos alivia la rigidez de los músculos oculares, la cual desempeña una parte importantísima en la restricción de la visión. La relajación puede tener el mismo "efecto dominó" que la tensión, pues, si logras relajar unos cuantos músculos, es posible que los que los rodean decidan relajarse también, por lo que el efecto se difunde en anillos concéntricos. Por tal razón, a menudo recomendamos la aplicación de las palmas de las manos a personas sin problemas notorios de visión pero que necesitan un desahogo general de la tensión. Relajar los ojos puede hacer maravillas por el cuerpo completo. La relajación ejerce también un relevante efecto psicológico: enseña al cerebro que los ojos no siempre deben esforzarse, que pueden funcionar mejor y con mayor comodidad por medio de la relajación que por medio del estrés.

La aplicación de las palmas de las manos puede practicarse en cualquier parte, pero recomendamos que se realice en una habitación oscura. El primer punto esencial es encontrar una postura lo bastante cómoda como para mantenerla durante 20 minutos o más. Cada parte del cuerpo deberá estar relajada y sostenida. Cubrirás tus ojos con las palmas de las manos; es importante que no te inclines hacia ellas, lo que ejerce demasiada presión sobre el delicado tejido que rodea los ojos y que tampoco alces los brazos, pues tanto éstos como los hombros se cansarían con rapidez. Si inclinas la cabeza demasiado para atrás, cortas la circulación de la sangre a la misma. Por tanto, tus brazos deberán estar por completo sostenidos justo a la altura adecuada para cubrir tus ojos sin presionarlos. Parte de tu equipo para el ejercicio deberá ser una serie de almohadas para que las uses durante la aplicación de las palmas de las manos. Puedes intentar sentarte ante una mesa con almohadas bajo los brazos, o acostarte boca arriba, con las rodillas dobladas, con almohadas sobre tu pecho para sostener los brazos, o sentarte en el piso con la espalda contra la pared, las rodillas dobladas hacia tu pecho y almohadas apiladas sobre tu regazo. La posición en sí no importa, siempre y cuando encuentres una que funcione para ti. Necesitarás experimentar y utilizar tu imaginación, pero al fin y al cabo encontrarás la posición correcta.

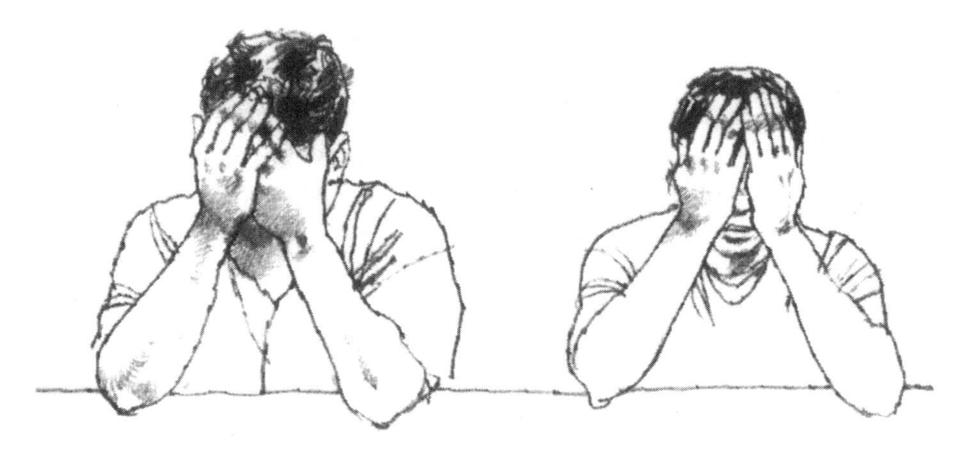

Figura 8.5

Cuando estés acomodado, primero frota tus manos entre sí con vigor para calentarlas. Si no se calientan con rapidez, no te preocupes, en verdad es sorprendente con cuánta velocidad la propia aplicación de las palmas de las manos lo logra. Sin embargo, intenta empezar el ejercicio con las manos lo más calientes posible. *Cierra los ojos* y cúbrelos con tus manos de modo que las palmas estén sobre ellos, con los dedos en la frente y extendiéndose hasta el cuero cabelludo (ver figura 8.5). Ahueca las manos de modo que no toquen el globo ocular sino sólo los músculos que rodean el ojo. La idea es dejar fuera la mayor cantidad posible de luz sin ejercer presión sobre los ojos.

No hay muchas actividades en las que puedas involucrarte en esta postura, pero esas pocas son en extremo valiosas. Para empezar, puedes respirar. Respirar profundo te ayudará a relajarte mejor que cualquier otra cosa. Respira por la nariz, de manera profunda pero no forzada; permite que el aire fluya hacia tu pecho, diafragma y abdomen. Imagina que el aire que entra es negro y que llena todo tu cuerpo de oscuridad cuando inhalas. Deja que todo tu cuerpo se expanda conforme respiras y se suelta a medida que exhalas.

Puedes pedirle a cada músculo de tu cuerpo, por turnos, que se relaje. Imagina cada parte de tu cuerpo, siéntela, observa cómo la percibes y, de no estar relajada, pídele que se suelte. Tal vez te sorprenda descubrir que retienes tensión en sitios de los cuales no estabas consciente.

Es probable que retengas tensión en ellos la mayor parte del tiempo y uno de los muchos beneficios de la aplicación de las palmas de las manos es que adquieres conciencia de ello. Imagina que uno de tus músculos se vuelve suave, cálido y suelto y que cubre tu cuerpo como una vieja manta.

Puedes imaginar la oscuridad profunda. Se ha enseñado a algunas personas que el objetivo de la aplicación de las palmas de las manos es ver sólo una negrura perfecta y pueden sentirse muy frustradas si no son capaces de conseguirlo. La verdadera meta en esta aplicación es relajar los ojos, lo cual no puede realizarse al esforzarse en busca de "resultados". Muchas personas no ven negro cuando empiezan a aplicar las palmas de sus manos; más bien, ven destellos de luz, puntos, estrellas, masas de colores oscuros o imágenes visuales confusas. Esto indica que el nervio óptico funciona tiempo extra lanzando imágenes visuales inútiles para los ojos. Esto no es algo que pueda controlarse de inmediato. Si no puedes ver negro, imagínalo. Intenta traer a tu mente un sitio muy oscuro en el que hayas estado, un sitio que hayas disfrutado, tal vez en el corazón de una cava donde el guía apagó las luces para sorprender a todos con la oscuridad absoluta, o tal vez ocultándote debajo de una pila de cobijas en tu niñez. Visualiza objetos grandes, pesados y negros que se hunden en la tierra negra a la medianoche. O tan sólo imagina cualquier otro color oscuro que prefieras. No te esfuerces por ver negro; sólo respira, relájate e imagina. El nervio óptico se tranquilizará cuando esté listo. Consulta las meditaciones con aplicación de las palmas de las manos al final de este capítulo, que puedes grabar y escuchar conforme llevas a cabo este ejercicio.

Puedes realizar otras meditaciones. Algunas requieren una postura específica o deben realizarse con los ojos abiertos, pero si no es así en tu caso, utiliza este tiempo para un propósito doble: calmar tu espíritu y calmar tus ojos. Es la mejor ocasión que conocemos para hacer afirmaciones de salud. Puedes escuchar música, tomando en cuenta que buscas relajarte y calmarte: no se recomienda una pieza de música que te haga desear levantarte y bailar. O puedes sólo disfrutar el lujo de saber que, mientras no haces "nada", de hecho, estás haciendo algo de valor inestimable por tus ojos.

Es posible que experimentes una fuerte resistencia emocional a la aplicación de las palmas de las manos, en particular si las aplicas y meditas al mismo tiempo. Esto es parte de una resistencia general a la relajación que la ansiedad crea en muchas personas. Es como si creyéramos que, si dejamos caer la guardia un momento, el desastre nos golpeará desde algún sitio inesperado y, por tanto, permanecemos siempre en alerta. Algunas emociones negativas pueden ser miedo a la oscuridad o inquietud al estar con uno mismo, y el sentimiento puede estar arraigado con tanta profundidad que no puedes siempre vencerlo con sólo pensamientos o afirmaciones tranquilizantes. Si descubres que te sientes agobiado por emociones negativas, lo mejor que puedes hacer es un ejercicio meditativo de respiración. Éste consiste en 10 respiraciones profundas, realizadas (como siempre) por la nariz y hondo hacia el abdomen. Mientras tanto, permítete ser justo como eres. Durante estas 10 respiraciones, habla contigo mismo con respecto a que está bien sentirte ansioso, enojado o impaciente, tener visión deficiente y que cualquier cosa que pienses que está mal contigo no está mal, simplemente *es* así. Después, aplica las palmas de tus manos. Otra solución muy eficaz es que un colega de tu equipo de apoyo te dé masaje mientras las aplicas, en especial cuando empiezas a practicar esta meditación.

Las sesiones de aplicación de las palmas de las manos de cinco minutos son adecuadas cuando tomas un descanso del trabajo o de la lectura, para brindarle reposo a tus ojos. De otra manera, debes aplicarlas durante un mínimo de 20 minutos a la vez y, de ser posible, durante tres cuartos de hora a una hora al día, bien sea en una sola sesión o en varias. Por lo regular se requieren 15 minutos para descansar los ojos por completo y debes contar al menos con unos minutos —desde luego, si puedes dedicarle más es mejor— para permanecer en ese estado relajado y disfrutarlo. No programes una sesión de aplicación de las palmas de las manos larga justo antes de que vayas a salir apresurado a efectuar múltiples tareas, porque es muy probable que no te permitas relajarte por completo; tampoco es adecuado aplicarlas cuando te encuentras en extremo cansado, a menos que tu objetivo sea dormirte de inmediato. Intenta encontrar un "tiempo" cuando no estés exhausto ni ansioso por pasar a otra cosa. Busca un tiempo especial para la aplicación y felicítate si logras hacerlo durante más tiempo del asignado, es una señal de cuánto has sido capaz de relajarte. No puedes excederte en este ejercicio. Nosotros, lo mismo que algunos de nuestros clientes, realizamos sesiones maratónicas de aplicación de las palmas de las manos de hasta 11 horas y hemos obtenido beneficios asombrosos en la visión después de éstas.

Luz

La luz es el vehículo que aporta toda la información visual a nuestros ojos. Luz y visión son sinónimos. Las personas que pasan gran parte de su tiempo trabajando en el exterior, bajo la luz natural brillante, tienden a tener mejor visión que aquellos que viven la mayor parte del tiempo dentro de un edificio o casa. Esto se debe a que sus ojos están acostumbrados y se sienten cómodos con la luz fuerte, la aceptan y utilizan en forma completa. Cuanto más tiempo pasemos bajo luz tenue, inadecuada y artificial, menos estarán equipados nuestros ojos para lidiar con la luz. La luz del sol normal llega a tener casi el efecto de un reflector sobre nuestra cara y los ojos, que se han vuelto sensibles en exceso a la luz, intentarán resistirse a ella. Una de las razones es que pasar la mayor parte de nuestro tiempo adentro hace que nuestras pupilas se dilaten en forma crónica y se abran tanto como es posible para absorber toda la luz disponible, y la exposición a la luz del sol puede ser muy dolorosa cuando los ojos se encuentran en esta condición. Los músculos alrededor de los ojos tienden a tensionarse y a no dejar pasar parte de la luz que tanto dolor provoca. Muchas personas caminan ahora con lentes oscuros o bizquean en forma perpetua e inconsciente en busca de proteger a sus ojos de la luz "excesiva".

Hasta cierto grado, bizquear funciona de manera temporal. Sin embargo, sus efectos a largo plazo son muy perjudiciales para la visión. Ocasiona que los músculos alrededor de los ojos se contraigan constantemente. Asimismo, reduce gran parte del campo visual periférico, provoca que las células retinales se tensionen y fuerza a los ojos a mirar con fijeza y con esfuerzo a un área muy pequeña. Con los músculos alrededor de los ojos congelados en una mirada de soslayo, contenidos ahí, no puede haber gozo en el acto de ver. Los lentes oscuros son tan útiles en esta situación como una silla de ruedas lo sería para una persona con músculos débiles en la pierna: proporcionan un alivio temporal pero, al fin y al cabo, sólo sirven para debilitar más la capacidad de los ojos para enfrentarse a la luz.

Los autores de este libro pueden considerarse autoridades sobre este aspecto particular de la visión. Ambos sufrieron desde la infancia de nistagmo, trastorno en el que los ojos se mueven en forma involuntaria. Este trastorno implica hipersensibilidad a la luz fuerte, lo que provoca que los ojos giren con frenesí en un esfuerzo por escapar de la luz. Ambos pasamos muchas horas adoloridos debido a la luz excesiva ante nuestros ojos y ambos desarrollamos desde muy temprano preferencia por los sitios oscuros. Sin embargo, ninguno de nosotros ha usado o querido usar lentes oscuros desde que descubrimos lo que es tomar baños de sol. Si nosotros podemos arreglárnoslas sin ellos, cualquiera puede.

Desde luego, no queremos decir que te limites a deshacerte de los lentes oscuros para siempre. Los necesitarás si conduces con destino al oeste al atardecer. Pero si practicas con regularidad los ejercicios siguientes, los requerirás cada vez menos. Tus ojos aceptarán mucha más luz, en forma mucho más cómoda. Tus pupilas se volverán más flexibles, podrán dilatarse y contraerse con facilidad y rapidez, y harán menos dolorosa la transición de oscuridad a luz. Tu cara perderá la mirada de soslayo y tu campo visual se expandirá. Ya no te cegará la luz.

8.6 Baño de sol para los ojos para tener más luz = más visión

Los baños de sol deben tomarse cuando la luz del sol llegue a los ojos con un ángulo diagonal y no sea demasiado fuerte. Recomendamos tomarlos en cualquier momento antes de las 10 de la mañana y después de las cuatro de la tarde, aunque esto difiere en diversos lugares del mundo. Si tienes piel delicada, puedes tomar cinco minutos de sol a la vez, aun en las horas de más calor. Siéntate afuera o junto a una ventana abierta (o párate contra una pared o acuéstate, si esto te resulta más cómodo). *No tomes el sol a través de un vidrio, pues éste intensifica con fuerza la luz y puede lastimar tus ojos. No tomes el sol a través de anteojos o con lentes de contacto.* Es buena idea también utilizar una crema bloqueadora de rayos del sol para proteger tu piel en las temporadas de más calor.

Con los ojos cerrados —repetimos: ¡cerrados! ¡cerrados!— voltea la cara ligeramente hacia arriba, hacia el sol; procura que brille directo sobre tus párpados cerrados, y de inmediato comienza a voltear la cabeza con lentitud de lado a lado. Tu cabeza deberá moverse:

1. Con constancia, sin detenerse.
2. Con la mayor lentitud posible, como si girara con pereza de un hombro al otro.
3. Sin esfuerzo: déjala alcanzar 180 grados, de ser posible; de no serlo, mueve la parte superior del cuerpo con la cabeza para permitir el movimiento completo. Imagina que alguien más sostiene tu cabeza entre sus manos y, con suavidad, le da vuelta.

Al principio es posible que los músculos de tus ojos se resistan a la luz, incluso con los ojos cerrados. Intenta darte cuenta de si sientes tensión en ellos o a su alrededor y permite que los músculos se relajen. También observa la fuerza de la luz que llega a través de tus párpados cerrados y el color de la luz que los penetra, que puede oscilar entre rojo oscuro y el naranja y amarillo hasta un blanco brillante. Si ves verde, esto significa que tus ojos se están esforzando y deberás detener el baño de sol durante un tiempo y aplicar las palmas de las manos sobre los ojos antes de intentar tomar sol de nuevo.

Voltea la cabeza de esta manera durante dos o tres minutos o unas 40 veces. Después aléjate del sol, descansa los codos sobre las rodillas, si estás sentado —de otra manera, alza las manos a tus ojos— y aplica las palmas durante uno o dos minutos para que tus ojos descansen de la luz fuerte. Observa el color de la oscuridad que ves durante esta aplicación.

Continúa alternando cada dos minutos el baño de sol con uno o dos minutos de aplicación de las palmas de las manos; observa cuál equilibrio de baño de sol y aplicación de las palmas te parece cómodo. Inténtalo por un lapso de 10 a 15 minutos. Es probable que tengas una sensación de relajación en los ojos conforme se acostumbran a la luz brillante. Tal vez te des cuenta también de que el color que observas mientras tomas el baño de sol se vuelve más brillante, en tanto que el que ves mientras aplicas las palmas de tus manos se oscurece de manera progresiva hasta llegar a una negrura perfecta. Al suceder esto, sabrás que tus pupilas se han vuelto más flexibles y realizan el cambio de oscuridad a luz con mayor facilidad. Tu nervio óptico estará más relajado, será capaz de recibir estímulos de manera más cómoda y de descansar después de recibirlos. Cuando hayas tomado sol durante varias semanas, podrás, de manera gradual, empezar a hacerlo por periodos más largos —tal vez cinco o seis minutos— entre las sesiones de aplicación de las palmas, pero siempre es conveniente descansar del baño de sol con la aplicación de las palmas. Esto no sólo brinda a los ojos la oportunidad de reposar, sino también estimula la flexibilidad de las pupilas.

Hay diversas variaciones en los baños de sol que puedes realizar para lograr que este ejercicio resulte más eficaz para ti. Una consiste en colocar una mano en la nuca, la otra en la frente y asegurarte de que la que pongas en la frente no bloquee la luz que llega a tus ojos (ver figura 8.6). La mano en la nuca deberá estar cerrada y la de la frente, estirada; procura que las prominencias óseas de las bases de tus dedos presionen fuerte sobre la frente. Mantén las manos quietas en esta posición y mueve la cabeza de lado a lado

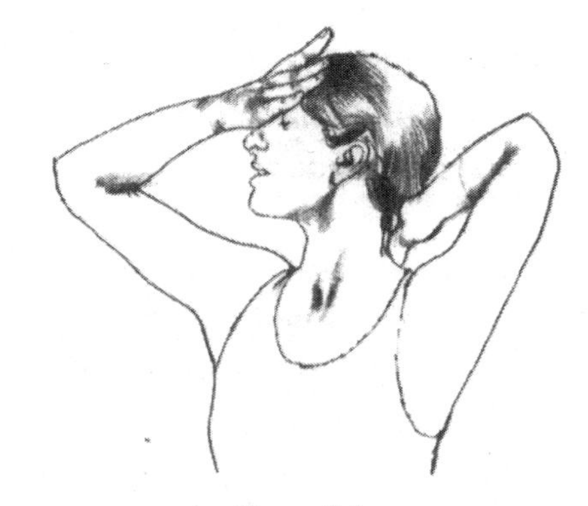

Figura 8.6

como antes, para añadir así un masaje de cuello y frente a los beneficios de tu baño de sol. Realiza esto durante varios minutos, para aumentar la circulación y la relajación de tu cara, cuello y ojos. Después aplica las palmas de tus manos durante un minuto y regresa al ejercicio original de baño de sol.

Cuando efectúas un esfuerzo deliberado por ver, contraes y tensas los músculos de las cejas (*orbicularis oculi*) y pones rígidos los músculos de las mejillas. Si piensas que necesitas esforzarte para ver, la contracción se vuelve crónica y permanente. Tu cerebro ajusta tu visión de modo que ves borroso a menos que te tenses. Con el tiempo, debes aumentar la tensión para ver, hasta que ya no lo logras a menos que ésta sea enorme. Es sorprendente cuánto puedes mejorar tu visión si te deshaces por completo de esa tensión. Es como cualquier otra actividad corporal: si te tensas para llevarla a cabo, se dificulta más.

Después de tomar sol unos 10 minutos, intenta la variación siguiente para aumentar la cantidad de luz que entra a tus ojos. Ciérralos y coloca tus dedos índice y cordial derechos en el borde interno de tu ceja derecha y levanta la mano lo suficiente para que no bloquee la entrada de la luz a tu ojo derecho. Ahora voltea la cabeza con lentitud hacia la izquierda y, al hacerlo, desliza las yemas de los dos dedos hacia el párpado y presiona con suavidad pero con firmeza hacia arriba; ejerce un tirón ascendente suave sobre el párpado y estíralo, pero no tanto como para abrirlo. Recuerda que sólo tocas la ceja, no el párpado en sí. Los dobleces de éste estarán lo bastante planos como para permitir que entre más luz al ojo, pero éste permanecerá cerrado. Mueve la cabeza por completo hacia la izquierda, luego hacia la derecha, y alterna varias veces. Después, cambia de mano, coloca los dedos índice y cordial izquierdos sobre la ceja izquierda conforme la cabeza gira hacia la derecha. Quizá requieras algo de práctica para hacer esto con facilidad; acuérdate de respirar hondo, moverte con lentitud y relajarte. Repite este movimiento varias veces, aplica las palmas de tus manos y regresa al baño de sol original.

Cuando tus ojos se sientan cómodos con el baño de sol, tapa uno, voltea la cabeza un poco más rápido y, al mismo tiempo, parpadea a gran velocidad con el ojo abierto. Nunca mires directo al sol por más de una fracción infinitesimal de segundo. Si te resulta incómodo, parpadea sólo cuando tu cabeza esté volteada a los lados y si eso no es cómodo tampoco, vuelve al baño de sol regular. Asegúrate de aplicar las palmas de las manos un poco más después de esta variación.

También puedes experimentar con maneras diferentes de voltear la cabeza, para permitir que la luz entre a los ojos en ángulos diferentes. Mueve la cabeza con lentitud en grandes giros; o deja que se incline un poco más hacia atrás después de cada vuelta a los lados, hasta que se extienda hacia atrás tanto como el cuello lo permita con comodidad; o muévela hacia arriba y hacia abajo y de lado a lado, de manera que, a la vez, asientas y la sacudas.

Como promedio recomendamos 20 minutos de baños de sol al día, los cuales pueden dividirse en sesiones de cinco a 15 minutos. Las personas que se sienten muy cómodas con la luz tal vez deseen tomarlos por más tiempo; algunos de nuestros estudiantes realizan tres sesiones de 20 minutos al día. Sin embargo, es muy importante ser sensible con respecto a nuestros ojos y evitar realizar este ejercicio en exceso, así que limita tus baños de sol a un total de 20 minutos al día, a menos que trabajes con un profesional que sienta que puedes tomar más sin riesgo para ti. No permitas que tus ojos se cansen o esfuercen demasiado; de ser así, asegúrate de aplicar las palmas de las manos hasta que se sientan bien de nuevo. Una compresa fresca sobre los ojos cerrados también resulta muy refrescante y tranquilizante.

¡Aprovecha todos los días soleados! No dejes que se te escape uno solo sin utilizarlo para que te ayude con tus ojos. Desde luego, los días nublados son un problema. Maureen se mudó de San Francisco justo porque el clima no cooperaba con su programa de ejercicios. Algunas personas descubren que pretender que toman sol afuera aun en un día nublado —lo que Meir llama mirar el cielo— aporta algunos de los mismos beneficios de los baños de sol, y algunos utilizan una lámpara potente como sustituto del astro rey, con buenos resultados. Prueba estas opciones y observa sus beneficios en tu caso. Pero asegúrate de tomar sol todos los días en que éste brille, así como de pasar por lo menos una hora en el exterior a diario, aun en días de mal tiempo. No dejes que tus ojos se debiliten de manera permanente por la luz artificial.

Un comentario adicional acerca de los baños de sol: los hemos enseñado y practicado durante más de 20 años, con miles de estudiantes y clientes. Nadie con quien hayamos trabajado o de quien nos hayan informado ha sufrido problema alguno por este ejercicio o ha recibido daño en sus ojos por él. Sin embargo, algunos clientes han informado que sus médicos les manifiestan que el sol puede lesionar sus ojos, en especial en lo que se refiere a la formación de cataratas. Si esto te preocupa, consulta a tu oftalmólogo al respecto. Si tu médico se opone a los baños de sol, indaga acerca de estudios que se hayan realizado que demuestren la conexión entre las cataratas y los problemas de retina y el sol; y, de disponer de ellos, léelos. Si te convences de que corres peligro, no tomes sol. Sin embargo, creemos que tal posibilidad es mínima. Nos gustaría saber de personas que han vivido experiencias personales al respecto.

8.7

Mirar el cielo es una variación más suave del baño de sol. En caso de que en un principio tomar sol te resulte difícil, o empieces a sentirte agobiado por la luz brillante en un día muy soleado, puedes más bien ver el cielo durante unos minutos. Dale la espalda al sol y mira el cielo con los ojos abiertos. Voltea la cabeza de un lado a otro como si tomaras sol y parpadea con gran rapidez. Mientras tanto, masajea tu nuca con las yemas de los dedos de una mano y tu frente con la palma de la otra; mueve la cabeza mientras mantienes las manos quietas, como lo hiciste en el ejercicio de baño de sol (ver figura 8.6). También puedes realizar esto en un día gris, puesto que incluso un cielo nublado suele tener bastante luz como para que el ejercicio valga la pena. El propósito de mirar el cielo es similar al de tomar sol: enseñar a los ojos y al cerebro a aceptar la luz de manera cómoda, sin una sensación de esfuerzo.

Flexibilidad y fluidez

El movimiento es uno de los factores esenciales de la buena visión. Los ojos que no ven bien tienden a mirar fijo o "congelarse". En vez de realizar muchos movimientos diminutos por segundo, los ojos miopes, por ejemplo, tienden a dar saltos grandes, ocasionales e imprecisos, o a no moverse en absoluto. En sus esfuerzos por ver, las personas miopes también se olvidan de parpadear. Al final, el esfuerzo experimentado en el interior de los ojos se refleja en los músculos que los rodean. Si alguna vez te has visto forzado a permanecer inmóvil durante varias horas, puedes imaginar cuán cansado resulta esto para tus ojos y qué efecto ejerce sobre ellos.

Parpadear

Puedes revertir este patrón con sólo parpadear siempre que lo recuerdes. Parpadear le brinda a tus ojos un descanso momentáneo de la luz y del trabajo de ver. Hace que los pequeños músculos alrededor de los ojos se ejerciten con suavidad y los alivia de la contracción crónica. Le da masaje a los globos oculares. Con el parpadeo las pupilas se expanden y contraen en forma continua, por lo que acaba por hacerlas sentir más cómodas al enfrentar varios grados de luz brillante. Si has estado con la mirada fija, la interrumpe y te ofrece la oportunidad de cambiar tu punto de enfoque. Puede ayudar a relajar los músculos faciales hasta el cuero cabelludo y hasta la mandíbula.

Olvidarse de parpadear, como olvidarse de respirar, a menudo se debe a que nos esforzamos por concentrarnos, bien sea en lo que realizamos o en lo que vemos. Parpadear puede ayudar a la mente y a los ojos a relajarse. De hecho, también puede contribuir a la respiración. Los ojos y los pulmones están conectados mediante la función de los senos, los cuales se encuentran detrás de algunos músculos que rodean a los ojos. Puesto que la contracción de éstos puede provocar congestión de los senos, relajar los músculos ayuda a mantenerlos limpios y a respirar más hondo y mejor.

Parpadear resulta esencial para mantener húmedos los ojos. Tal vez te hayas percatado de que mirar fijo ocasiona ardor en ellos; la razón es que se resecan demasiado.

Prueba este experimento: mantén los ojos abiertos —no del todo, sólo abiertos— y evita parpadear todo el tiempo que sea posible. Como es natural, esto te será incómodo mientras lo haces de manera deliberada, pero es igual de difícil para tus ojos cuando actúas de modo inconsciente, como lo hacemos casi todos nosotros durante largos periodos cada día. Parpadear y aplicar las palmas de tus manos ayudará a que recuperes la humedad de tus ojos.

Al igual que con todos los demás ejercicios de este libro, parpadear debe practicarse con conciencia y sin esfuerzo. Hay muchas maneras de parpadear. Maureen ha enseñado ejercicios oculares en Israel en fechas recientes y descubrió que en hebreo son dos las palabras que equivalen a parpadear: una significa apretar con fuerza los ojos para cerrarlos y la otra, un parpadeo agitado y rápido. Por desgracia, ella no quería que los estudiantes hicieran ninguna de estas dos cosas. Intenta, más bien, que tu parpadeo no implique esfuerzo, que sea frecuente pero no demasiado rápido, que sea completo pero no forzado.

Parpadea en vez de bizquear cuando tus ojos se sientan agobiados por la luz brillante, puesto que bizquear no sólo tensa los músculos alrededor de tus ojos sino también enfoca la luz en ellos de manera dolorosa y dañina. Recuerda parpadear de manera constante cuando mires mucho, por ejemplo, cuando conduzcas o te encuentres en un espectáculo o exhibición.

8.8

El siguiente es un ejercicio para relajar la cara y los ojos y aliviar la tensión de un trabajo ocular intensivo. Acuéstate plano boca arriba con los brazos estirados con comodidad a los lados y las rodillas dobladas de modo que tus pies queden bien asentados en el piso. (También puedes realizar estos ejercicios sentado, pero son más relajantes si estás acostado.) Gira tu cabeza con lentitud y suavidad de lado a lado e imagina que alguien la sostiene y la mueve por ti. Gírala lo suficiente hacia cada lado como para sentir el estiramiento de los músculos laterales del cuello, las quijadas y los hombros. Después de realizar lo anterior hasta que tu cuello comience a relajarse, abre con lentitud la boca y deja que se estire lo más que pueda sin forzarla; ciérrala mientras continúas girándola de lado a lado. Presta atención a qué músculos mueves con este ejercicio: ¿dónde, además de la quijada, sientes el estiramiento? Ahora, conforme sigues girando la cabeza y abriendo y cerrando la boca, añade un parpadeo estable y rítmico. Éste es también un gran ejercicio de coordinación porque tu cabeza, quijadas y ojos se moverán al mismo tiempo pero a velocidades ligeramente diferentes. Si te parece difícil, concéntrate no en la dificultad sino en las diversas sensaciones que cada parte experimenta al moverse. Practica esto durante varios minutos y observa si experimentas una sensación de alivio de la tensión facial y ocular. De no ser así, analiza si por lo menos experimentas la tensión en sí. Muchas personas la padecen todo el tiempo, pero en realidad, sólo la experimentan mediante sus resultados, es decir, la pérdida gradual de visión.

El ejercicio anterior puede realizarse también mientras mueves la cabeza con giros pequeños y no de lado a lado. No la levantes del piso; más bien, muévela en un círculo muy pequeño, permitiendo que el piso le dé masaje a la parte de atrás del cráneo. Si imaginas que trazas un círculo con un lápiz al final de tu nariz, esto te indicará el movimiento correcto.

8.9

Estos ejercicios no están concebidos para mejorar la visión de manera notoria, pero te ayudarán a desarrollar una mayor conciencia cinestésica de tus ojos, la cual necesitarás para trabajar con ellos con eficacia. Abre los ojos por completo, mantenlos abiertos y presta atención a qué sientes al hacerlo. ¿Se tensa tu frente y trabaja con los párpados o permite que éstos trabajen por su cuenta? Cierra los ojos, pero de manera muy gradual, en etapas —primero un cuarto, luego la mitad, después tres cuartos y, al final, por completo—, y observa cómo los sientes en cada etapa. Después parpadea con rapidez para liberar cualquier tensión que acumulen. Repite la secuencia varias veces y analiza si ha cambiado la manera como te sientes. Repite el proceso también varias veces durante el día, para que veas cómo cambia el estado de tus ojos.

8.10

Este ejercicio de parpadeo debe realizarse durante la aplicación de las palmas de las manos. Realiza ésta durante unos 10 minutos y presta atención a la calidad de tu aplicación: la relajación, la respiración, la profundidad de la oscuridad, la humedad en tus ojos. Abre el ojo izquierdo mientras mantienes cerrado y tapado el derecho; toca ligeramente con las puntas de tus dedos justo debajo de la ceja (ver figura 8.10). Comienza a parpadear o, más bien, a abrir y cerrar con rapidez el ojo izquierdo. A medida que lo practicas, imagina que las pestañas son la fuerza motora. Frota con suavidad a lo largo del párpado y cepilla tus pestañas con los dedos. Masajea tu frente. Imagina que alguien, con gran suavidad, levanta tu párpado con un dedo sostenido debajo de las pestañas y que la gravedad tira de él, en forma gradual, hacia abajo de nuevo. Esta visualización, o alguna similar, te ayudará a que no parpadees con fuerza. Al mismo tiempo, presta atención a lo que hace tu ojo derecho. Si permanece inmóvil, esto está muy bien y puedes sencillamente enfocarte en relajar el izquierdo.

No obstante, en el caso de muchas personas, el ojo derecho intentará, tanto como pueda, parpadear junto con el izquierdo. Al igual que ocurre con muchas otras partes del cuerpo, cuando nos esforzamos por hacer algo —en este caso, por ver—, nos excedemos y utilizamos músculos que no necesitamos usar. Esto produce la rigidez alrededor de los ojos que ni siquiera les permite parpadear por separado.

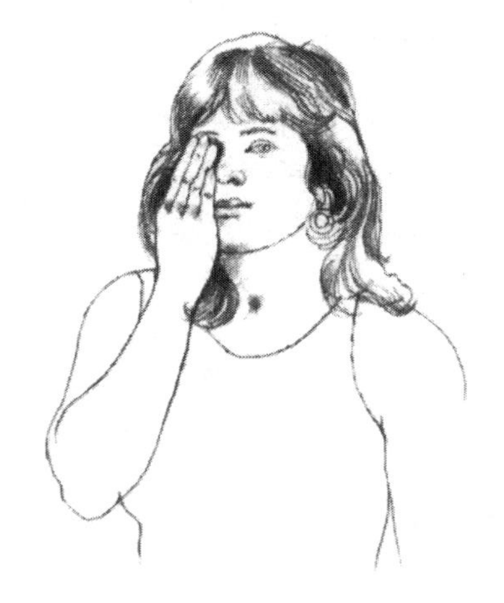

Figura 8.10

Para que los ojos puedan parpadear por separado, concéntrate en abrir y cerrar el izquierdo con tal lentitud y suavidad, y con tan poco esfuerzo, que el ojo derecho cese en su intento por participar, como si se le hiciera creer que el ojo izquierdo no está haciendo nada. No te preocupes si no lo consigues en un principio; practica el ejercicio varios minutos y luego intenta lo mismo con el ojo izquierdo cubierto y el derecho abierto. Observa si es más fácil o más difícil hacerlo con el ojo contrario. Practica durante varios minutos y luego intenta de nuevo con el ojo izquierdo abierto. ¿Resulta un poco más fácil esta vez? Vuelve al ejercicio de aplicación de las palmas de las manos y de nuevo observa cómo lo sientes. Mucha gente se da cuenta de que la oscuridad se ha vuelto más negra, o de que sienten sus ojos más suaves y húmedos. Sin embargo, lo importante es percatarse de lo que sucede, en vez de insistir en resultados particulares. La mejoría llegará de manera inevitable con la práctica, pero lo hará de un modo diferente para cada persona.

8.11

Otro buen ejercicio de parpadeo consiste en mover la cabeza de un lado al otro, parpadear al mismo tiempo y prestar atención a la escena un tanto diferente que se presenta ante ti cada vez que abres los ojos. Esto impedirá que te quedes con la mirada fija en un solo punto y demostrará de qué manera el parpadeo puede ayudar a romper el patrón de la vista fija.

IGUAL USO DE LOS OJOS + IGUAL USO DE CADA PARTE DE LOS OJOS = USO EQUILIBRADO DE LOS OJOS

La gente con visión deficiente suele tener dos hábitos que conducen al uso desequilibrado de los ojos: permite que sea un ojo el que domine, y utiliza sólo su visión central, en tanto que descuida la periférica. Desde luego, esto lo hace de un modo por completo inconsciente, pero puede modificarse con un reentrenamiento consciente. Casi todos nacemos con la tendencia a tener un ojo más fuerte, así como una mano más fuerte. Esta tendencia hacia la asimetría crea tensión, la que a su vez acarrea otros problemas. Muchos clientes de Meir afirman que todos sus problemas físicos se presentan en un solo lado de su cuerpo: por ejemplo, el ojo derecho débil junto con ciática en la cadera derecha, la rodilla derecha en malas condiciones, síndrome del túnel carpiano sólo en la mano derecha, y así sucesivamente.

Cuando un ojo tiende a dominar —y casi todos los miopes conocen este fenómeno porque su graduación es más alta en un ojo que en el otro—, el resultado es justo el mismo que cuando usamos sólo unos cuantos músculos para llevar a cabo el trabajo de todo el cuerpo. El ojo más débil será subutilizado y, en consecuencia, se debilitará aún más, en tanto que el más fuerte trabajará sin cesar hasta que empiece también a perder su fuerza.

8.12

Muchos terapeutas de la visión han recurrido a la colocación de parches (ponen un parche negro sobre un ojo, por lo regular el más fuerte) para corregir varios problemas de visión, como estrabismo, visión doble y ambliopía ("visión perezosa"). Esta práctica puede ser muy beneficiosa. Si no rinde buenos resultados, suele ser porque se ha exagerado con ella. Al llevar un parche sobre el ojo más fuerte, el más débil debe encargarse de todo el trabajo de ver. Esto funciona durante unos cinco minutos, o hasta 20, pero recuerda no exigirle demasiado al ojo más débil en un principio con el fin de no tensarlo. También es conveniente que no le mandes al cerebro el mensaje de que un ojo tiene que dominar siempre. El parche debe usarse sólo a lo largo de períodos breves y nunca cuando efectúes cualquier tipo de trabajo visual intenso. No obstante, puedes usarlo con frecuencia, de preferencia cuando camines o practiques alguna otra actividad que estimule al ojo sin hacerlo trabajar en exceso.

Aunque sí avalamos el uso limitado del parche para algunos problemas de visión, preferimos el método de trabajar con la periferia. La mayoría de nuestros ejercicios periféricos comprende el bloqueo total del campo central de visión y la estimulación de la periferia de cada ojo, ya sea de manera simultánea o consecutiva. Cuando miramos hacia adelante con ambos ojos, es fácil permitir que uno haga todo el trabajo, sin darnos cuenta en absoluto. No obstante, cuando trabajamos con nuestra periferia, creamos un campo visual independiente para cada ojo y, por consiguiente, estamos en mucho mejores condiciones de notar si uno no está llevando a cabo su trabajo.

Además de estimular el uso y, en consecuencia, el fortalecimiento de ambos ojos, estos ejercicios brindan un placentero alivio a la vista cansada. El uso intenso de tu visión central puede generar tensión profunda en los músculos faciales, en especial los de la frente y la quijada, que el trabajo periférico puede aliviar. Recomendamos en particular estos ejercicios a las personas que padecen miopía, glaucoma, estrabismo, ambliopía, estrechamiento concéntrico del campo visual, degeneración de la mácula y retinitis pigmentaria, enfermedad ocular degenerativa que ocasiona pérdida del campo periférico. Trabajar con la periferia también ayuda a romper los malos hábitos que puedes haber establecido en el uso de tu visión central; el solo hecho de usarla no significa que lo hagas en forma óptima.

Estimulación de la visión periférica

8.13

El primer ejercicio consiste en medir tu visión periférica. Necesitarás dos velas que no goteen o dos linternas eléctricas de bolsillo, o dos relojes con cuadrantes fosforescentes (si cuentas con visión periférica suficiente como para poder verlos en la oscuridad, desde un lado). También necesitarás dos hojas pequeñas de cartulina negra (una de unos cinco por ocho centímetros para realizar los ejercicios periféricos a la luz del día, y una de unos cinco por 10 centímetros para practicarlos en la oscuridad), cada una con un pedazo de cinta en el reverso doblada de modo que se adhiera a dos superficies. Las cartulinas son una parte muy importante del equipo y se usarán en casi todos nuestros ejercicios periféricos. Deben fijarse en la parte superior del puente de tu nariz.

En una habitación oscura por completo, fija la cartulina entre tus ojos y siéntate con las velas encendidas (o los materiales que vayas a usar) sostenidas a los lados, a la altura de los hombros, a unos 30 centímetros de las orejas. Si las ves ahí, lo estás haciendo bien. Si no las ves, o si sólo percibes la luz pero no ves las velas en sí, muévelas en forma lenta hacia adelante y acércalas una a la otra, siempre a unos 30 centímetros de tu cabeza, de modo que se muevan de tu campo periférico hacia la nariz (ver figura 8.13). Al mismo tiempo, sacude un poco las manos para ondear o menear con rapidez un poco las velas cuando las muevas hacia adelante. (Por eso no deben gotear.) Este tipo de movimiento se realiza en casi todos los ejercicios periféricos, dado que estimula las células periféricas más que cualquier otra cosa. Las células periféricas son similares a los ojos de algunos animales que de hecho no pueden ver algo a menos que esté en movimiento. Realizar este movimiento resulta en particular importante en los ejercicios periféricos efectuados en la oscuridad, ya que los bastones retinianos, que son las células de la retina que utilizas sobre todo bajo luz tenue, sólo pueden ver objetos en movimiento. Fíjate dónde viste en efecto las velas;

así podrás comparar esta información con una medición posterior, después de practicar los ejercicios para la periferia.

Cuando te sientas cómodo con este ejercicio, y después de que hayas relajado los ojos con la aplicación de las palmas, intenta mover las velas de la zona del pecho hacia la barbilla (conservándolas a una distancia segura de tu rostro) y de encima de la cabeza hacia la frente, para medir tu periferia en esas direcciones.

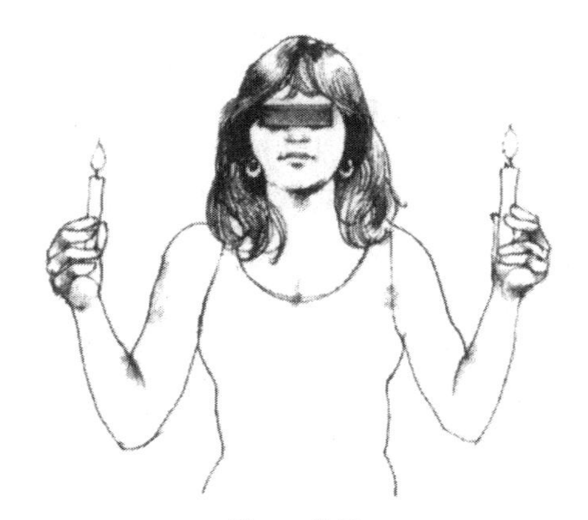

Figura 8.13

8.14

Para demostrarte a ti mismo cuánto puede ampliarse tu visión periférica, empieza con las velas colocadas frente a ti, y llévalas hasta atrás (siempre sin dejar de ondearlas un poco al moverlas), a los lados de tu rostro, lo más que puedas sin que dejen de verse. Sostenlas ahí un minuto y muévelas un poco más, de manera que queden justo pasado el punto en el que alcanzan a verse. Consérvalas en ese punto exacto, cierra los ojos y visualiza las luces; imagina que están colocadas donde están, pero que las puedes ver con facilidad. Después de un minuto o dos, abre los ojos. Muchas personas se percatan de que ya ven muy bien las velas, aunque todavía permanecen en la misma posición en la que estaban antes. Si te sucede esto a ti, lleva las velas un poco más atrás y ligeramente fuera de tu campo visual, y repite la visualización. Este ejercicio "estira" tu campo periférico y puede estimular algunas células periféricas hasta ahora no empleadas. No es raro que la gente amplíe su campo periférico incluso varios centímetros en muy poco tiempo con estos ejercicios. Algunos clientes que no tenían visión periférica en la luz del día reaccionaron en forma positiva con este ejercicio.

Recuerda siempre detenerte en forma periódica, descansar y visualizar las luces que se mueven en tu periferia más lejana.

Si este ejercicio te resulta beneficioso, también puedes practicarlo en un cuarto con luz tenue y no oscuro por completo.

Si bien el ejercicio puede ser muy relajante y refrescante para tus ojos, al igual que otros ejercicios periféricos también puede cansarlos, ya que tal vez utilices células nuevas que nunca has probado.

8.15

Los ejercicios periféricos también pueden realizarse en plena luz del día. Con un papel negro, de cinco por ocho centímetros, asegurado entre los ojos, siéntate y mueve la cabeza de un lado a otro, en forma lenta. Mira directo al papel, al tiempo que agitas las manos o meneas los dedos a cada lado de la cabeza (cerca de las orejas) para estimular tus células periféricas (ver figura 8.15). Cierra los ojos y visualiza que tus manos se agitan y la habitación gira en forma lenta de un lado al otro, como parece hacerlo cuando mueves la cabeza de un lado al otro; procura imaginar que es en realidad la habitación, y no tu cabeza, la que se mueve. Luego abre los ojos de nuevo y repite la primera parte del ejercicio. Varía el movimiento de las manos, muévelas en círculo, hacia arriba, hacia abajo y hacia los lados, sin dejar de imaginar que tu campo periférico se amplía.

Debido a que realizas la actividad bajo la luz del día, habrá más información visual que atraerá tu atención que en la oscuridad; por tanto, es posible que tus ojos regresen a sus viejos hábitos de permitir que uno domine y haga todo el trabajo por los dos. Para asegurarte de que utilizas ambos ojos, recuerda siempre prestar atención consciente a lo que cada ojo ve; en ocasiones, cierra los ojos y visualiza que ambos ven en forma plena y clara en la periferia.

Retira el papel de la zona entre tus ojos, cubre el derecho con la mano derecha y, al mirar hacia adelante, estimula la periferia del ojo izquierdo meneando los dedos por todo tu campo visual: la periferia de tu ojo izquierdo no está sólo a tu izquierda, sino también por encima y por debajo de tu rostro y a tu derecha. Repite esto con el otro ojo. La importancia del ejercicio también radica en impedir que el ojo más fuerte domine; incluso con el papel entre los ojos, puedes "olvidarte" de dejar que el más débil vea, pero bastarán unos instantes de trabajo por su cuenta para que se acuerde de despertar y trabajar.

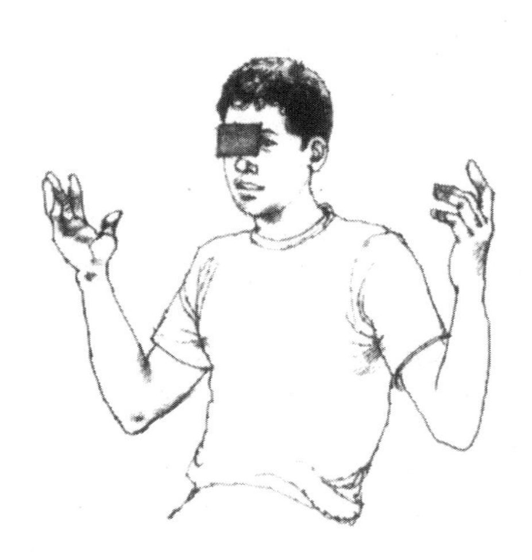

Figura 8.15

Usa de nuevo ambos ojos en forma simultánea, con la hoja de papel negro entre ellos. Siempre que empiecen a sentirse cansados, detente y ciérralos; descánsalos e imagina la negrura hasta que se sientan fuertes otra vez.

Ahora mueve la cabeza con lentitud hacia arriba y hacia abajo, e imagina mientras lo haces que es la habitación, no tu cabeza, la que se mueve y que lo hace en la dirección contraria a la que tú te mueves. De este modo, al tiempo que bajas la cabeza, imagina que la habitación se mueve hacia arriba; cuando tu cabeza suba de nuevo, imagina que la habitación baja. Haz lo mismo mientras inclinas toda la parte superior del cuerpo y luego la enderezas. Otra variante es mover la cabeza en círculos.

8.16

Un ejercicio periférico muy sencillo y efectivo es el siguiente. Con el papel entre los ojos, sostén el dedo índice de cada mano frente a tus ojos, de modo que las manos estén separadas unos 30 centímetros entre sí y a 30 centímetros de tu rostro. Empieza a moverlas en círculos, primero ambas en la misma dirección, luego una en el sentido de las manecillas del reloj y la otra en el sentido contrario. Asegúrate de que ambos ojos trabajen, que el ojo derecho siga el movimiento de la mano derecha y el izquierdo siga a la izquierda. En forma gradual, haz los círculos cada vez más grandes, pero sólo en la medida que puedas seguir viendo cada dedo; no dejes que el movimiento de éste lo saque de los límites del campo visual de ese ojo. En este ejercicio, como en casi todos los periféricos, tal vez convenga menear el dedo y mover la mano, ya que al aumentar el movimiento se incrementa la estimulación de las células periféricas.

8.17

Ir en un vehículo en movimiento puede ser un excelente ejercicio de visión periférica. Su movimiento crea un estímulo automático para la periferia, la misma clase de estímulo que intentas generar con el movimiento de la cabeza y las manos en el ejercicio 8.15. Lo más eficaz es mirar hacia el frente al tiempo que prestas atención al paisaje que pasa de prisa a tus costados. Siempre y cuando no seas tú el conductor, puedes hacer del paseo un mejor ejercicio de visión si aseguras una hoja de papel negro sobre el puente de tu nariz. Mira de frente el papel; tu cerebro se aburrirá pronto con él y prestarás más atención al paisaje en movimiento que pasa a los costados. Si viajas en un tren, procura sentarte de modo que veas hacia la dirección contraria a la que se dirige el tren; esto te hará todavía más consciente del movimiento.

8.18

Cuando lees, escribes o realizas cualquier tipo de trabajo que abruma la visión central, es muy beneficioso estimular la periferia al oscilar o menear las manos a los costados de los ojos; este movimiento parece eliminar en verdad la tensión de la lectura. Son muchas las ocasiones en las que podemos trabajar en exceso la visión central y olvidarnos de la periferia: calles citadinas atestadas, carriles angostos de vías rápidas, computadoras, documentos llenos de letras pequeñas y datos ininteligibles; todo esto parece haber sido concebido para favorecer el estrechamiento concéntrico del campo visual y reducir nuestros horizontes. Los ejercicios periféricos son una forma de contrarrestar este problema.

8.19 Vaivén largo

De pie con las piernas separadas, sostén un dedo índice frente a tus ojos, a unos 60 centímetros de la cara, y enfoca la visión en él. Luego mueve el dedo hacia cada lado lo más lejos que puedas y síguelo con los ojos, moviendo la cabeza de modo que el dedo siempre esté frente a tu nariz. Mientras miras el dedo, ve cómo se mueve en la dirección contraria todo lo que te rodea.

Después de mover la cabeza de un lado a otro varias veces de esta forma, continúa con el movimiento mientras permites que el cuerpo siga el movimiento de tus ojos. Cuando gires hacia la izquierda, hazlo lo suficiente como para levantar el talón derecho del piso; cuando gires a la derecha, se levantará el talón izquierdo (ver figura 8.19 A). El objetivo de este ejercicio es incrementar la sensación de movimiento mientras miras.

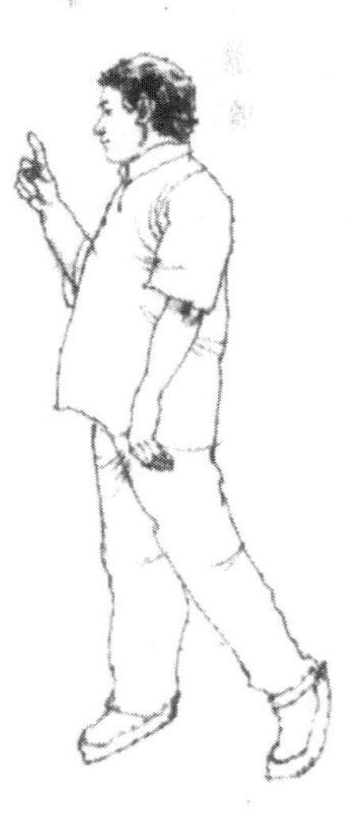

Figura 8.19A

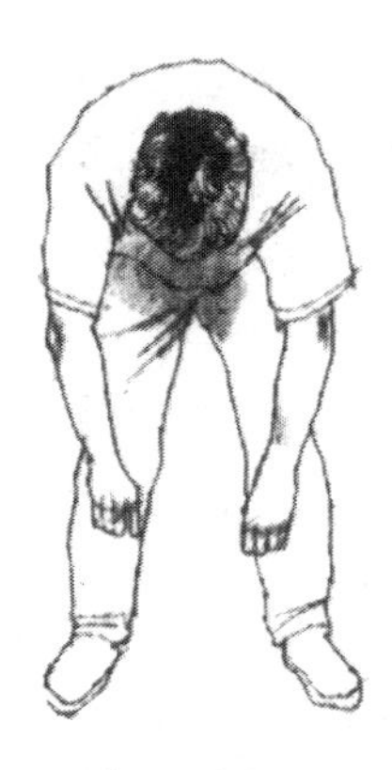

Figura 8.19B

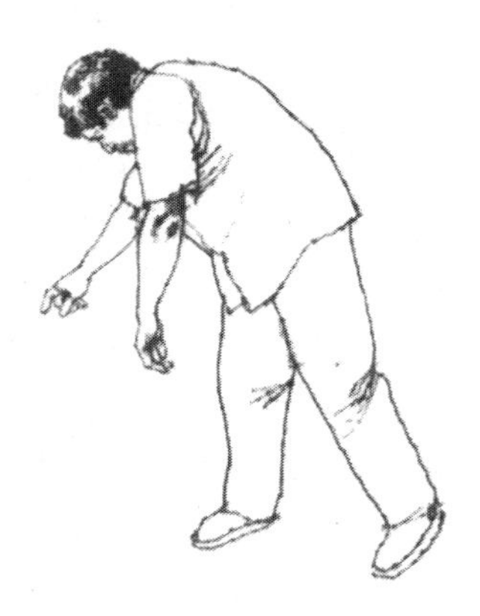

Figura 8.19C

La tercera etapa de este ejercicio consiste en aumentar el vaivén del cuerpo e incluir inclinaciones de la parte alta del torso cuando miras hacia adelante (ver figura 8.19 B) y estiramientos hacia arriba a los lados (ver figuras 8.19 C y 8.19 D).

Desplazamientos de los ojos: ver lo que hay que ver

El ojo normal realiza muchos movimientos diminutos por segundo. A éstos se les conoce como movimientos sacádicos o sacudidas oculares (del francés *saccade*, que significa sacudida). Tal vez te hayas dado cuenta de que los ojos de la gente con una visión excepcionalmente buena a menudo tienen un aspecto chispeante o penetrante. Dicho aspecto se debe a esos pequeños y constantes movimientos de los ojos, que producen no sólo este brillo especial, sino también la claridad y agudeza de visión que lo acompañan. Los movimientos en sí mismos no son visibles, ni cuando los ojos se desplazan en forma automática, ni cuando tú los haces desplazarse de modo consciente. Incluso cuando practicas ejercicios de desplazamiento de los ojos, nadie que los mire podría detectarlos. Lo más que notaría sería que se ven alertas y con vida.

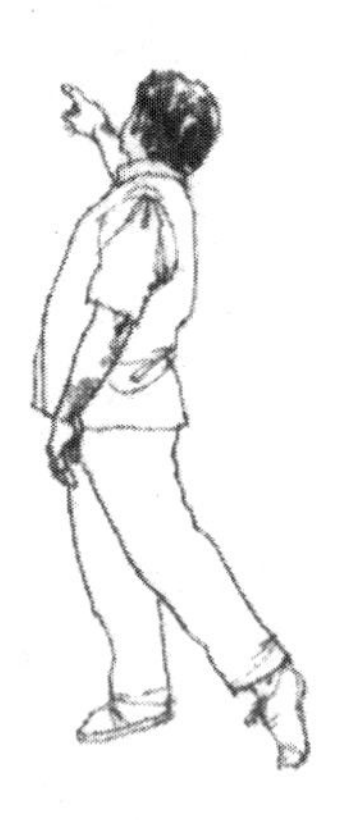

Figura 8.19D

El propósito de estos movimientos es hacer que participe la parte central de la retina, que se conoce como mácula y es la parte del ojo que se encarga en exclusiva de la visión detallada y aguda. En el propio centro de la mácula se encuentra un punto llamado fóvea central, y es en este punto que el ojo ve con mayor claridad. Cuando vemos con cualquier otra parte del ojo que no sea la mácula, perdemos casi toda nuestra capacidad de ver con detalle. Debido a su tamaño pequeño, la mácula puede distinguir sólo porciones muy pequeñas del campo visual en un solo momento, aunque las ve con mucho detalle. Por tal razón, el ojo normal realiza movimientos constantes, pequeños y rápidos, y con él, la mácula se mueve de un punto a otro y recibe un torrente constante de información visual. Si piensas en las imágenes como aparecen en la pantalla del televisor, o en una hoja impresa en una impresora de matriz de puntos, o en las pinturas de Seurat —todas las cuales presentan una figura compuesta por pedazos diminutos de color y forma— y luego te imaginas descifrándolas punto por punto, comprenderás cómo funciona una mácula sana.

Cuando la visión de una persona empieza a deteriorarse estos movimientos se hacen más lentos, más grandes y menos frecuentes. La visión se vuelve borrosa a medida que los detalles pierden su definición, o se pierden por completo. Nos referimos a este proceso como el "congelamiento" de la visión. Puede suceder como resultado de causas físicas o emocionales —o ambas—, pero de cualquier manera es el comienzo de la pérdida de la buena visión.

Los ejercicios de "desplazamiento" se concibieron para recuperar el movimiento libre natural de la mácula. Como lo indica su nombre, todos estos ejercicios implican desplazar el punto de enfoque de un lugar a otro, imitando los movimientos sacádicos normales. Aunque este movimiento debe practicarse de manera consciente en un principio, con el tiempo se convierte en un proceso automático que se realiza sin esfuerzo, al igual que sucede con el ojo sano.

El desplazamiento es, como ya mencionamos, el estado natural del ojo. La curiosidad y el interés ocasionan de manera natural que la gente desplace la vista, a menos que haya desarrollado el hábito de mirar con fijeza o haya perdido la confianza que acompaña a la convicción de que se ve con precisión. Cuando miramos algo que nos gusta ver, los ojos quieren pasar de un detalle a otro. El aburrimiento, el temor y la pérdida de curiosidad o de confianza nos impedirán desplazar la mirada y provocarán que congelemos nuestra visión y la convirtamos en una mirada fija. Lo mismo generará el uso constante de nuestra visión cercana, si no se equilibra con el de aquella a distancia. Un precepto integral de nuestro trabajo, y que se aplica a cada parte del cuerpo, es que cuanto menos movimiento experimentes (cuanto más te congeles), peor será tu funcionamiento. Esto ocurre con músculos, articulaciones, pulmones, nervios y órganos digestivos; también le sucede a los ojos. Estimular el movimiento adecuado es favorecer el funcionamiento óptimo.

Nuestras percepciones y sensaciones también pueden "congelarse" si nos permitimos volvernos insensibles o indiferentes ante lo que vemos, escuchamos o sentimos. Podemos, y a menudo lo hacemos, interrumpir el flujo de información proveniente de nuestro entorno. Podemos "apagarnos" en forma selectiva, y es muy probable que lo hagamos cuando no nos gusta lo que nuestros sentidos nos dicen o hemos perdido interés en ello. El hecho de distanciarnos emocional o mentalmente de lo que nos rodea puede extinguir con tanta eficacia nuestras percepciones como si en realidad nos hubiéramos marchado en forma física. Así, pasamos mucho tiempo "viendo sin ver". Se nos pueden escapar incluso cosas que pueden verse con facilidad, sólo porque los ojos y la mente no trabajan de manera conjunta. El descanso es muy importante para los ojos, pero hay una gran diferencia entre descansar y dejar de usar. Dejar que tus ojos sigan abiertos con una mirada desenfocada y apagada no es una buena manera de descansarlos. Por otra parte, el desplazamiento de los ojos representa un uso descansado, un descanso funcional. El desplazamiento es una visión consciente.

Cuando practicas el desplazamiento, la clave del éxito es ver con una mirada "suave", con lo que queremos decir que te permitas ver cualquier cosa que puedas ver, sin tensarte o forzarte a ver nada en particular. No debes exigirte ver este o aquel detalle con claridad. Más bien, deja que tus ojos y tu mente capten cada detalle disponible, sin tensarte por ver los detalles que todavía no lo están. Para cualquiera que use anteojos, sin importar cuán alta o baja sea su graduación, esto es muy importante. Se te ha acostumbrado a usar anteojos para que te hagan llegar cualquier detalle que quieres ver y debes estar dispuesto a renunciar a esto, por lo menos en forma temporal. Tienes que renunciar a la necesidad de ver antes de poder mejorar tu visión. Usar una mirada "suave" es similar a dar un paseo por el puro placer de mover el cuerpo, sin hacer un recuento de las calorías que quemas o los músculos que tonificas. La mirada "suave" absorbe el mundo, en vez de intentar atraparlo. Tener una mirada "suave" significa en realidad que tus ojos descansen mientras miras, en vez de que luchen. Si bien tu meta final es, por supuesto, mejorar tu visión, el objetivo inmediato con el desplazamiento es el propio proceso de desplazar la vista, es la creación de movimiento vívido y vivificante en los ojos y el incremento de la percepción en el cerebro. No intentes ver algo en particular, porque en cuanto lo haces, te tensas. Entonces te quedarás fijo en el punto que te esfuerzas por ver, tu visión se congelará, el desplazamiento se detendrá y regresarás a donde empezaste. Si tus ojos se cansan durante el desplazamiento, no es porque éste en sí mismo sea agotador, sino porque estás incorporando a este ejercicio tus viejos hábitos de tensarte para ver. Cuando esto suceda, cierra los ojos y visualiza patrones aleatorios y hermosos de movimiento, como olas que se mecen, gaviotas en vuelo, una lluvia de hojas otoñales o de pétalos que caen de un árbol floreciente, o nubes que se deslizan por el cielo. Deja que los ojos de tu mente se muevan con estas imágenes durante un minuto o dos, y luego intenta continuar con este placentero y grácil flujo de movimiento cuando abras los ojos y mires de nuevo.

8.20

Empieza con el desplazamiento de esta manera: durante una semana, sólo desplaza los ojos. Siempre que te acuerdes, muévelos de un punto a otro sobre cualquier cosa que mires. En vez de mirar "un árbol", mira las partes individuales que lo componen visualmente, y luego pasa de los detalles más grandes a los más chicos de dichas partes. Recuerda parpadear y respirar lo más a menudo que puedas, porque ambas acciones ayudarán a tus ojos a moverse con más libertad y facilidad. Tal vez te sorprenda la cantidad de detalles que verás. Sin un cambio en tu visión que pueda medirse, verás mejor sólo porque lo haces de un modo consciente.

8.21

Continúa este proceso y perfecciónalo, tomando nota ahora de los detalles que no puedes ver con claridad. Por ejemplo, quizá distingas claramente un árbol, una rama del árbol y una hoja individual de la rama, pero no las venas y marcas de dicha hoja. Deja que tus ojos vaguen con libertad sobre la hoja y capten cualquier detalle de su forma, color y demás; cualquier cosa que puedas ver, sin preocuparte por formar una imagen exacta de ella. Sólo mira y mira, como un niño, o como un visitante del espacio exterior que ve los objetos de la Tierra por primera vez. No te fuerces a ver; sólo permítete *mirar*. Luego cierra los ojos, recuerda los detalles que puedas e imagínalos en agudo contraste con su entorno. Ve la hoja brillante donde el ambiente es oscuro, colorida cuando el ambiente es blanco, y acercándose a ti cuando el entorno retrocede, o cualquier cosa que los distinga con agudeza.

8.22

A continuación, acerca más los detalles finos a ti, de modo que estén más accesibles. Toma una fotografía que te guste y sostenla lo bastante cerca de ti para ver cada detalle con claridad sin tensarte; luego desplaza tu vista de un punto a otro. Si miras un rostro, toma un ojo y ve cada pestaña por separado, cada punto independiente de color en el iris. Toma la frente y divídela en cuartos, divide cada uno en octavos y así sucesivamente hasta que mires el detalle más diminuto posible. Cierra los ojos y recuerda los detalles que viste, luego ábrelos de nuevo y busca nuevos detalles. Después de un rato tal vez notes que los detalles independientes se distinguen entre sí de manera más aguda. Para algunas personas, este cambio puede ocurrir casi en forma instantánea, en tanto que otras pueden necesitar meses. El factor tiempo no es importante. Lo que importa es aprender a ver detalles.

8.23

Mira los rostros. Si tan sólo pensar en hacerlo te incomoda, es todavía más importante que lo hagas. Mirar los rostros, estudiar sus detalles, es algo que se ha vuelto inaceptable en muchas situaciones sociales; se considera descortés o incluso agresivo. Debido a que para muchos de nosotros los rostros componen una buena parte de nuestro escenario cotidiano, terminamos por evitar mucho de nuestros alrededores y cuidarnos de no "mirar con fijeza". Este hábito es dañino para la visión. En forma deliberada no centramos la atención en los rostros y aprendemos a mirar "a través" de ellos —en elevadores, trenes y autobuses—; así, terminamos por perder mucha de nuestra capacidad de enfocar. Tal vez te resulte más cómodo practicar este ejercicio en compañía de amigos o de tu grupo de apoyo. Siéntate a una distancia a la que no veas el rostro de tu amigo a la perfección, y desplaza la vista de un detalle a otro.

No critiques; sólo tómate tu tiempo para desplazar la vista, bien sea que intentes localizar la nariz y los ojos o contar las pestañas.

8.24

El desplazamiento de la vista también puede hacerse con cosas que se ven a la distancia. De hecho, con esto adquirirás muy buena práctica en mirar sin insistir en ver los detalles exactos, por la sencilla razón de que no podrás verlos. Encuentra un lugar, de preferencia uno agradable, desde el cual puedas ver bien a la distancia. La cima de una colina o cualquier otro lugar alto es bueno. Mira hacia el horizonte más lejano y deja que tus ojos se muevan de un punto a otro, como si trazaras los contornos de lo que ves. Es probable que puedas distinguir sólo formas generales, colores y grados de brillantez a esta distancia.

Deja que tus ojos disfruten el jugar con ellos como disfrutarían mirar una pintura abstracta. Luego centra tu atención un poco más cerca y sigue desplazando la vista de un punto a otro.

Tal vez los detalles que veas sean un poco más nítidos, pero acuérdate de no mirarlos con fijeza ni esforzarte en verlos. Tan sólo disfrútalos, y mantén la vista suave y receptiva. Puedes repetir este proceso acercando un poco tu plano de enfoque cada vez, hasta que tus ojos se desplacen sobre el área que está inmediatamente frente a ti, ya sea sobre el pretil de la ventana, una pila de hojas en el suelo o tus pies. En este momento, busca los detalles más diminutos que puedas distinguir. Acuérdate siempre de parpadear y respirar mientras haces este ejercicio y todos los demás ejercicios oculares. El solo parpadeo es una forma de desplazar la vista, ya que nos impide ver la misma imagen constantemente; mantiene las ondas de luz sobre la retina en patrones en cambio constante.

Cuando empieces a trabajar con los ojos, reserva por lo menos 20 minutos al día en específico para los ejercicios de desplazamiento. Tu objetivo final es que el desplazamiento de la vista se convierta en una función automática, y la mejor manera de lograrlo es desplazarla todo el tiempo, siempre que te acuerdes, y te acordarás más y más a menudo a medida que continúes con esta práctica. Sin embargo, al principio necesitas dedicar tiempo a concentrarte por completo en el proceso de desplazar la vista, ya que es algo de lo más importante que harás para cambiar tu forma de ver.

Cuando empieces a descubrir que desplazas la vista en forma automática, sabrás que tus ojos han adquirido una mayor relajación y que tu visión está en vías de mejorar.

Meditación con aplicación de las palmas de las manos sobre tus ojos

Lee las siguientes meditaciones con mucha lentitud y grábalas en una cinta, o pide a un amigo que tenga una voz profunda y apacible que las grabe en una cinta que tú puedas escuchar cuando haces los ejercicios con las palmas. Será todavía más agradable si grabas música tranquilizante de fondo. La lectura debe ser muy lenta. Siempre que veas ★★★ en el texto, haz una pausa de 30 segundos, y deja que la música siga. En el texto hay algunas notas para el lector que no deben grabarse; están escritas entre [ ].

Esta lectura en voz alta para grabarla te preparará de manera gradual para la secuencia completa de meditación el tercer día.

Meditación para tu primera sesión de aplicación de las palmas

Relaja la parte baja de la espalda e imagina que es liviana. Relaja el pecho e imagina que es liviano. Visualiza que tus manos calientan tus ojos. Ahora respira profundo, y cuenta hasta seis al tiempo que inhalas, y nueve cuando exhalas. Inhala uno dos tres cuatro cinco seis. Exhala uno dos tres cuatro cinco seis siete ocho nueve. Inhala de nuevo y siente que tu abdomen se expande; exhala y siente que tu abdomen se encoge, seis siete ocho nueve. ★★★. Inhala e imagina que la parte baja de la espalda se expande con tu respiración. Exhala y siente que se encoge en forma gradual seis siete ocho nueve. Inhala uno dos tres cuatro cinco seis. Exhala uno dos tres cuatro cinco seis siete ocho nueve. Inhala e imagina que el pecho, las costillas y la parte superior de la espalda se expande, y exhala permitiendo que se encojan cuatro cinco seis siete ocho nueve. Inhala de nuevo e imagina que todo tu cuerpo se expande cuando inhalas y se encoge cuando exhalas. Cuenta 10 de estas respiraciones. ★★★.★★★.

Meditación para el segundo día

Repite la meditación del primer día y continúa con ésta:

Al tiempo que continúas respirando con suavidad, imagina que tu cabeza se expande cuando inhalas... y se encoge cuando exhalas... Imagina que tu cuello se expande cuando inhalas... y se encoge cuando exhalas... Imagina que tus hombros se expanden cuando inhalas... y se encogen cuando exhalas... Imagina que tus brazos se expanden cuando inhalas... y se encogen cuando exhalas... Imagina que tus codos se expanden cuando inhalas... y se encogen cuando exhalas... Imagina que tus antebrazos se expanden cuando inhalas... y se encogen cuando exhalas... Imagina que tus manos y dedos se expanden cuando inhalas... y se encogen cuando exhalas...

Piensa que tus ojos son suaves, grandes y acuosos... Imagina que tus ojos se expanden cuando inhalas... y se encogen cuando exhalas... Imagina que tu espalda se expande cuando inhalas... y se encoge cuando exhalas... Imagina que tu pecho se expande cuando inhalas... y se encoge cuando exhalas... Imagina que tu abdomen se expande cuando inhalas... y se encoge cuando exhalas... Imagina que tu pelvis se expande cuando inhalas... y se encoge cuando exhalas... Imagina que tus nalgas se expanden cuando inhalas... y se encogen cuando exhalas... Imagina que tus muslos se expanden cuando inhalas... y se encogen cuando exhalas... Imagina que tus pantorrillas se expanden cuando inhalas... y se encogen cuando exhalas... Imagina que tus pies se expanden cuando inhalas... y se encogen cuando exhalas... Ahora imagina que tu cuerpo entero se expande cuando inhalas y se encoge cuando exhalas.

[Usa la meditación anterior de aplicación de las palmas tres veces el segundo día.]

Meditación para el tercer día

[El tercer día, repite los primeros dos segmentos y continúa con el siguiente. (Si te incomoda el color negro por alguna razón, reemplaza la palabra "negro" con "oscuro" u "oscuridad" o "azul oscuro".)]

Visualiza que estás viendo negro, pero no trates de forzarlo. Imagina una noche sin estrellas... Imagina el movimiento en esa oscuridad... un tren que se desplaza sobre una montaña... un velero blanco sobre un mar negro, un río negro que corre [Nota para el lector: describe cualquier imagen o lugar que te sea agradable y fácil de recordar, y píntala de negro. El pensamiento del movimiento y el contraste de colores en la mente puede relajar muchísimo el nervio óptico.]... Si la imagen desaparece, está bien (no intentes regresarla a la fuerza)... Imagina que toda tu habitación es negra. Piensa en cada objeto de tu habitación y píntalo de negro...★★★ Relaja la quijada, inhala por la nariz, exhala por la nariz, y exhala un poco más por la boca con un suspiro. Siéntete relajado por completo.★★★.★★★.

EPÍLOGO

El libro que acabas de leer, así como el de *Sanación personal avanzada*, son diferentes de cualquier otro libro de ejercicios. Creemos que te serán útiles toda la vida. Contienen programas para muchas necesidades distintas: para padecimientos tan diversos como la distrofia muscular y la degeneración macular; para mejorar habilidades como correr o tocar el arpa.

Has comenzado con las secciones dirigidas a tu propio problema u objetivo. Es probable que al trabajar con los ejercicios contenidos en esas secciones, hayas empezado a experimentar un cambio sutil —o quizá dramático— en tu manera de relacionarte con tu cuerpo. Los libros pueden ayudarte a ampliar este cambio. Al entrar más en contacto con tu propia conciencia, tomarás este libro o el de *Sanación personal avanzada* para trabajar en tu respiración, para aprender cómo mejorar la circulación de tus pies fríos o cómo doblar la espalda, tan sólo porque nunca lo hiciste antes. Volverás a consultarlos en tiempos de crisis y momentos de crecimiento personal. En esas ocasiones, ejercicios que tal vez te hayan parecido irrelevantes se convertirán justo en lo que necesitas.

La mejor manera de acercarse a estos libros es en etapas. Comienza con las secciones que se relacionan con tu objetivo actual y trabaja con minuciosidad en esos ejercicios. Después continúa con todo su contenido, de principio a fin, y selecciona los ejercicios que te parezcan más útiles. Tu conciencia cinestésica en desarrollo —el sentido de dónde y cómo necesita moverse tu cuerpo— te guiará. Escribe tu programa de ejercicios y realízalos con consistencia. Evita practicarlos de manera mecánica o inconsciente. Cada movimiento de tu programa puede profundizar tu conciencia local.

La tercera etapa de tu recorrido por la sanación personal consiste en consultar los libros de nuevo, de principio a fin. Ahora, la experiencia será por completo diferente. Para este momento habrás practicado la sanación personal durante un año o dos y tendrás un cuerpo muy diferente. Tu comprensión de tus necesidades corporales será más profunda, más holística. La conciencia cinestésica de nuevo te dirá cuál deberá ser el paso siguiente: si la cultivas, tu práctica de sanación personal nunca perderá interés. Quizás el paso siguiente sea descubrir que los ejercicios para la visión alivian tu dolor crónico en la parte inferior de la espalda o que los ejercicios para la espalda sanan tu muñeca. La conexión que parecía extraña puede empezar a adquirir sentido.

La última etapa consiste en desarrollar tus propios ejercicios. Ahora contarás con un gran fondo de conocimiento del cual echar mano. Te moverás con espontaneidad, desprendiéndote de tus pensamientos y limitándote a sentir, a escuchar y a responder. Cuando Meir, en su adolescencia, llegó a esta etapa, dejó que los movimientos surgieran libres, experimentó los resultados y después se percató de "para qué" servían los nuevos ejercicios. Cada uno de los incluidos en estos libros fue descubierto por alguien de esta manera. Estos momentos de experimentación y descubrimiento enseñarán a tu mente lo que tu cuerpo necesita. Te liberarán de los patrones de movimiento autolimitantes que adquiriste con la experiencia, el hábito y la cultura, patrones que contribuyen a la disfunción y la enfermedad.

Cuando goces de estos momentos, comunícate con nosotros. Nos dará mucho gusto saber de ti, escuchar y aprender, o aclarar tus dudas. Puedes escribirnos o llamarnos al Center for Self-Healing, 1718 Taraval Street, San Francisco, CA 94116, Estados Unidos, teléfono (415) 665-9574, fax (415) 665-1318. También es muy probable que puedas hablar con Meir en persona, pues viaja mucho. Si solicitas que te incluyamos en nuestra lista de correos, te mantendremos informado de los seminarios, conferencias y clases programados para la zona en la que vives. Es probable que cerca de ti haya algún practicante a quien puedas consultar.

Tu trabajo de sanación personal es algo de lo más importante que puedes hacer. Dedícale el tiempo y la atención que requiere. Se trata de un proceso para toda la vida, una transformación continua en la cual cambias tú y el mundo del que formas parte. La energía que creas en el movimiento transforma la materia que es tu cuerpo. Cada vez más, entras en armonía con el movimiento incesante de la Naturaleza, la Tierra, el Universo. Moverse en formas nuevas es renacer a cualquier edad, una y otra vez.

Te invito a reflexionar sobre lo siguiente y contestarnos, de ser posible.

- Los ejercicios de este libro que mejor resultado inmediato me dieron.
- Los ejercicios de este libro que más me ayudaron de seis meses a un año después de que comencé a trabajar con ellos.
- Ejercicios que yo inventé, inspirados por este método.

ÍNDICE ANALÍTICO

N

O